职业教育**烹饪专业**教材

烹饪营养与食品安全

主　编　李　进　李海涛　韦昔奇
副主编　余德平　杨　鉴　高会学　谢君宪
　　　　李　波　林　杰　张　宇　果　杨
参　编　杨　强　李　杰　郑思皇　刘宗汉
　　　　陈　刚　张　婧

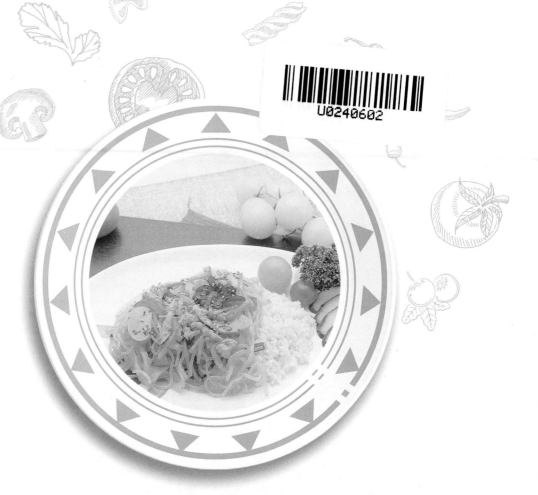

重庆大学出版社

内容提要

　　本书是职业院校中餐烹饪专业学生学习和掌握烹饪营养专业知识和食品安全知识的专业教材,也可作为教师教学和学生学习的参考书籍。

　　本书以现代职业教育理念为指导,充分分析职业教育学生学习特点,从概述、营养学基础知识、常见烹饪原料的营养价值、合理烹饪与平衡膳食、食品卫生基础知识、常见食品的卫生、食品安全管理七个方面入手,以项目、任务的层次进行编写,合理安排教材知识结构,既注重知识结构的特点,又注重知识内容的不断更新,同时还增加了一些实际案例,从而充分调动学生学习的积极性,激发学生开拓创新精神和合作学习意识,使学生最终成为具有正确观念、掌握必备知识的适应社会发展需要的烹饪专业人才。

图书在版编目(CIP)数据

烹饪营养与食品安全/李进,李海涛,韦昔奇主编
. -- 重庆:重庆大学出版社,2022.2
职业教育烹饪专业教材
ISBN 978-7-5689-3140-3

Ⅰ.①烹…　Ⅱ.①李…②李…③韦…　Ⅲ.①烹饪-营养卫生-中等专业学校-教材②食品卫生-中等专业学校-教材　Ⅳ.①R154②R155.5

中国版本图书馆 CIP 数据核字(2022)第018112号

职业教育烹饪专业教材
烹饪营养与食品安全

主　编:李　进　李海涛　韦昔奇
副主编:余德平　杨　鉴　高会学　谢君宪
　　　　李　波　林　杰　张　宇　果　杨
参　编:杨　强　李　杰　郑思皇　刘宗汉
　　　　陈　刚　张　婧
策划编辑:沈　静
责任编辑:夏　宇　　版式设计:沈　静
责任校对:谢　芳　　责任印制:张　策

*

重庆大学出版社出版发行
出版人:饶帮华
社址:重庆市沙坪坝区大学城西路 21 号
邮编:401331
电话:(023)88617190　88617185(中小学)
传真:(023)88617186　88617166
网址:http://www.cqup.com.cn
邮箱:fxk@cqup.com.cn(营销中心)
全国新华书店经销
重庆俊蒲印务有限公司印刷

*

开本:787mm×1092mm　1/16　印张:12.25　字数:308 千
2022 年 2 月第 1 版　　2022 年 2 月第 1 次印刷
印数:1—3 000
ISBN 978-7-5689-3140-3　定价:39.00 元

Preface 前　言

随着社会的发展和人们生活水平的提高，营养健康和食品安全越来越受到人们重视。20世纪90年代初期我国就强调提高国民营养素质，加强营养教育，注重食品安全。进入21世纪以后，国家更加重视营养健康和食品安全。烹饪营养与食品安全是中等职业教育中餐烹饪专业的一门专业必修课，也是该专业学生学习和掌握烹饪营养专业知识和食品安全知识的入门课程。

本书从提高学生职业综合素质入手，结合国内外餐饮行业的最新知识和技术，注重烹饪营养专业知识和食品安全知识的实际应用，贯彻认识指导实践的原则。本书具有科学性、实用性、先进性、规范性等特点，使学生能够具有较强的职业意识、健康意识、卫生意识，能科学配餐、合理营养、讲究卫生，从而成为合格的烹饪专业技术人才。

在编写过程中，编写人员从概述、营养学基础知识、常见烹饪原料的营养价值、合理烹饪与平衡膳食、食品卫生基础知识、常见食品的卫生、食品安全管理等方面入手，以项目、任务的层次进行编写，合理安排教材知识结构，既注重知识结构的特点，又增加了一些实际案例，以提高学生的学习兴趣。本书的深浅程度切合中等职业学校的教学实际，难易适中，能够充分调动学生学习的积极性，激发学生的开拓创新精神和合作学习意识，使学生最终成为具有正确观念、掌握必备知识的适应社会发展需要的烹饪专业人才。

本书由四川省商务学校讲师、高级公共营养师、川菜烹饪名师李进，四川省商务学校讲师、中式烹调高级技师、高级公共营养师、川菜烹饪名师李海涛和成都农业科技职业学院休闲旅游学院烹饪教研室主任、注册中国烹饪大师韦昔奇主编；余德平、杨鉴、高会学、谢君宪、李波、林杰、张宇、果杨任副主编；杨强、李杰、郑思皇、刘宗汉、陈刚、张婧参编。编写分工如下：项目 1、项目 3 由李海涛、高会学、谢君宪、李波编写，项目 2、项目 7 由李进、林杰、张宇编写，项目 4 由余德平、刘宗汉、陈刚、张婧编写，项目 5、项目 6 由杨鉴、果杨、杨强、李杰、郑思皇编写，全书的统稿工作由李进、李海涛、韦昔奇完成。

　　本书在编写过程中参考了许多前人的成果，编者在此对参阅的教材、专著和论文资料的作者深表感谢，向他们所做的贡献致以崇高的敬意。编者在编写过程中还得到了所在学校、院系领导和诸多同事的大力支持，在此向他们致谢！

　　由于编写时间和编写水平有限，本书难免存在不足之处，敬请读者批评指正。

编　者

2022 年 1 月

Contents 目 录

项目 1 概 述 **1**

任务 1.1 营养学 ·· 2

任务 1.2 卫生学 ·· 5

任务 1.3 烹饪、营养、卫生之间的关系 ················· 7

项目 2 营养学基础知识 **10**

任务 2.1 营养素 ··· 11

任务 2.2 人体的消化吸收系统 ································· 14

任务 2.3 各种营养素的基础知识 ···························· 17

项目 3 常见烹饪原料的营养价值 **48**

任务 3.1 植物性食物的营养价值 ···························· 49

任务 3.2 动物性食物的营养价值 ···························· 60

任务 3.3 调味品和其他食品的营养价值 ············· 71

项目 4 合理烹饪与平衡膳食 **87**

任务 4.1 合理烹饪 ·· 88

任务 4.2 不同烹饪加工方法对原料营养价值的影响 ··········· 92

任务 4.3 平衡膳食 ··· 103

项目 5 食品卫生基础知识 **116**

任务 5.1 食品污染 ··· 117

任务 5.2　食品腐败变质 ·················· 123

任务 5.3　食物中毒 ·························· 127

任务 5.4　食品添加剂 ···················· 137

项目 6　常见食品的卫生　142

任务 6.1　植物性原料的卫生要求 ·················· 143

任务 6.2　动物类原料食品的卫生要求 ·················· 148

任务 6.3　调味品、食用油脂和其他食品的卫生要求 ·················· 157

项目 7　食品安全管理　169

任务 7.1　食品安全法与饮食卫生"五四"制 ·················· 170

任务 7.2　餐饮业的卫生要求 ·················· 174

任务 7.3　食品贮存、运输、销售过程的卫生要求 ·················· 182

任务 7.4　食品从业人员的职业道德 ·················· 184

参考文献　189

项目 1

概　述

【项目概述】

通过本项目的学习，学习者应了解营养、营养学、食品、烹饪营养学、食品卫生学等基本概念，了解烹饪营养学、食品卫生学的主要研究对象、内容和应用范围，理解营养、烹饪、卫生之间的关系，为以后各项目内容的学习奠定基础。

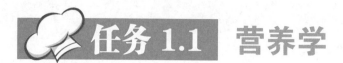

任务 1.1　营养学

【任务目标】

1. 了解"营养"一词的概念。
2. 了解营养学的概念及分类。
3. 掌握烹饪营养学的概念。
4. 掌握烹饪营养学的研究内容。

【引例】

合理营养，远离亚健康

现代的生活让人们在不知不觉中付出了健康的代价。调查显示，85%以上的人都处于亚健康状态。

中华中医药学会发布的《亚健康中医临床指南》指出，亚健康是人体处于健康和患病之间的一种状态。处于亚健康状态者，不能达到健康的标准，表现为一定时间内的活力降低、功能和适应能力减退等症状，但不符合现代医学关于疾病的临床或亚临床诊断标准。

亚健康状态是身体发出的一个信号——你该注意健康了。人们该如何预防和远离亚健康？改善亚健康首先应从营养入手，保证合理的膳食和均衡的营养。

绝大多数脑力劳动者日常运动少，饭量小，对维生素和各种矿物质的摄取常常难以满足身体需求。饮食热量过高，营养素不全，人工添加剂过多，人工饲养的动物成熟期短、营养成分偏缺，则会导致人体缺乏很多重要的营养素并诱发肥胖症。机体的代谢功能紊乱，很可能诱发亚健康。

食品的选择应依据中国营养学会编著的《中国居民膳食指南 2016：科普版》和"平衡膳食宝塔"来进行，尽量选用无公害食品，多吃新鲜的绿色蔬菜、水果和粗粮，不要挑食、偏食，及时补充人体所需的各种维生素。维生素 A 能促进糖蛋白的合成，细胞膜表面的蛋白主要是糖蛋白，免疫球蛋白也是糖蛋白。微量元素锌、硒和维生素 B_1、维生素 B_2 等也都与人体非特异性免疫功能有关。亚健康人群每日可以摄取一定量的维生素和矿物质补充剂。

除了合理的饮食外，健康的生活方式也很重要。适当运动是亚健康的克星，现代社会的人们在工作和生活之余，要科学地有规律地安排作息时间，劳逸结合，进行日常体育锻炼，提高身体素质，保持良好的心态。

1.1.1　营养

"营养"作为一个名词术语已为大众所熟知。"营"在汉字里是谋求的意思，"养"是养生或养身，组合在一起是"谋求养生"的意思。确切地说，"营养"是"用食物或食物中的有益成分谋求养生"。

人体从外界摄取食物，经过体内消化、吸收和代谢，利用食物中对身体有益的物质作为构建机体组织器官、满足生理功能和体力活动需要的过程叫营养。生理过程包括人体整个生命过程中的每个环节，如人的生长发育过程，身体各组织器官不断进行的新陈代谢过程，以及身体自身免疫修补过程等。

1.1.2　营养学

研究人体以及其他生物的营养问题的学问被称为营养学。营养学重点研究各种营养素对人体的生理功能，营养素的来源及供给量，营养素过量或缺乏时对人体的影响，以及食物中营养素含量的分析等方面的知识。

1.1.3　营养学分类

根据研究对象的不同，营养学分为基础营养学、实验营养学、临床营养学、儿童营养学、老人营养学、运动员营养学及烹饪营养学等，它涉及生物、化学、医学、生理学，又与农业、地理、经济、食品加工等应用科学和社会科学息息相关。

烹饪营养学：运用营养学的基础理论和基本原理来研究烹饪工艺过程中营养素的变化，

从而指导人们科学配膳、合理烹饪，以达到合理营养目的的一门学科。

烹饪营养学所研究的内容：除介绍营养学的基础理论知识以外，重点研究各类烹饪原料的营养价值、烹饪加工方法对烹饪原料中营养素的影响、烹饪加工对食物营养价值的影响、合理烹调烹饪原料、合理膳食与健康以及合理编制食谱等方面的知识。

1.1.4　营养素

对人体具有供给热能、促进生长发育、构成身体组织、调节生理机能等作用的物质统称为营养素，亦即食物中含有的能供给人体营养的有效成分。各种营养素通常情况下来源于食物，除此之外，人体还可通过多种途径摄入由生物法或其他人工方法制成的营养素制剂。营养素包括糖类、脂类、蛋白质、水、维生素、无机盐和膳食纤维等。

营养与人体的关系：即在其他方面（包括遗传因素、生存环境、饮食卫生等）一定的情况下，从良好和失调两方面讨论营养与人体的关系。

当营养状况良好时，营养对人体的影响主要概括为以下几方面：

①促进生长发育。良好的营养状况会使儿童的身高、体重、智力、视力等各方面的发育向着良好的方向发展，而良好的生长发育又将为人一生的健康奠定坚实基础。

②维护身体健康。良好的营养状况会使人体的免疫力增强，提高对自然界中的不利因素的抵抗能力。体格健壮、精神饱满的人可以适应不断变化的自然环境和社会环境，生存能力强。

③提高学习和工作效率。健康的身体使人们学习和工作的热情高涨，耐劳性和抗干扰能力强，可以提高学习和工作效率。

④延年益寿。良好的营养状况可使人的青壮年时期延长，使人体各器官保持良好的结构和功能状态，从而健康长寿。

当营养失调（不足或过剩）时，则表现出两种不同的特征：

①营养不足时的表现。对儿童来说，营养不足除不利于生长发育，造成身体矮小、瘦弱、器官发育不良外，在精神上也会让儿童和营养不足的成年人一样萎靡不振，并且易疲劳、免疫力差、学习和工作效率低。当营养严重不足即长期缺乏某一种或多种营养素时，人体将患病，如夜盲症、干眼病、坏血病、脚气病、佝偻病、贫血、甲状腺肿大等，严重时可危及生命。

②营养过剩时的表现。长期营养过剩会引起肥胖症，使动脉硬化、高血压、冠心病、糖尿病等疾病的发病率大大提高。某些维生素或微量元素较长时间过量还会使人体出现中毒性症状，如恶心、呕吐、头晕、头痛、厌食、烦躁、休克，严重时甚至危及生命。

【知识链接】

营养三字经

讲营养，食多样；谷和薯，搭配煮；粗杂粮，营养强；粗细配，粗为贵；

果蔬类，要齐全；鲜蔬菜，餐餐派；水果类，天天配；鱼和虾，常吃它；

鲜牛奶，喝不改；隔一天，把蛋添；鱼肉蛋，合理拌；动物肝，周一餐；

动物血，治贫血；食海藻，营养好；豆制品，不能停；各食物，都有用；
荤与素，搭配做；姜葱蒜，适量掺；喝烈酒，肝发愁；甜糖果，少少可；
吃清淡，疾病散；食过饱，病来找；少一口，九十九；浓茶贪，神不安；
喝咖啡，少为贵；食天然，健康来；广食粮，好营养；搭配好，巧烹调；
多运动，气血通；早餐好，累不倒；午吃饱，精神好；晚吃少，身体好；
不卫生，找病生；有污染，拒不沾；食入口，防中毒；转基因，有疑问；
油炸品，控制紧；熏和烤，尽量少；咸腌菜，少安排；怀孕妇，营养富；
讲搭配，要全面；哺乳期，食合理；喂婴幼，不能凑；母乳好，是个宝；
四月后，辅食凑；加食物，有食谱；一岁后，量要够；不偏食，要按时；
各饮料，少喝好；白开水，是首选；晒太阳，也有量；青少年，食量添；
中老年，控制严；习惯好，青春葆。

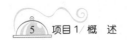

任务 1.2 卫生学

【任务目标】

1. 了解"食品"一词的概念。
2. 掌握"食品卫生学"的概念。
3. 掌握食品卫生学研究的主要内容。
4. 了解食品卫生与食品安全知识。

【引例】

某超市常年销售"染色馒头"

2018年4月11日晚，中央电视台曝光上海某超市"销售染色馒头""随意更改生产日期""违规添加食品添加剂""将过期馒头再利用"等问题，揭露黑心厂家使用防腐剂、甜蜜素和淡黄色着色添加剂伪造"玉米面馒头"。当晚，上海市质量技监局、上海市食品生产监督所、上海市宝山区质量技监局执法人员对上海某食品有限公司分公司开展调查，并于12日凌晨对报道中涉及的某超市光新路店进行了执法检查，在现场发现了涉嫌使用色素的"染色馒头"。截至12日，上海共下架封存涉案"染色馒头"6 048个。此外，多家超市的相关产品也已全部下架。

1.2.1 食物

食物是指能够满足机体正常生理和生化能量需求，并能延续正常寿命的物质。

1.2.2　食品

食品指各种供人食用或饮用的成品和原料，以及按照传统观点既是食品又是药品的物品，但不包括以治疗为目的的物品。

1.2.3　食品卫生学

食品卫生学是研究食品中可能存在的威胁人体健康的有害因素及其预防措施、提高食品卫生质量、保护消费者安全、防止食品中可能出现的有害因素损害人体健康的一门科学。

研究的主要内容：主要研究食品添加剂及其卫生状况，食物污染物的来源、性质、对人体的危害及有关预防措施，食物中毒及其预防措施，食品卫生质量鉴定和制订食品卫生质量标准，主要食品和主要食品企业卫生管理等。

1.2.4　食品卫生与食品安全

世界卫生组织（WHO）对食品卫生的定义是"从食品的生产、制造到最后消费之间的各个环节，都能确保食品处于安全、完整和美好的状态"。各种动植物原料的生产过程可以理解为生产环节；各种食品的烹饪与加工过程可以认为是制造环节；食品贮存、销售、食用等各个过程可以认为是消费环节；"安全"是指食品无毒无害；"完整"是指食品中应含有本类食品的完整的营养价值；"美好"即良好的色、香、味、形等感官状况。

食品安全可理解为对食品按其原定用途进行制作和食用时不会使消费者受害的一种承担。根据不同食品的特性，可分为食品的绝对安全性和相对安全性。绝对安全性是指食品对人体绝对没有危害的一种承诺；而相对安全性是指食品在采用合理的食用方式和正常消费的情况下不会损害健康的一种确定性。实际上，人类对任何一种食品的消费总是存在着某些风险的，绝对安全或零风险是很难实现的。

【知识链接】

有机食品、绿色食品、无公害农产品、转基因食品

有机食品是指严格禁止使用农用化学品、基因工程产品，提倡用自然、生态平衡的方法从事生产和管理并按照国际有机农业技术规范从事生产所获得，并通过认证的直接产品和加工制品的总称。如图 1.1（a）所示。

绿色食品是指产自优良生态环境、按照绿色食品标准生产、实行全程质量控制并获得绿色食品标志使用权的安全、优质食用农产品及相关产品。绿色食品认证依据的是绿色食品行业标准。绿色食品在生产过程中允许使用农药和化肥，但对用量和残留量的规定通常比无公害标准要严格。如图 1.1（b）所示。

无公害农产品是指产地环境、生产过程和产品质量符合国家有关标准和规范的要求，经认证合格获得认证证书并允许使用无公害农产品标志的，未经加工或者初加工的食用农产品。

无公害农产品生产过程中允许使用农药和化肥，但不能使用国家禁止使用的高毒、高残留农药。如图 1.1（c）所示。

转基因食品是指通过基因工程技术将一种或几种外源性基因转移到某种特定的生物体中，并使其有效地表达出相应的产物（多肽或蛋白质），此过程称作转基因。以转基因生物为原料加工生产的食品就是转基因食品。

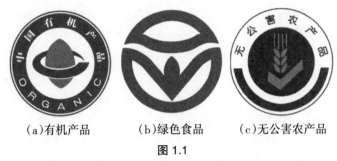

（a）有机产品　　　（b）绿色食品　　　（c）无公害农产品

图 1.1

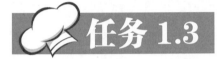 烹饪、营养、卫生之间的关系

【任务目标】

1. 了解营养、烹饪、卫生之间的关系。
2. 了解烹饪对食物中营养保存率的影响。
3. 列举保持烹饪原料符合卫生标准的措施。

【引例】

北京福寿螺致病事件

2006 年 6 月 24 日，北京市友谊医院热带病门诊接诊一位病人，临场诊断为嗜酸性细胞增多性脑膜炎。据悉，这位病人于 5 月 22 日在北京某酒楼食用过"凉拌螺肉"，随后出现双侧肋部及颈部皮肤感觉异常、有刺痛感等症状，共同用餐的两个同事也出现了相同症状。

2006 年 6 月 25 日，北京友谊医院临床医生紧急调查发现，该酒楼销售的"凉拌螺肉"为"福寿螺"，检测发现 12 只螺中有 2 只携带广州管圆线虫幼虫。管圆线虫病是鼠类的心、肺部寄生线虫寄生在人的中枢神经系统所致，可诱发脑膜炎。当人食用生的或加热不彻底的福寿螺后可被感染，从而引起头痛、发热、颈部强硬等症状，严重者可致痴呆，甚至死亡。

最终，法院判决认为该酒楼作为经营者，对其出售的食品的安全及卫生应负高度注意的义务。现其提供的菜品"香香嘴螺肉"原材料系福寿螺，由于烹饪加工工艺不当，导致该菜品中携带的广州管圆线虫幼虫使食用者患上"广州管圆线虫病"，对此该酒楼负有完全赔偿责任。

食物的卫生、营养和感官是食物必须具备的三要素。国以民为本，民以食为天。尽管我们今天的生活日新月异，膳食水平逐渐提高，但是我们的膳食质量仍然是一个被热议的话题。对于一名烹饪工作者来说，提高居民膳食质量，任重而道远。对于食物而言，食物的安全性即食物的卫生应该是第一位的，即人们摄入食物后，一般情况下不会产生不适，比如不会出现食物中毒和感染食源性疾病。其次，食物应该具有一定的营养价值，即食物中所含营养素的种类、数量和质量等都能满足不同食用者的生理需要，从而发挥食物的最大效益。如果说食物的卫生和营养价值是食物具有的内在质量，那么食物的感官作为外部质量也是很重要的，食物的色、香、味、形等感官性状是直观的，良好的感官可使用餐者在进食过程中获得精神享受。同时，食物的良好感官性状，必须由烹饪工作者精湛的烹饪技术来实现。结合以上各方面，我们认为膳食质量应以卫生为前提，营养为目的，感官为条件，烹饪为保障。

卫生、营养、感官、烹饪等因素互为条件，缺一不可，相互促进，共同提高。比如，一种营养价值很高的食物，但感官性状很差，人们往往不愿进食，或勉强进食，又可能因不良的滋味和气味的刺激而出现恶心、呕吐等损害身体健康的现象，既达不到获得营养的目的，还可能带给人体伤害。一份外观赏心悦目、既卫生洁净又营养合理的膳食对人体的作用意义非凡，这也是烹饪工作者希望实现的。

【知识链接】

烹饪与食物营养

营养学作为一门科学，在实际生活中，与饮食过程密不可分。学者们建议：人们应当从每日的饮食中，取得均衡的营养物质，以保证机体的生理及健康的需求。不同的食物，具有不同的营养价值。人们可以从各类食物中汲取机体所需要的几十种营养素，例如，谷类中含有大量的碳水化合物和维生素，蔬菜、水果含有丰富的维生素、矿物质，肉类、蛋类则为人类提供优质蛋白质。

生活中，人们重视饮食，讲究烹饪，并不单纯是为了从中摄取均衡的营养，也是为了享受美食，即通过烹饪，使食物的色、香、味等方面得到充分发挥，令加工后的食物具有更加鲜美的味道，于是产生了专门的"烹调学"。人们常用的烹饪方式有炒、爆、熘、烤、炸、炖、焖、煨、蒸、煮、涮等。这些烹饪方法的采用，不但增加了食物的风味，同时也增加了人体对食物中营养素的利用。经过烹饪，动物性原料中的蛋白质会变性凝固，部分分解成氨基酸和多肽类，增加了菜肴的鲜味。而芳香物质的挥发、水溶性物质的渗出，使食物具有了鲜美的滋味和芳香的气味。另外，食物中的营养素往往被组织所包含，通过烹调，部分营养素会发生不同程度的水解，如淀粉加热后变化为糊精，部分淀粉分解成双糖，更易被人体吸收。

【项目1小结】

本项目主要介绍了营养的概念、营养学在实际生活中的应用。通过学习，学习者应熟悉七大类营养素的名称，并能对应出生活中常见的食物。

健康安全的食品是人类生存的需要，通过学习食品卫生学，学习者应能认识到合理营养与人体健康的关系，形成基本的食物搭配的观念，养成清洁卫生的烹调习惯。

【课后作业】

一、主要概念

营养 营养学 营养素 食品 食品卫生学

二、主要观念

营养与人体的关系 食品卫生与食品安全

三、基本训练

（一）填空题

1. 营养素的种类有_____、_____、_____、_____、_____、_____、_____等。

2. 食品质量的三要素是_____、_____、_____。

（二）简答题

1. 什么叫营养素？

2. 什么叫食品？

3. 什么叫食品安全？

项目 2

营养学基础知识

【项目概述】

本项目主要介绍七大类营养素的基本概念、分类、生理功能、营养价值评价、食物来源及参考摄入量等知识，分析营养素与人体健康的关系。通过学习本项目内容，学习者应了解七大类营养素的基本概念、组成元素、生理功能及消化吸收途径，理解营养素与其对应功能之间的关系，学会简单的疾病预防方法，从而促进餐饮工作人员和个人通过学习有关烹饪营养知识，指导科学烹饪和日常合理膳食，并在巩固上一项目内容的同时，为下一项目的学习奠定基础。

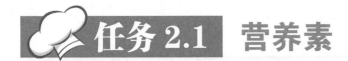

任务2.1　营养素

【任务目标】

1. 了解"营养素"一词的概念、分类、生理功能。
2. 掌握七大营养素的名称、分类、生理功能。
3. 了解各营养素与人体健康的关系。
4. 学会用营养素与人体健康的关系分析日常生活中的现象。

【引例】

来宾市车手因低血糖晕厥

2018 年 3 月 6 日上午 11 时 55 分，莫某因驾驶电动车行驶在机动车道上，被来宾民警引导至非机动车道内等待接受教育。在等待过程中，莫某突然缓缓倒地。执勤民警立即上前查看，发现莫某系突发疾病，于是立即拨打了"120"求救。

"因为我们不知道她究竟得的是什么病，所以也不敢擅自施救。"民警介绍，当时莫某处于半昏迷状态，自称头晕手麻。天气寒冷，民警担心莫某着凉，便脱下自己身上的警服盖在莫某身上，并与好心市民一起为莫某搓手，拿来纯净水给莫某润口。

救护车到达后，现场民警与医生一起将莫某送上救护车，并驱车一同前往医院，同时通知了莫某家属。

经医院检查，莫某晕倒是因为低血糖。输完一瓶葡萄糖后，莫某便随家属回家了。据莫某小女儿黄女士介绍，莫某今年50多岁，平日干一些家政、保洁工作，有不吃早餐的习惯。事发当天，莫某没吃早餐便出门干活，回家途中因低血糖晕倒。

2.1.1 营养素

人作为个体参与社会生活，每天都会有各种生理活动，如胃肠蠕动、神经传导、体液的维持，以及思考、学习、运动等，这些生理活动所需要的能量都来源于食物。个体为了精神和身体保持在良好的状态，每天必须摄入一定量的食物。

对人体具有供给热能、促进生长发育、构成身体组织、调节生理机能等作用的物质统称为营养素。

2.1.2 营养素的分类

除氧气外，人体所需要的营养素包括糖类、脂类、蛋白质、维生素、无机盐、水和膳食纤维等，通常称为七大类营养素。

2.1.3 营养素对人体健康的意义

营养素对机体的调节功能是多方面的，归纳起来分为营养状况良好和营养失调两方面。

营养状况良好时，营养素对机体的有利影响如下：

①促进机体生长发育。良好的营养状况能使儿童的身高、体重、智力、视力等各方面的发育趋向正常，从而奠定健康的发展方向。

②维护身体健康。良好的营养状况能提高人的免疫力，使人适应环境，提高生存能力。

③提高生活质量。良好的营养状况能使人有良好的情绪，促使人的器官保持良好的功能状态，延长青壮年期。

营养状况失调时，营养素对机体的不利影响如下：

①某种营养素轻微不足时，会不利于生长发育，使人精神上萎靡不振，易疲劳，免疫力差等。某一种或多种营养素摄入严重不足时，则导致人患上严重的疾病，如坏血病、脚气病等，严重的可危及人的生命。

②营养素过剩会引起肥胖，导致动脉硬化，高血压、冠心病等疾病的发病率大大提高。

2.1.4 营养素的摄入量

中国营养学会专家委员会 2013 年制定的《中国居民膳食营养素参考摄入量》（DRIs）中，将营养素的摄入量参考值分为以下 4 种：

1)平均需要量(EAR)

某一特定性别、年龄及生理状况群体中对某营养素需要量的平均值。当摄入量达到平均需要量水平时，可以满足群体中半数个体对该营养素的需要。针对人群，平均需要量可以用于评估群体中摄入不足的发生率。针对个体，可以检查其摄入不足的可能性。

2)推荐摄入量(RNI)

满足某一特定群体中绝大多数（97%～98%）个体的需要量。长期摄入量达到推荐摄入量时，可以保证身体组织中有适当的储备。推荐摄入量是健康个体的膳食营养素摄入量的目标，当个体摄入量低于推荐摄入量时，并不一定表明该个体未达到适宜营养状态。当个体摄入量高于或等于推荐摄入量时，可以认为该个体没有摄入不足的危险。

3)适宜摄入量(AI)

通过观察或实验获得的健康人群某种营养素的摄入量。适宜摄入量能满足目标人群中几乎所有个体的需要。适宜摄入量的准确性不如推荐摄入量，有时会高于推荐摄入量。适宜摄入量可作为个体的营养素摄入目标，也可用作限制过多营养素摄入的标准。对于健康个体来讲，当摄入量达到适宜摄入量时，出现营养缺乏的危险很小，但如果摄入量长期超过适宜摄入量，就有可能产生毒副作用。

4)可耐受最高摄入量(UL)

平均每日可以摄入该营养素的最高量。可耐受最高摄入量对一般人群中的几乎所有个体都不至于损害健康。它的用途是检查个体摄入量过高的可能性，避免发生中毒。当摄入量超过可耐受最高摄入量时，发生毒副作用的危险性会增加。

【知识链接】

人体必需的营养素和食物成分有哪些

目前已证实人类必需的营养素多达40余种，这些营养素必须通过食物摄入从而满足人体需要。其中，蛋白质、脂类和糖类不仅是构成机体的成分，还可以提供能量。

在人体必需的无机盐中，有钙、磷、钠、钾、镁、氯、硫等常量元素和铁、碘、锌、硒、铜等微量元素。维生素可分为脂溶性维生素和水溶性维生素：维生素A、维生素D、维生素E和维生素K是脂溶性维生素；维生素B_1、维生素B_2、维生素B_6、维生素C、泛酸、叶酸和生物素等是水溶性维生素。除此以外，水也是人体必需的营养素。最近，膳食纤维因含有膳食成分也被认为是人体不可缺少的营养素。

任务 2.2　人体的消化吸收系统

【任务目标】

1. 了解"消化"和"吸收"的概念。
2. 准确区分消化与吸收的生理过程。
3. 了解人体消化系统的组成部分。
4. 掌握各种营养素对应的主要吸收器官，了解常见疾病与消化、吸收的对应关系。
5. 掌握人体消化管的各组成部分及其在消化和吸收营养素时的作用。

【引例】

瘦小伙想变"猛男"，吃"增肌粉"致肝衰竭

30 岁的福州男子阿明（化名）很瘦小，他一直梦想着成为"猛男"。为此，阿明买了一款网红"增肌粉"，接连吃了一个月，没想到，他没变强壮，反倒成了"小黄人"。因肝脏迅速衰竭，住院 35 天后，阿明不得不到上海做了肝移植，才保住性命，但余生仍需持续服用抗排异的药物。

福建医科大学孟超肝胆医院综合内科陈主任说，近年来，药物性肝病的发病率飙升，不明原因入院的急性肝损中，药物性损伤约占 20%，许多人迷信保健品，可能导致肝病甚至死亡。

阿明身高 1.6 米，体重仅 80 多斤，为了长成"猛男"，他常去健身。在健身房，他听说增肌粉能快速增长肌肉，健美体形。回家后，他立即网淘了一款，满怀憧憬地吃了 1 个月。

没多久，他就发现不对劲，脸、手臂、眼睛都变得蜡黄，全身瘙痒，右上腹一阵阵地闷痛，到医院一查，他的总胆红素是正常人的 30 多倍。医生对他做了肝穿刺病理检查，发现他是药物性肝炎，已引发了腹水、低白蛋白血症、电解质紊乱、中度贫血等。

陈主任说，阿明服用的增肌粉含有激素，量大后可引起肝损害。增肌粉中含有蛋白质，需要在肝内进行分解，过量食用会增加肝脏负担，如果肝脏有病，过量服用的蛋白质无法正常消化吸收，会在肠道内分解产生毒素，加重病情，甚至引发肝性脑病。

2.2.1　消化

食物是一种非常复杂的混合物，所含的七大类营养素中，水、无机盐和某些维生素能够直接被人体吸收，而蛋白质、脂肪、多糖类则需要经过分解后才能被吸收。

食物在消化管内分解为可以吸收的小分子的过程称为消化。食物的消化分为两种，一种是机械性消化，一种是化学性消化。机械性消化是指对食物进行机械性磨碎并与消化液混合和推动食糜前进；化学性消化指靠消化液中的消化酶对食物进行化学性分解，从而将食物中的营养成分变为可以吸收的营养物质。机械性消化和化学性消化在消化食物时是相互联系相互促进的。

2.2.2　吸收

消化后的营养物质通过消化管壁进入血液和淋巴的过程称为吸收。消化和吸收这两个生理过程的正常进行，对人体的生长发育、新陈代谢和各种活动的进行有非常重要的意义。

人体对食物的消化和吸收都是通过消化系统来完成的。消化系统由消化管和消化腺两部分组成，如图 2.1（a）所示。消化管由口腔、咽、食管、胃、小肠、大肠、直肠、肛门等组成。消化腺由唾液腺、胃腺、肝脏、胰腺、肠腺等组成。其中，唾液腺包括腮下腺、颌下腺和舌下腺三部分。人体的消化管不但是食物通过的管道，而且是食物消化、吸收的场所，如图 2.1（b）所示。

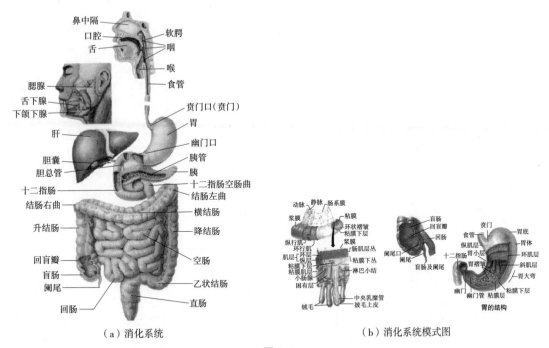

（a）消化系统　　　　　　　　　　　（b）消化系统模式图

图 2.1

下面，我们来简单地了解一下各个消化器官在食物营养素消化、吸收中的作用。

1）口腔

口腔在食物消化过程中的作用是接受食物，并将食物咀嚼成小块，这个过程称为机械性消化。牙齿的咬切、撕裂、咀嚼，将大块的食物磨碎；舌的搅拌，使食物与口腔中分泌的唾液充分混合。唾液中含有一定量的消化淀粉的淀粉酶，可以将米饭、馒头中的大分子淀粉分解为小分子的麦芽糖，从而完成简单的消化过程。

2)食道

食道是长约 25 cm 的肌肉管，它是一个将咀嚼后的食物输送到胃的通道。

3)胃

胃具有非常大的膨胀性，扮演着中转站的角色。胃可将食物贮存起来，然后再缓慢、有节律地输送到小肠进行消化吸收。当胃中充满食物时，人会产生饱腹感；相反，则会产生饥饿感。

胃在正常情况下会进行有节律地、转变方向地运动，这种运动称为蠕动。胃的蠕动就像磨子一样，能把食物的体积磨得更小，同时将磨碎后的食物运送到小肠中。

食物经胃运送到小肠的时间称为胃排空时间。胃排空时间与食物的性状和组成有关。淀粉含量高的食物在胃中的停留时间比较短；脂肪和蛋白质含量高的食物在胃中的停留时间比较长；而水几乎不在胃中停留直接进入小肠，因此食物中的水含量越高，排空越快。中国人的膳食是混合膳食，在胃中需要 4～6 小时才能排空，因此，一天需进餐 2～3 次才能满足机体需要。

4)小肠

小肠由十二指肠、空肠和回肠 3 个部分组成，是人体消化、吸收食物时最重要的器官。食物中 90%～95% 营养素的消化吸收都在十二指肠中进行。

小肠的黏膜细胞排列呈反复折叠状，顶端排列着一层绒毛，在绒毛上又有一层微绒毛，这使小肠黏膜的表面积增加了许多倍，从而为食物的消化、吸收提供了场所。

小肠在消化、吸收中的作用，与胰腺、肝脏等消化腺有重要的关系。胰腺所分泌的各种消化酶、肝脏分泌的胆汁，都通过特殊的管道进入小肠，从而将食物中的营养素从大分子分解为小分子。这种过程改变了营养素的分子结构，是一种化学性消化过程。

小肠有规律的蠕动，使食物与消化酶充分混合，有利于消化，同时也能增加消化后的小分子营养素与肠道黏膜细胞充分接触的机会，促进消化后的小分子营养素尽快地输送到血液中完成吸收。

5)大肠

大肠由盲肠、结肠和直肠组成。大肠主要接受小肠消化、吸收后的食物残渣，同时还吸收部分水分和维生素，它为消化后的食物残渣提供临时的储存场所。一般来说，大肠并不进行消化，食物在肠中的分解也多是细菌作用的结果。因此，粪便中除了含有食物残渣外，还含有一定量的细菌。

人类大肠有多种运动形式，但运动少而缓慢，对刺激的反应也较迟缓，这些特点对大肠作为粪便暂时贮存场所和定时排便是合适的。当粪便在大肠中贮存到一定量时，肠壁受到刺激，引起便意并排便。如果人经常对这种反应进行主动性的抑制，大肠对这种刺激的敏感性就会越来越低，粪便的储存时间就会变长，水分被过多地吸收，从而变得干硬，引起排便困难，这种现象就是便秘。

6)胰腺、肝脏和胆囊

胰腺的外分泌腺可分泌胰液，胰液的组成包括无机成分和有机成分两种。无机成分主要为水和碳酸氢盐；有机成分主要为组成各种消化酶或酶原的蛋白质，还有一些血浆蛋白、抑制因子和黏蛋白。这些酶类能消化蛋白质、脂肪、糖类。进食开始时，胰腺中的消化酶就以无消化能力的酶原形式分泌，通过胰腺管进入小肠，在小肠内被激活，成为有活性的消化酶，将食物中的蛋白质、脂肪和糖类消化为氨基酸、脂肪酸和葡萄糖等小分子形式，通过小肠被转运到血液。

肝脏能分泌胆汁，并将胆汁贮存在胆囊中。胆汁是一种黄褐色或蓝绿色的黏稠液体，当消化活动开始时，特别是在食物中脂肪和蛋白质的含量比较高的情况下，胆囊收缩，使胆汁通过胆管进入小肠。胆汁主要是对脂肪产生乳化作用，将大的脂肪油滴分散成细小的微粒形式，从而增加脂肪油滴与胰腺分泌的胰脂肪酶的接触面积，从而有利于脂肪的消化。缺乏胆汁的人，由于脂肪不能被消化吸收，易形成脂肪泻。

【知识链接】

吃零食请注意口腔健康

经常吃含糖零食，特别是黏性甜食，容易造成牙菌斑。牙菌斑是由黏附在牙面上的细菌和食物残渣形成的生物膜，其中的细菌将糖分解产酸，酸性产物长期滞留在牙齿表面，逐渐腐蚀牙齿，使牙齿脱钙、软化，造成组织缺损，形成龋洞。甜食吃得越多，发生龋齿的可能就越大。因此，我们要注意口腔清洁，养成早晚刷牙、少吃零食、餐后漱口和睡前不吃零食的习惯。

此外，长期固定用某处门牙嗑瓜子会造成牙齿的过度磨损，形成"瓜子牙"，影响牙齿健康。

任务2.3　各种营养素的基础知识

【任务目标】

1.了解七大类营养素的分类、生理功能、缺乏症、食物来源、推荐摄入量及相互间的关系。

2.掌握七大类营养素与能量供应间的换算、供能途径、供能顺序。

3.学习能量的单位换算和营养素的产能情况，掌握三大类营养素的供能对人体能量的影响。

4.学会针对不同的人群合理搭配食物，保证能量的供给。

5.将各类营养素的特点应用到实际烹饪操作中，防止营养素流失，纠正不合理的烹调方法。

【引例】

3岁半女孩爱吃肉，过年在家患上便秘

2016年2月16日，3岁半的小米（化名）在家中突然烦躁不安，还不吃东西，到医院一

查，原来是患上了便秘。

接诊的医生介绍，过年期间，小米妈妈每天都会做小米爱吃的高蛋白食物，如红烧排骨、土鸡炖汤、鱼香肉丝……小米摄入了过多高蛋白的食物，不容易消化，粪便在大肠内停留时间过长，水分被大量吸收，粪块干硬，无法顺利排出，形成"便秘"。小孩子感到腹胀不适，就会烦躁不安、不爱进食、爱哭、精力不集中。

医生提醒，家长一定要给小孩多喝水、多吃新鲜的水果和蔬菜，防止暴饮暴食。养成按时吃饭、按时睡觉的好习惯，形成规律的人体生物钟，有利于孩子胃液正常发挥作用，有助于食物的消化，可有效预防便秘的发生。

2.3.1　蛋白质

蛋白质是化学结构复杂的一类有机化合物，是人体必需的营养素。蛋白质是生命活动中头等重要的物质，生命的产生、存在和消亡都与蛋白质有关，蛋白质是生命的物质基础，没有蛋白质就没有生命。

1)蛋白质的组成

蛋白质是自然界中一大类有机物质的统称，其元素组成为碳、氢、氧、氮及硫，有些蛋白质还含有磷、铁、碘、锰及锌等其他元素。糖类和脂肪中仅含碳、氢、氧，不含氮，所以蛋白质是人体唯一的氮来源，无法用糖类和脂肪替代。

食品中蛋白质的含量，通常采用凯氏定氮法，大多数蛋白质的含氮量相当接近，平均值约为16%。因此在生物样品中，1 g 氮大概对应 6.25 g 蛋白质（即 $\dfrac{1}{16\%}$），6.25 因此被称为蛋白质换算系数。利用蛋白质换算系数，只要测定生物样品中的含氮量，我们就可以计算出其大致的蛋白质含量，折算方法为：

$$\text{样品中蛋白质的百分含量（\%）} = \text{每克样品中含氮量} \times 6.25 \times 100\%$$

但不同蛋白质的含氮量是有差别的，折算系数不尽相同，常见食物蛋白质的换算系数见表 2.1。

表 2.1　常见食物蛋白质的换算系数

食　物	蛋白质换算系数	食　物	蛋白质换算系数
稻米	5.95	燕麦	5.83
全小麦	5.83	大豆	5.71
大米	5.95	大麦及黑麦	5.83
乳及乳制品	6.38	鸡蛋(全)	6.25
肉类和鱼类	6.25	玉米	6.25
芝麻	5.30	花生	5.46

（1）氨基酸

氨基酸是蛋白质的基本组成单位，是一类分子中具有氨基和羧基的、含有复合官能团的化合物，具有共同的基本结构。

（2）氨基酸的分类和命名

组成蛋白质的氨基酸有 20 多种，这些氨基酸只有一部分可以在人体内合成，其余的不能合成或合成速度不够快。不能合成或合成速度不够快的氨基酸，必须由食物供给，称为必需氨基酸；能在人体内合成的称为非必需氨基酸。非必需氨基酸并非人体不需要，只是可在人体内合成，食物中缺少了也无妨。迄今已知的人体必需氨基酸有 8 种，分别是异亮氨酸、亮氨酸、赖氨酸、蛋氨酸、苯丙氨酸、苏氨酸、色氨酸、缬氨酸。

2) 蛋白质的分类

氨基酸是蛋白质的基本组成单位。食物蛋白质的营养价值取决于所含氨基酸的种类、数量和比例，在营养上可根据食物蛋白质的氨基酸组成，划分出完全蛋白质、半完全蛋白质和不完全蛋白质 3 类。

（1）完全蛋白质

完全蛋白质所含的必需氨基酸种类齐全、数量充足、比例适当，不但能维持成人的健康，还能促进儿童生长发育，如乳类中的酪蛋白、乳白蛋白，蛋类中的卵白蛋白、卵磷蛋白，肉类中的白蛋白、肌蛋白，大豆中的大豆蛋白，小麦中的麦谷蛋白，玉米中的谷蛋白等。

（2）半完全蛋白质

半完全蛋白质所含的必需氨基酸种类齐全，但部分氨基酸数量不足，比例不适当，可以维持生命，但不能促进生长发育，如小麦中的麦胶蛋白等。

（3）不完全蛋白质

不完全蛋白质所含的必需氨基酸种类不全，既不能维持生命，也不能促进生长发育，如玉米中的胶蛋白，动物结缔组织和肉皮中的胶质蛋白，豌豆中的豆球蛋白等。

3) 蛋白质的生理功能

（1）构成和修复组织

蛋白质是构成机体组织、器官的重要成分，人体各组织、器官无一不含蛋白质。在人体的肌肉组织和心、肝、肾等器官中均含有大量蛋白质；骨骼、牙齿乃至指、趾中也含有大量蛋白质；除水分外，细胞中蛋白质约占细胞内物质的 80%。因此，构成机体组织、器官是蛋白质最重要的生理功能。人体的生长发育可视为蛋白质的不断积累过程。蛋白质对生长发育期的儿童尤为重要。人体受伤后也需要蛋白质作为修复材料。

（2）调节生理功能

机体生命活动能够有条不紊地进行，有赖于多种生理活性物质的调节。蛋白质在机体内是构成多种重要生理活性物质的成分，参与调节生理功能。核蛋白构成细胞核并影响细胞功能；酶蛋白具有促进食物消化、吸收和利用的作用；免疫蛋白具有维持机体免疫功能的作用；收缩蛋白，如肌球蛋白具有调节肌肉收缩的功能；血液中的脂蛋白、运铁蛋白、视黄醇结合蛋白具有运送营养素的作用；血红蛋白具有携带、运送氧的功能；白蛋白具有调节渗透压、维持体液平衡的功能；由蛋白质或蛋白质衍生物构成的某些激素，如垂体激素、甲状腺素、胰岛素及肾上腺素等都是机体的重要调节物质。

（3）供给能量

正常情况下，蛋白质供给的能量只占人体能量需要的 10% ～ 15%，只有在人体能量供给不足的情况下，机体才会分解组织细胞中的蛋白质来保证能量的需要。在这种情况下，能量需要虽然得到了满足，组织细胞的功能却会受到影响，这种情况如果得不到改善，将影响健康。

4）食物蛋白质的营养评价

食物中的蛋白质由于氨基酸组成的差别，营养价值不完全相同，一般来说动物蛋白质的营养价值优于植物蛋白质。评价食物蛋白质营养价值主要从"量"和"质"两个方面进行。

（1）食物蛋白质含量

食物蛋白质含量是评价食物蛋白质营养价值的一个重要方面。蛋白质含氮量比较恒定，故测定食物中的总氮后与蛋白质折算系数 6.25 相乘，即可得到蛋白质含量。蛋白质含量比较高的食物，才有作为人体食物蛋白质来源的意义。一般来说，动物性食物的蛋白质含量高于植物性食物。

（2）食物蛋白质消化率

食物蛋白质消化率是反映食物蛋白质在消化道内被分解和吸收的程度的一项指标，是指在消化道内被吸收的蛋白质占摄入蛋白质的百分比，是评价食物蛋白质营养价值的生物学方法之一，分为表观消化率和真消化率。一般多以表观消化率的数值来反映蛋白质的消化率。

$$表观消化率 = \frac{摄入氮 - 粪氮[①]}{摄入氮} \times 100\%$$

$$真消化率 = \frac{摄入氮 - （粪氮 - 内源粪氮[②]）}{摄入氮} \times 100\%$$

食物蛋白质消化率受蛋白质性质、膳食纤维、多酚类物质、加工烹调方法和酶反应等因素的影响。一般来说，动物性食物的蛋白质消化率高于植物性食物。如鸡蛋、牛奶中蛋白质的消化率分别为 97%、95%，而玉米和大米中蛋白质的消化率分别为 85% 和 88%。由于植物性食物中的蛋白质，常被纤维素包围，不容易与体内消化酶接触，因此植物性食物蛋白质的消化率比动物性食物低，但经烹调后，纤维素被软化、破坏或去除，其蛋白质消化率将会提高。同一种食物因烹调方法不同，其蛋白质的消化率也会不同。如生黄豆因含有抗胰蛋白酶因子，未加工时蛋白质消化率为 54%；熟食整粒大豆，蛋白质消化率可提高到 60%；将大豆加工成豆浆，蛋白质的消化率可增至 85%；再加工成豆腐，蛋白质消化率可增至 90%。动物性食物中蛋白质的消化率也相类似。如蒸鸡蛋的蛋白质消化率较煮鸡蛋高，冲蛋花较荷包蛋高，荷包蛋又比带壳水煮蛋的高，而油煎鸡蛋的蛋白质吸收率最低。人体健康情况、精神因素、饮食习惯及进餐环境等因素也会影响食物蛋白质的消化。比如，人体健康时的蛋白质消化率就高于疾病状况时的蛋白质消化率。

（3）蛋白质的净利用率

蛋白质的净利用率是指摄入蛋白质在人体内的利用情况，即在一定的条件下，体内储留的蛋白质在摄入的食物蛋白质中所占的比例。

---

① 粪氮：粪中排出的氮量，表示食物中不能被消化吸收的氮。

② 内源粪氮：脱落的肠黏膜细胞和死亡的肠道微生物氮，指受试者在进食足够的热量来源供能食物且完全不含蛋白质的情况下，从粪便中测得的氮量。

$$蛋白质的净利用 = \frac{食物氮在体内的储留量}{食物氮的摄入量} \times 100\%$$

（4）生物价

生物价（表 2.2）是反映食物蛋白质消化吸收后，被机体利用程度的一项指标。生物价越高，说明蛋白质被机体利用的效率越高，即蛋白质的营养价值越高，最高值为 100。

$$蛋白质的生物价 = \frac{氮在体内的储留量^{①}}{氮在体内吸收量} \times 100$$

表 2.2　常见食物的生物价

食物名称	生物价	食物名称	生物价	食物名称	生物价
大米	77	小米	57	鸡蛋黄	96
生大豆	57	白面粉	52	牛肉	76
脱脂牛奶	85	红薯	72	白菜	76
马铃薯	67	鱼	83	猪肉	74

（5）氨基酸的化学评分

由于不同的食物蛋白质中必需氨基酸的含量和相互之间的比例与人体需要之间的符合程度不同，因此不同的食物蛋白质有不同的生物价。符合程度越大，生物价就越高。我们通常将母乳或鸡蛋蛋白质中各种必需氨基酸的含量和组成比例作为参考，用来比较其他食物蛋白质中必需氨基酸的含量和比例。在进行评价时，用待评的蛋白质某种必需氨基酸与母乳或鸡蛋的同种必需氨基酸进行比较，其数值就是氨基酸的化学评分。

$$蛋白质氨基酸的化学评化 = \frac{每克待评蛋白质中某种必需氨基酸的量}{每克标准蛋白质中某种必需氨基酸的量} \times 100$$

理论上，食物蛋白质氨基酸的化学评分要对应 8 种必需氨基酸逐一与标准量进行比较、计算，再综合评价，但实际可操作性不强。表 2.3 是几种常见的食物的蛋白质氨基酸的化学评分。

表 2.3　常见食物的蛋白质氨基酸的化学评分

食物名称	化学评分	食物名称	化学评分	食物名称	化学评分
芝麻	50	母乳	100	全蛋	100
小米	63	大米	53	玉米	49
牛奶	95	花生	65	大豆	74

（6）蛋白质的互补作用

在中国传统膳食中，植物性蛋白质占有较大的比重。为了提高膳食中蛋白质的营养价值，我们可以增加一定比例的动物性蛋白质，还可以利用蛋白质的互补作用，提高植物性食

---

① 测定氮在体内的储留量时，用氮的吸收量减尿液中氮的排泄量。

物中蛋白质的营养价值。两种或两种以上食物蛋白质混合食用，其中所含有的必需氨基酸可以相互补充，达到较好的比例，从而提高蛋白质的利用率，这称为蛋白质的互补作用。表2.4是几种食物混合后蛋白质的生物价。

表2.4 几种食物混合后蛋白质的生物价

搭 配	食物名称	混合比例	混合前生物价	混合后生物价
①	小麦	40%	67	70
	玉米	40%	60	
	大豆	20%	64	
②	大豆	33%	64	77
	小麦	67%	67	
③	大豆	20%	64	73
	玉米	40%	60	
	小米	40%	57	

中国北方许多食物的传统食用方法，从理论和实践上都充分发挥了食物蛋白质的互补作用。我们利用蛋白质的互补作用进行膳食调配时，应遵循3个原则：①不同食物的种属愈远愈好，如动物性食物和植物性的混合比纯植物性食物的混合要好；②搭配的种类愈多愈好；③食用时间愈近愈好，最好同时食用——氨基酸在体内储留的时间不长，当不作用于机体蛋白质的合成时，会很快降解，因此不同的食物食用的时间间隔最好不要超过5小时，这样才能达到蛋白质互补的最佳效果。

5）膳食参考摄入量及食物来源

轻体力劳动的成年人每天蛋白质的推荐摄入量为男性75 g，女性65 g；中等体力劳动的成年人每天蛋白质的推荐摄入量为男性80 g，女性70 g。

蛋白质的食物来源可分为植物性蛋白质和动物性蛋白质两大类。

植物性蛋白质中，谷类蛋白质含量不高，但作为主食，仍然是膳食蛋白质的主要来源，成年人每日摄入量一般在500 g左右。豆类含有丰富的蛋白质，特别是大豆，蛋白质含量高达36%～40%，氨基酸组成也比较合理，被人体利用的效率较高，是非常好的蛋白质来源。

动物性蛋白质中，蛋类蛋白质含量为11%～14%，是优质蛋白质的重要来源。奶类蛋白质含量一般为3.0%～3.5%，是婴幼儿摄入蛋白质的最佳选择。肉类包括禽、畜和鱼的肌肉，新鲜肌肉蛋白质含量为15%～22%，肉类蛋白质营养价值优于大部分植物性蛋白质，是人体蛋白质的重要来源。

为改善膳食蛋白质质量，我们应保证在膳食中有一定数量的优质蛋白质。动物性蛋白质和大豆蛋白质一般应占膳食蛋白质总量的30%～50%。

2.3.2 脂类

营养学上重要的脂类主要有甘油三酯、磷脂和固醇类物质。食物中的脂类95%是甘油三酯，5% 是其他脂类，人体贮存的脂类中甘油三酯高达 99%。脂类是人体必需的一类营养素，是人体的重要成分，包括脂肪和类脂。

脂肪包括脂和油，常温情况下呈固体状态的称"脂"，呈液体状态的称"油"。脂和油都由碳、氢、氧 3 种元素组成，3 种元素先组成甘油和脂肪酸，甘油和脂肪酸再组成甘油三酯，称"中性脂肪"。人们日常食用的动、植物油，如猪油、菜油、豆油、芝麻油等均属于脂和油，也即是脂肪。

类脂是与脂和油类似的物质，种类很多，主要有卵磷脂、神经磷脂、胆固醇和脂蛋白等。

1）脂类的分类

脂类包括脂肪和类脂。

（1）脂肪

脂肪又称甘油三酯，由一分子甘油和三分子脂肪酸酯化而成。

膳食脂肪主要为甘油三酯。组成天然脂肪的脂肪酸种类很多，所以由不同脂肪酸组成的脂肪对人体的作用也有所不同。通常含有 4～12 碳的脂肪酸都是饱和脂肪酸；碳链更长时可含有一个甚至多个双键，称为不饱和脂肪酸。

脂肪酸按其生理意义可分为两类，分别是必需脂肪酸和非必需脂肪酸。

①必需脂肪酸。必需脂肪酸不能由机体合成，而又是生命活动必需的，所以必须从食物中摄取。目前人体必需的脂肪酸有亚油酸和亚麻酸。

②非必需脂肪酸。非必需脂肪酸不仅可从食物中摄取，也可以由机体合成。非必需脂肪酸对人体有非常重要的生理功能。

（2）类脂

类脂包括磷脂、卵磷脂、鞘磷脂、固醇和类固醇类。

①磷脂。 磷脂是甘油三酯中一个或两个脂肪酸被含有磷酸的其他基团取代而形成的脂类物质。磷脂是构成细胞膜的成分，当人体缺乏磷脂时，会引起细胞膜结构损坏，导致皮肤细胞膜对水的通透性增加，引起湿疹。

②固醇类。固醇类为一些类固醇激素的前体，如 7- 脱氢胆固醇是维生素 D_3 的前体。胆固醇是人体中主要的固醇类化合物。人体内的部分胆固醇已酯化，形成胆固醇酯。胆固醇酯作为体内固醇类物质的一种贮存形式，是人体组织中非极性最大的脂类。胆固醇酯与游离的胆固醇不同，在细胞膜和血浆脂蛋白之间或在各种血浆脂蛋白之间，不易进行交换。在动脉粥样硬化病理中，胆固醇酯是在动脉壁堆积最多的脂类。

植物中不含胆固醇，所含有的其他固醇类物质统称为植物固醇，其环状结构和胆固醇完全一样，仅侧链有所不同。

2）脂类的生理功能

脂类是人体必需营养素之一，与蛋白质、糖类同为三大产能营养素，在供给人体能量方面起重要作用。脂类也是构成人体细胞的重要成分，如细胞膜、神经髓鞘膜都必须有脂类参与构成，脂类主要生理功能如下：

（1）供给能量

合理膳食的总能量一般有 20%～30% 由脂肪提供。人体储存的脂肪常处于分解（供能）与合成（储能）的动态平衡中。哺乳类动物一般含有两种脂肪组织，一是储存脂肪较多的白色脂肪组织，一是线粒体、细胞色素较多的褐色脂肪组织，后者较前者更易分解供能。初生婴儿上躯干和颈部褐色脂肪组织含量较多，故呈褐色。婴儿体表面积与体脂的比值较高，体温散失较快，褐色脂肪组织可及时分解生热以补偿体温的散失。体脂逐渐增加后，白色脂肪组织随之增多。1 g脂肪在体内氧化可产能37.56 kJ，相当于9 kcal的能量。

（2）构成身体成分

正常人群体内的脂类约占体重的14%～19%，肥胖人群约为32%，过胖人群可达60%左右。绝大部分脂类以甘油三酯形式储存于脂肪组织内。脂肪组织所含的脂肪细胞，多分布于腹腔、皮下、肌纤维间，这一部分脂肪常称为储存脂肪，因受营养状况和机体活动的影响而增减，故又称为可变脂。储存脂肪在正常体温下一般多为液态或半液态，皮下脂肪因不饱和脂肪酸含量较多，故熔点低、流动度大，在较低的体表温度下仍能保持液态，有利于机体进行各种代谢。机体深处储存脂肪的熔点较高，因此常处于半固体状态，这有利于保护内脏器官，防止体温丧失。类脂约占总脂的5%，包括磷脂和固醇类物质，是人体组织的组成成分，类脂比较稳定，不易受营养和机体活动状况的影响，故称为定脂。定脂的组成因所在组织不同而存在差异。

人体脂类的分布受年龄和性别的影响较为显著。例如，中枢神经系统的脂类含量，从胚胎时期到成年时期可增加一倍以上；女性的皮下脂类高于男性，而男性皮肤的总胆固醇含量则高于女性……

脂类，特别是磷脂和胆固醇，是生物膜的重要组成成分。生物膜按质量计，一般含有约20%的蛋白质，50%～70%的磷脂，20%～30%的胆固醇，甚少含有或几乎不含有糖脂和甘油三酯。由于功能不同，不同的膜的脂类含量也有显著差异。磷脂中的不饱和脂肪酸与膜的流动性相关，饱和脂肪酸和胆固醇则与膜的坚性相关。生物膜的结构和功能与所含脂类成分有密切关系，膜上许多酶蛋白均因与脂类结合而存在并发挥作用。

（3）供给必需脂肪酸

必需脂肪酸是磷脂的重要成分，而磷脂又是细胞膜的主要结构成分，因此必需氨基酸与细胞的结构和功能密切相关，如亚油酸是合成前列腺素的前体，前列腺素在体内有多种生理功能；必需脂肪酸与胆固醇代谢关系密切等。必需脂肪酸缺乏，将导致生长迟缓、生殖障碍、皮肤受损（皮疹）等症状，还会诱发肝脏、肾脏、神经和视觉等方面的多种疾病。

此外，脂肪还提供脂溶性维生素并促进脂溶性维生素的吸收；提高蛋白质的利用效率；增加膳食的风味和饱腹感；参与某些内分泌激素的构成……

3）膳食参考摄入量及食物来源

我国成人每日的脂肪摄入量应占总热量的20%～30%，即每日摄入50～60 g。除食用油脂脂肪含量约100%外，脂肪含量丰富的食品有动物性食物和坚果类。动物性食物以畜肉类脂肪含量最丰富，且多为饱和脂肪酸：猪肉脂肪含量在30%～90%，仅腿肉和瘦肉脂肪含量在10%左右；牛、羊肉脂肪含量比猪肉低很多，如瘦牛肉脂肪含量仅为2%～5%，瘦羊肉多为2%～4%。动物内脏除大肠外脂肪含量一般较低，而蛋白质的含量较高。禽肉脂肪含量一般较低，多数在10%以下，但填鸭和肉鸡除外，其脂肪含量分别为38.4%和35.4%。鱼肉脂肪含量基本在10%以下，多数在5%左右，且其不饱和脂肪酸含量多，适宜老年人食用。蛋类中蛋黄脂肪含量最高，约有30%，但全蛋脂肪仅有10%左右，其组成以单不饱和脂肪酸为多。

除动物性食物外，植物性食物中以坚果类（如花生、核桃、瓜子、榛子、葵花子等）脂肪含量较高，最高可达 50% 以上，其脂肪组成多以亚油酸为主，是多不饱和脂肪酸的重要来源。

2.3.3 糖类

糖类是主要由碳、氢、氧 3 种元素组成的一大类化合物的统称，其中氢和氧的比例为 2∶1，与水相同，故也称为碳水化合物。糖类是自然界中最丰富的有机物质，是人类最主要和最经济的热能来源，约提供人体每日所需总热量的 60% ～ 70%，主要包括米、面及其制品。

1）糖类的分类

糖类按照分子结构和组成的不同，可以分为单糖、双糖和多糖三大类。

（1）单糖

单糖是最简单的糖，通常条件下不能直接水解为更小分子的糖。单糖具有醛基或酮基，有醛基者称为醛糖，有酮基者称为酮糖。常见单糖有：

①葡萄糖。葡萄糖不仅是最常见的单糖，也是自然界分布最广的有机物，在血液、脑脊液、淋巴液、水果、蜂蜜以及多种植物液中都以游离形式存在。葡萄糖对人体非常重要，人体血糖就是葡萄糖，在体内氧化可释放能量供机体利用。

②半乳糖。半乳糖是乳糖、蜜二糖、水苏糖、棉籽糖等化合物的组成成分之一。在人体中几乎全部以结合形式存在。双糖类的乳糖经消化后，一半转变为半乳糖，另一半转变为葡萄糖。

③果糖。果糖通常与蔗糖共存于水果汁中，蜂蜜中含量最多，苹果和番茄中含量也较多。若以蔗糖甜度为 100，果糖的相对甜度可达 110，是所有天然糖类中甜度最高的。

④核糖。核糖可以由机体合成，不一定要从食物中获得，是人体遗传物质 DNA（脱氧核糖核酸）的组成成分之一。

（2）双糖

双糖是由两个相同或不相同的单糖分子上的羟基脱水而生成的糖苷，属低聚糖。自然界中最常见的双糖是蔗糖、乳糖和麦芽糖。

①蔗糖。常见的白糖、砂糖或红糖都是蔗糖。蔗糖由一分子葡萄糖与一分子果糖缩合而成。蔗糖几乎普遍存在于植物的根、茎、叶、花、种子及果实中，甘蔗、甜菜中含量尤为丰富。纯净蔗糖为白色晶体，易溶于水，熔点为 185 ～ 186 ℃。蔗糖加热至 200 ℃时变成焦糖（俗称糖色），烹调中红烧类菜肴的酱红色，就是利用这一性质着色而成。

②乳糖。乳糖由一分子葡萄糖与一分子半乳糖缩合而成。乳糖只存在于各种哺乳动物的乳汁中，浓度约为 5%。人体消化液中的乳糖酶可将乳糖水解为相应单糖。不同乳汁中的乳糖含量不同，人乳含 7.5% ～ 8.5%，羊乳含 4.5% ～ 5%，牛乳含 4% ～ 6%。乳糖在肠道中吸收较慢，有助于乳酸菌的生长繁殖，乳酸菌可对抗腐败菌的生长和繁殖，从而防止婴儿的某些肠道疾病。乳糖在乳酸菌的作用下，可分解为乳酸，利用这个原理可制造酸牛奶、酸奶酪。

③麦芽糖。麦芽糖由两分子葡萄糖缩合而成，发芽的谷粒特别是麦芽中含量很高。麦芽

糖是淀粉和糖原的结构成分。淀粉类食品（如米、面等）在口腔中会产生甜味，就是因为唾液淀粉酶将淀粉水解为麦芽糖。制作烤鸭、烧饼等食品时常用的饴糖，主要成分就是麦芽糖，饴糖同时也是糕点、面包的配方原料和烹饪的常用原料。饴糖在加热时随温度的升高可产生浅黄、红黄、酱红、焦黑等不同的色泽，利用这一点可以制作出风味各异、色彩丰富的食物。

（3）多糖

多糖是由10个及以上单糖分子脱水缩合并借糖苷键彼此连接而成的高分子聚合物。多糖在性质上与单糖和双糖不同，一般不溶于水，无甜味，不形成结晶，无还原性。多糖类中的淀粉、糖原、纤维素在营养学上有重要作用。其中，淀粉和糖原能被人体消化和吸收，而纤维素不能被人体消化和吸收。

①淀粉。淀粉存在于谷类、根茎类等植物中，是中国和其他亚洲地区居民的主要能量来源。谷类、豆类以及马铃薯、红薯、芋头、山药等块茎类的植物性食物中淀粉含量都很丰富，谷类淀粉含量为70%～80%，干豆类为50%～60%，红薯为23%～24%。淀粉由葡萄糖聚合而成，因聚合方式不同分为直链淀粉和支链淀粉。其中，直链淀粉可溶于热水；支链淀粉不溶于热水，在热水中会膨胀。淀粉经改性处理后可以获得各种各样的变性淀粉，用途很广。淀粉无甜味，不溶于冷水，但同水加热至沸腾时能形成糊浆，这种现象称为糊化作用。糊化后的淀粉有黏性，受冷会产生凝胶作用，副食加工中粉条、粉丝、粉皮的制作以及糕点上的烫面利用的就是淀粉的这一特性。

淀粉在酶的作用下，可依次分解为糊精、麦芽糖和葡萄糖，最后以葡萄糖的形式被机体吸收利用。烤饼干、面包和馒头表面的棕黄色硬壳以及熬米粥时表面黏性膜层都是淀粉在高温作用下分解成的糊精。糊精在肠道中有利于嗜酸杆菌的生长，可以减轻肠内细菌的腐化作用，所以烤黄的干馒头片可缓解小儿腹泻症状。

②糖原。糖原由许多葡萄糖组成，几乎只存在于动物组织，因糖原结构与支链淀粉相似，故又称动物淀粉。糖原在肝脏和肌肉中合成并贮存，分别称为肝糖原和肌糖原。肝糖原对维持人体血糖浓度的稳定具有重要作用；肌糖原的作用主要是在肌肉高强度和持续运动时供给能量。人体内的肝糖原和肌糖原贮存量有限，不能作为人体能量的主要来源。人体内贮存的糖原不多，肌糖原约245 g，肝糖原约108 g，其他组织糖原约17 g，总量约370 g，提供的热量只占全天需要量的60%。因此，人体每日都要摄入充足的糖类，从而避免机体消耗体内储备的脂肪和蛋白质来供给能量。

③纤维素。纤维素在植物界无处不在，是各种植物细胞壁的主要成分，是最复杂的一类多糖。人体缺乏能水解纤维素的酶，所以纤维素不能被人体消化吸收，但纤维素可刺激和促进胃肠道的蠕动，有利于其他食物的消化吸收及粪便的排泄。纤维素广泛存在于谷类、豆类和种子的外皮（如米糠、麦麸和干豆皮等）以及蔬菜的茎、叶、果实还有海藻和水果之中。植物纤维素统称为膳食纤维或食物纤维。

2）糖类的生理功能

糖类是生命细胞结构的主要成分及主要供能物质，对机体具有多方面的生理功能。

（1）供给和储存能量

膳食中的糖类是人类获取能量最经济和最主要的来源。每克葡萄糖在体内氧化可以产生能量 16.7 kJ（4 kcal）。人体维持健康所需要的能量中，55% ～ 65% 由糖类提供。糖原是肌肉和肝脏糖类的储存形式，一旦机体需要，糖原将分解为葡萄糖从而提供能量。糖类在体内释能、供能较快，是神经系统和心肌的主要能源，也是肌肉活动时的主要燃料，对维持神经系统和心脏的正常功能以及增强耐力、提高工作效率具有重要意义。

（2）构成组织及重要生命物质

糖类是构成机体组织的重要物质，并参与细胞的组成和多种活动。每个细胞都有糖类，其含量为 2% ～ 10%，主要以糖脂、糖蛋白和蛋白多糖的形式存在。核糖核酸和脱氧核糖核酸这两种重要生命物质均含有核糖。一些具有重要生理功能的物质（如抗体、酶和激素等）的组成也需糖类参与。

（3）蛋白质节约作用

机体需要的能量，主要由糖类提供，当糖类摄入不足时，机体为了满足自身的能量需要，会通过糖原异生作用动用蛋白质产生葡萄糖；而当糖类摄入量足够时，机体不需要动用蛋白质来供能，即糖类具有节约蛋白质的作用。

（4）抗生酮作用

脂肪酸分解产生的乙酰基需要与草酰乙酸结合进入三羧酸循环，最终被彻底氧化和分解从而产生能量。当糖类摄入不足时，草酰乙酸供应量相应减少，同时体内脂肪或食物脂肪加速分解为脂肪酸从而供应能量。这一代谢过程中，由于草酰乙酸不足，脂肪酸不能彻底氧化，将产生过多的酮体，酮体在体内蓄积会产生酮血症和酮尿症。摄入充足的糖类可以防止上述现象的发生，这称为糖类的抗生酮作用。

（5）解毒作用

糖类摄入足量时，人体肝糖原贮存充足，有利于肝素的合成，从而增强肝脏的功能和合成肝素的能力。肝素能和四氯化碳、酒精、砷、酚、重金属等结合使之失去毒性，对各种细菌感染所引起的毒血症也有较强的解毒作用。肝糖原越充足，肝脏的解毒功能越能正常发挥。

（6）增强肠道功能

非淀粉多糖类如纤维素、果胶、抗性淀粉和功能性低聚糖等，虽不能在小肠消化吸收，但可以刺激肠道蠕动，促进食物在结肠内的发酵，发酵产生的短链脂肪酸和肠道菌群增殖，有助于正常消化和增加排便量。

3）膳食参考摄入量及食物来源

一般认为，正常成年人每日糖类需要量为 350 g 左右，约为 400 g 粮食。膳食纤维的推荐摄入量为每日 25 ～ 35 g。

糖类的食物来源主要是粮谷类和薯类。粮谷类食物糖类含量一般为 60% ～ 80%，薯类为 15% ～ 29%，豆类为 40% ～ 60%。单糖和双糖的主要来源是蔗糖、糖果、甜食、糕点、甜味水果、含糖饮料和蜂蜜等食物。乳糖只存在于乳类及乳制品中，是婴儿摄入糖类的重要来源。

2.3.4　能量

新陈代谢是一切生命活动的基本特征。人体在生命活动过程中不断从外界环境中摄取食物，获得人体必需的营养物质，其中可以供能的糖类、脂类和蛋白质，称为三大营养素。三大营养素经消化转变成可吸收的小分子物质从而进入血液。这些小分子物质一方面经过合成代谢构成机体组成成分或更新衰老的组织；另一方面经过分解代谢释放出所蕴藏的化学能。这些化学能经过转化将成为生命活动过程中各种能量的来源。与机体物质代谢过程相伴的能量释放、转移和利用构成整个能量代谢过程，是生命活动的基本特征之一。

1）能量单位

"能"在自然界有多种形式，如太阳能、化学能、机械能、电能，不同形式的能量可以相互转换。能量计量单位很多，营养学领域常用的有焦耳（J）、卡（cal）和大卡（kcal）。

1 kcal 指使 1 kg 纯水的温度由 15 ℃上升到 16 ℃所需要的能量。1 J 是指用 1 N 的力把 1 kg 物体移动 1 m 所需要的能量。两种能量单位的换算如下：

$$1 \text{ kcal} = 4.184 \text{ kJ}$$
$$1 \text{ kJ} = 0.239 \text{ kcal}$$

2）能量来源

人体生命活动的过程中需要能量，如物质代谢的合成和分解反应、心脏跳动、肌肉收缩、腺体分泌等。人类通过摄取食物获得所需的能量。糖类、脂类和蛋白质经体内代谢可释放能量，三者统称为产能营养素或能源物质。

3）热能系数

人体所需要的能量来源于动物性和植物性食物中的糖类、脂类和蛋白质三种产能营养素。每克产能营养素在体内氧化所产生的热能的数量称为热能系数或生理卡价。

物质完全燃烧时所释放出的热，称为燃烧热。食物可在动物体内氧化，也可在动物体外燃烧。体外燃烧和体内氧化的化学本质一致，糖类和脂肪在体内氧化和在体外燃烧所释放的热能数量基本相同，每克糖类平均放热 17.15 kJ（4.1 kcal），每克脂肪平均放热 39.54 kJ（9.45 kcal）；而每克蛋白质在体外燃烧时放热 123.64 kJ（5.65 kcal），在体内氧化时放热 18.2 kJ（4.35 kcal）。

另外，食物中的营养素在消化道内的吸收率并非 100%。一般混合膳食中各营养素的吸收率为糖类 98%、脂肪 95%、蛋白质 92%。所以，3 种产能营养素在体内氧化实际产生的能量为：

$$1 \text{ g 糖类：} 17.15 \text{ kJ} \times 98\% = 16.81 \text{ kJ}（4.0 \text{ kcal}）$$
$$1 \text{ g 脂肪：} 39.54 \text{ kJ} \times 95\% = 37.56 \text{ kJ}（9.0 \text{ kcal}）$$
$$1 \text{ g 蛋白质：} 18.2 \text{ kJ} \times 92\% = 16.74 \text{ kJ}（4.0 \text{ kcal}）$$

4）能量来源分配

三类产能营养素在体内都有特殊的生理功能并且相互影响，如糖类与脂肪可以相互转化且都对蛋白质有节约作用。因此，三者在总能量供给中应有一个恰当的比例。根据中国的饮食特点，成人由糖类供给的能量以占总能量的 55% ~ 65% 为宜，脂肪占 20% ~ 30% 为宜，蛋白质占 10% ~ 15% 为宜。年龄越小，蛋白质及脂肪供能所占的比例越应增加。成人脂肪摄入量一般不宜超过总能量的 30%。

5）能量消耗

成年人每日的能量消耗主要用于维持基础代谢、体力活动和食物生热效应；妊娠期妇女还需供给子宫、乳房、胎盘、胎儿的生长及维持体脂储备；哺乳期妇女还需要合成乳汁；儿童、青少年需额外满足生长发育的能量需要；创伤病人康复期间也需要额外的能量消耗。

（1）基础代谢

基础代谢指人体维持生命的所有器官需要的最低能量总和。测定者在清晨且极端安静的状态下，不受精神紧张、肌肉活动、食物和环境温度等因素影响时测量出的能量代谢即是基础代谢。而单位时间内的基础代谢，称为基础代谢率（BMR），一般以每小时所需要的能量为指标。基础代谢的测量一般在清晨未进餐前进行，距离前一次进餐 12 ～ 14 h，且测量前的最后一次进餐不要吃得太饱，膳食中的脂肪量也不要太多，排除食物热效应作用的影响；测量前不应劳累疲惫，而且必须静卧 0.5 h 以上，测量时平卧，全身肌肉放松，排除肌肉活动的影响；测量时室温应在 20 ～ 25 ℃，排除环境温度的影响。

（2）体力活动

除了基础代谢外，体力活动是人体能量消耗的主要因素。生理情况相近的人，基础代谢消耗的能量是相近的，而体力活动情况却相差很大。机体任何活动都可提高代谢率，人在运动或劳动时耗氧量显著增加。人体运动或劳动时肌肉消耗能量，能量来自营养物质的氧化，这必然导致机体耗氧增加。机体耗氧量的多少与肌肉活动强度的大小呈正相关。人体运动时耗氧量最多可达到静息时的 10 ～ 20 倍。人体各种体力活动消耗的能量占人体总能量消耗的 15% ～ 30%。

影响体力活动能量消耗的因素有：①肌肉越发达，能量消耗越多；②体重越重，能量消耗越多；③劳动强度越大、持续时间越长，能量消耗越多；④活动消耗与活动的熟练程度有关。

其中劳动强度和持续时间是主要影响因素，而劳动强度主要涉及劳动时牵动肌肉的多少和负荷的大小。

（3）食物热效应

食物热效应指进食引起的能量消耗增加的现象，旧称食物的特殊动力作用。例如，进食糖类可使能量消耗增加基础代谢 5% ～ 6%，进食脂肪增加 4% ～ 5%，进食蛋白质增加 30% ～ 40%。一般混合膳食约增加基础代谢的 10%。食物热效应对人体是一种损耗。当摄入只够维持基础代谢的食物后，人体消耗的能量多于摄入的能量，外散的热多于食物摄入的热，这部分损耗将消耗体内的营养贮备。因此，为了保存体内的营养贮备，人们进食时必须考虑食物热效应额外消耗的能量，使摄入的能量与消耗的能量总体平衡。

（4）生长发育及影响能量消耗的其他因素

处在生长发育过程中的儿童，其一天的能量消耗还应包括生长发育所需要的能量。妊娠期的妇女，间接地承担并提供胎儿迅速发育所需的能量，此外，妊娠期妇女器官及生殖系统的进一步发育需要额外的能量。

除上述影响基础代谢的几种因素外，机体能量消耗还受情绪和精神状态影响。例如，精神紧张可使大脑的活动加剧，能量代谢增加 3% ～ 4%。

6）热能的食物来源及供给量标准

人体的食物能量来源是糖类、脂类和蛋白质。这 3 类营养素普遍存在于各种食物中。粮谷类和薯类食物糖类含量较多，是膳食能量最经济的来源；油料作物富含脂肪；动物性食物一般比植物性食物含有更多的脂肪和蛋白质，但大豆和坚果类的油脂和蛋白质含量非常丰富；蔬菜和水果所含能量一般较少。合理膳食中，三种营养素应有适当的摄入比例，根据中国居民的饮食习惯，成人由糖类供给的能量以占总能量的 55%～65% 为宜，脂肪占 20%～30% 为宜，蛋白质占 10%～15% 为宜。

不同的种类、劳动强度、年龄、性别、生理特点等，使人体的热能消耗不同。成年人热能摄入量与消耗量保持平衡时，体重一般可维持相对稳定，能够保证人体健康和正常活动。

人体每天摄入的食物产生的热量无法满足人体需要，或者长期处于饥饿状态时，体内储存的糖逐渐消耗，脂肪也被氧化供能，蛋白质随之消耗一部分，人体会出现负氮平衡，各种生理功能受到严重影响甚至失调，导致疾病。此外，成年人（特别是 40 岁以上者）摄入的食物的热量超过了需要量，多余的营养素会在体内转化为脂肪储存起来，长期如此，将导致肥胖。

根据世界卫生组织（WHO）的建议，我们可以用身体质量指数（BMI）来判断身体是否肥胖，见表 2.5。BMI 是指 20 岁以上的人相对于身高的平均体重，计算公式为：

$$BMI = \frac{体重（kg）}{身高^2（m^2）}$$

表 2.5 BMI 范围与判断结果

BMI 范围	判断结果	BMI 范围	判断结果
< 16	重度营养缺乏	25.0～29.9	体重超重
16.0～16.9	中度营养缺乏	30.0～34.9	轻度肥胖
17.0～18.49	轻度营养缺乏	35～39.9	中度肥胖
18.5～24.9	正常	> 40.0	重度肥胖

注：① BMI 不能判断体内脂肪总量和所在位置。

② BMI 不适用于特殊情况，如运动员因肌肉发达，BMI 偏高；妊娠期和哺乳期妇女体重增加是正常现象；65 岁以上的老人因年龄的增长，身高会降低；等等。

③亚洲标准中正常范围 BMI 的上限比欧美标准低 2 个指数，即 BMI 在 18.5～22.9 时为亚洲标准正常水平，大于 23 时为超重，以此类推。

此外，人体标准体重也是常用的判断依据，其计算公式为：

$$标准体重（kg）= 身高（cm）- 105$$

实际体重占标准体重相差 10% 以内，属于正常范围。超过标准体重 10% 为偏重，超过 20% 属于肥胖，低于标准体重 20% 属于消瘦。肥胖易引起动脉血管粥样硬化、冠心病等多种疾病，影响人的正常生活。肥胖者应进行体育活动，增加热能的消耗，保持身体健康。

2.3.5　无机盐

人体内的元素有 50 多种，除碳、氢、氧、氮主要以有机物形式存在外，其余元素均为无机盐或称矿物质。人体中含量大于体重 0.01% 的元素，称为常量元素，有钙、磷、钾、钠、硫、氯、镁 7 种，常量元素占人体无机盐总量的 60% ～ 80%。其他元素在人体内含量极少，总量不超过体重的 0.01%，称为微量元素，如铁、锌、碘、铜、氟等。

表 2.6　几种人体需要的元素

元素名称	生理功能	缺乏症	推荐摄入量	食物来源
锌	参与蛋白质、脂肪、糖类、核酸的代谢,促进青少年生长发育,增强免疫功能	生长发育迟缓、性机能减退、伤口不易愈合、味觉功能减退等	成人 7.5~12.5 mg/d	动物性食品、谷类和豆类等
			妊娠期和哺乳期妇女 9.5~12 mg/d	
硒	具有抗氧化作用,可以保护心血管和心脏肌肉健康	心脏肌肉坏死、心脏衰竭,地方性克山病等	成人 60 μg/d	谷类和海产食品,肝、肾及肉类等
氟	牙齿和骨骼的重要成分,可预防龋齿	儿童龋齿发病率增高、成人骨质疏松症等	成人 1.5 mg/d	饮用水等
钠	维持神经肌肉兴奋性和细胞内外水平衡等	疲劳无力等	成人 1 500 mg/d	食盐、酱油、腌制品等
铜	各种含铜金属酶、含铜蛋白质的成分,可以催化血红蛋白的形成	贫血、中性粒细胞减少、生长迟缓、情绪容易激动等	成人 0.8 mg/d	谷类、豆类、坚果类、肉类和蔬菜等
			儿童、妊娠期和哺乳期妇女适当增加	

1）常量元素

（1）钙

钙是构成人体的重要组分，正常人体内含有 1 000 ～ 1 200 g 的钙。其中 99.3% 集中于骨、齿组织，0.1% 的钙存在于细胞外液，全身软组织中的含钙量为 0.6% ～ 0.9%，大部分被隔绝在细胞内的钙储存小囊内。

骨骼和牙齿中的钙以矿物质形式存在；软组织和体液中的钙以游离或结合形式存在，这部分钙统称为混溶钙池。机体内的钙，一方面构成骨骼和牙齿，另一方面参与各种生理功能和代谢过程。

①生理功能与缺乏。

钙是构成骨骼的重要成分，骨骼中的钙占体重的 25% 和总灰分的 40%，钙对骨骼的正常生长发育和维持骨健康起着至关重要的作用。

人体 20 岁前为骨的主要生长阶段，其后十余年骨质继续增加，在 35 ～ 40 岁时，人体单位体积内的骨质达到顶峰，称为峰值骨度，此后骨质逐渐丢失。妇女绝经以后，骨质丢失速度加快，骨度（质）降低到一定程度时，不能保持骨骼结构的完整，甚至压缩变形，在很小外力下即可发生骨折，称为骨质疏松症。

钙能维持神经肌肉的正常兴奋和心跳规律，血钙增高可抑制神经肌肉的兴奋，血钙降低会引起神经肌肉兴奋增强，产生抽搐。除此之外，钙对体内多种酶有激活作用，还能参与血凝过程和抑制毒物的吸收。

牙齿的结构中，牙本质是牙的主体，化学组成类似骨，但组织结构和骨差别很大，牙本质没有细胞、血管和神经，因此牙齿中的矿物质没有更新转换过程。

我国现有膳食结构的营养调查表明，居民钙摄入量普遍偏低，仅有推荐摄入量的50%左右。因此，钙缺乏症是较常见的营养性疾病，主要表现为骨骼的病变，即儿童时期的佝偻病和成年人的骨质疏松症。

②钙的吸收与钙缺乏的预防措施。钙是人体内含量最多的无机盐，但也是人体最容易缺乏的无机盐。从营养学的角度看，人体缺钙的原因，一是膳食中缺乏富含钙的食物，二是机体在特殊生理阶段对钙的需要量增加，三是膳食或机体中存在影响钙吸收的因素。

促进钙离子吸收的因素有以下几种：

A. 维生素D。维生素D是一种脂溶性维生素，主要功能是促进钙的吸收。

B. 乳糖及氨基酸。乳糖及氨基酸能与钙结合，形成可溶性钙盐，促进钙的吸收。

C. 食物呈酸性环境。酸性环境可使钙保持在溶解状态，促进钙的吸收。

干扰钙离子吸收的因素有以下几种：

A. 膳食纤维。膳食纤维本身不能被人体消化、吸收，若钙离子与之结合，或膳食纤维包裹着钙离子，会阻止钙离子与消化液和肠黏膜接触，从而影响吸收。

B. 草酸、植酸。草酸和植酸接触到钙，会形成不溶性钙盐，降低食物中钙的吸收率。草酸和植酸存在于植物性食物中，比如菠菜、苋菜、竹笋等。

C. 脂肪消化吸收不良。脂肪在肠道中的含量增加，会引起脂肪泻，或与钙离子结合成不溶性钙盐。脂肪泻会引起脂溶性维生素D的损失，进一步增加钙离子吸收的难度。

为了预防钙的缺乏，可以调整膳食结构，增加膳食中钙的供给，提高膳食中钙的消化吸收率。

第一，选择钙离子含量丰富，并易被人体消化吸收的食物。天然食物中，乳类和乳制品是钙含量最丰富、消化吸收率最高的食物。许多动物性食物特别是水产品中钙的含量都比较高，如鱼类、小虾，各种家禽、家畜的带骨肉也含有较丰富的钙。此外，大豆含钙也比较丰富，特别是豆制品，在加工的过程中除去了部分植酸和膳食纤维，使钙的吸收率明显提高。

第二，采用合理的烹调加工方法，增加食物中钙的吸收率。烹调菠菜、茭白、冬笋等含草酸较多的蔬菜前，可用开水先焯一下，部分草酸会溶解在水中，增加钙的吸收率。小虾皮和小鱼的骨骼里含有较多的钙，炸酥后连皮带骨一起食用，可以补钙。煮骨头汤或煨鱼汤时加点醋，可以使钙离子从骨头中游离出来，便于吸收。采用糖、醋的烹调手法可使钙离子在酸性条件下溶解到汤液中，便于吸收。

③膳食参考摄入量及食物来源。

每日膳食中钙的推荐供给量为：成年男女800 mg、妊娠期（尤其28周以后）和哺乳期妇女为1 500 mg。

乳类和乳制品含钙量丰富、吸收率高，是钙的重要来源。另外，豆类、硬果类，可连骨吃的小鱼小虾及一些绿色蔬菜也是钙的较好来源。

表 2.7 每 100 g 常见食物中的钙含量

食物名称	含量 /mg	食物名称	含量 /mg	食物名称	含量 /mg
牛奶	104	豌豆(干)	67	蚌肉	190
干酪	799	花生仁	284	大豆	191
蛋黄	112	荠菜	294	豆腐	164
大米	13	苜蓿	713	黑豆	224
标准粉	31	油菜	108	青豆	200
猪肉(瘦)	6	海带(干)	348	雪里蕻	230
牛肉(瘦)	9	紫菜	264	苋菜	178
羊肉(瘦)	9	木耳	247	大白菜	45
鸡肉	9	虾皮	991	枣	80

（2）磷

正常人体内含磷 600 ～ 900 g，约占人体重量的 1%，除钙外，磷是人体内含量最多的无机盐。人体内 85% ～ 90% 的磷以不溶性磷酸钙晶体的形式出现，其余分布于全身各组织（尤其是肌肉组织）及体液中。

①生理功能。

A. 构成骨骼和牙齿。磷在骨及牙齿中的存在形式主要是无机磷酸盐，主要成分是羟磷灰石，具有构成机体支架和承担负重的作用，并作为磷的储存库，其重要性与骨、牙齿中的钙盐相同。

B. 组成生命的重要物质。磷是核酸、磷蛋白、磷脂、环腺苷酸和多种酶的组成成分。

C. 参与能量代谢。高能磷酸化合物如三磷酸腺苷及磷酸肌酸等是能量载体，作为能源物质在细胞内能量的转换、代谢以及生命活动中起重要作用。

D. 参与酸碱平衡的调节。磷酸盐参与组成酸碱缓冲体系，维持体内的酸碱平衡。

②吸收与利用。磷的代谢过程与钙相似。人体内磷的平衡取决于体内、体外环境间磷的交换，即磷的摄入、吸收和排泄三者间的相对平衡。

磷的吸收部位在小肠，其中以十二指肠及空肠部位吸收最快，在回肠中吸收较差。维生素 D 和植酸影响磷的吸收。足量的维生素 D 可以促进磷的吸收，当维生素 D 缺乏时，血液中的无机磷酸盐浓度下降，所以佝偻病患者往往血钙正常，而血清磷含量低。谷类中植酸磷的人体利用率很低，谷粒用热水浸泡、面食经过发酵可降低植酸的浓度，提高磷的吸收率。

③膳食参考摄入量及食物来源。食物中磷元素普遍存在、含量丰富，膳食原因很少引起营养性磷缺乏，故营养学很少研究磷的需要量，缺乏磷需要量的指标，仅与钙的需要量相联系，考虑钙、磷比值。人体对磷的需要量较钙更多，成年人一般每日需磷 1.3 ～ 1.5 g，儿童每日需磷 1.0 ～ 1.5 g，妊娠期和哺乳期妇女每日需磷 2.5 ～ 2.8 g。

无论动物性食物或植物性食物，都含有丰富的磷，磷与蛋白质并存，瘦肉、蛋、奶、动物肝肾、海带、紫菜、芝麻酱、花生、干豆类、坚果粗粮的含磷量都很丰富。但粮谷中的磷为植酸磷，若不经过加工处理，吸收利用率低。

2）微量元素

（1）铁

人体内含铁总量约为 4 ～ 5 g，有两种存在形式。一为"功能性铁"，是铁的主要存在形式，其中血红蛋白含铁量占总量的 60% ～ 75%，肌红蛋白占 3%，含铁酶类（细胞色素、细胞色素氧化酶、过氧化物酶与过氧化氢酶等）占 1%，功能性铁发挥着铁的功能作用，参与氧的转运和利用；一为"贮备铁"，以铁蛋白和含铁血黄素形式存在于血液、肝、脾与骨髓中，约占总量的 25% ～ 30%。在人体器官组织中，肝、脾含铁量最高，其次为肾、心、骨骼肌与脑。铁在人体内的含量因年龄、性别、营养状况和健康状况的不同存在很大的个体差异。

①生理功能。

铁是血红蛋白与肌红蛋白、细胞色素 a 以及一些呼吸酶的组成成分，参与体内氧与二氧化碳的转运、交换和组织呼吸过程。铁与红细胞的形成和成熟有关。缺铁时，新生红细胞中血红蛋白量不足，影响 DNA 的合成及巨幼红细胞的分裂增殖，使红细胞寿命缩短、自身溶血增加。铁影响人体免疫，许多能够杀菌的酶成分、淋巴细胞转化率、吞噬细胞移动抑制因子、中性粒细胞吞噬功能等，均与铁有关。感染时，过量的铁会促进细菌的生长，影响免疫。

②铁的吸收与利用。铁的吸收主要在小肠的上段，受多种因素的影响。一般认为动物性食品和植物性食品混合食用，可提高植物食品内铁的吸收率。

铁在食物中的存在形式有两种：一种是植物性食物中的非血红素铁，另一种是动物性食物中的血红素铁。非血红素铁在消化吸收过程中容易受到其他膳食因素的影响，消化吸收率比较低。食物中的草酸、植酸和磷酸等都会抑制非血红素铁的吸收。植物性食物中铁的消化吸收率一般不超过 5%。提高非血红素铁的消化吸收的方法是增加食物中维生素 C 的摄入量，当膳食中铁与维生素C 的比例达到 1:5 或 1:10 时，非血红素铁的消化吸收率可以提高 3 ～ 6 倍。植物性食物在烹调前焯水，可以除去部分草酸、植酸和磷酸，增加非血红素铁的消化和吸收。茶水中的鞣酸含量比较高，会干扰人体对铁的消化和吸收，因此不宜饮浓茶。非血红素含量高的植物性食物与动物肝脏、鱼肉、禽肉一起食用，非血红素铁的消化吸收率会明显增高。

人体对铁的利用非常高效，损耗很小，如红细胞衰老解体后释放的血红素铁可反复利用，人体每天实际利用的铁远远超出同一时期内食物供给的铁。

③铁缺乏及缺铁性贫血。人体缺铁时会引起生理功能和代谢功能的紊乱，缺铁性贫血是最常见的铁缺乏症。

缺铁性贫血的人由于血液中血红蛋白的含量不足，影响供氧，会导致工作效率降低，学习能力下降，出现如心慌、气短、头晕、眼花、精力不集中等症状。

缺铁性贫血是亚洲国家常见的营养性疾病之一，发病率相当高，特别是婴幼儿、学龄前儿童和生育期妇女，其中农村发病率高于城市，落后、偏远地区高于富裕地区。

④膳食参考摄入量及食物来源。铁的成人推荐摄入量为男性每天 15 mg，女性 20 mg。

铁广泛存在于各种食物中，但分布极不均衡，吸收率相差极大，一般动物性食物中铁的含量和吸收率较高，如动物肝脏、动物全血、畜禽肉类、鱼类。蔬菜的含铁量不高，油菜、苋菜、菠菜、韭菜等所含的铁利用率不高。

（2）碘

碘在人体的含量只有 25 ～ 50 mg，但具有非常重要的生理功能。

①生理功能。碘在体内主要参与甲状腺激素的合成，其生理作用通过甲状腺激素表现出来。

A. 参与能量代谢。碘在蛋白质、脂类与糖类的代谢中，促进氧化和氧化磷酸化过程；碘在心、肝、肾及骨骼肌中促进分解代谢、能量转换、增加耗氧量、加强产热作用；碘参与维持和调节体温，保持人体正常的新陈代谢和生命活动。

缺碘使甲状腺输出甲状腺激素受限，引起基础代谢率下降。反之，甲状腺功能亢进会使机体的能量转换率和热的释放量相对提高。

B. 促进代谢和体格生长发育。所有的哺乳类动物都依靠甲状腺素即需要碘维持细胞的分化与生长。发育期儿童的身高、体重、肌肉、骨骼的增长和性发育都必须有甲状腺激素的参与，此时期碘缺乏可致儿童生长发育受阻，侏儒症的一个最主要病因就是缺碘。

C. 促进神经系统发育。在脑发育阶段，神经元的迁移及分化，神经突起的分化和发育，尤其是树突、树突棘、触突、神经微管以及神经元联系的建立，髓鞘的形成和发育都需要甲状腺激素的参与。

D. 垂体激素作用。碘代谢与甲状腺激素的合成、释放及功能作用受垂体前叶促甲状腺激素的调节，促甲状腺激素的分泌受血浆甲状腺激素浓度的反馈影响。血浆中甲状腺激素增多，垂体即受到抑制，促使甲状腺激素减少分泌；当血浆中甲状腺激素减少时，垂体前叶促甲状腺激素分泌增多——这种反馈性的调节，对稳定甲状腺的功能、治疗碘缺乏病很有必要。由此可见，碘、甲状腺激素与中枢神经系统的关系是非常密切的。

②碘缺乏对人体的影响。妇女妊娠前及整个妊娠期缺碘或甲状腺激素缺乏均可导致胎儿脑蛋白合成障碍，使脑蛋白质含量减少，细胞体积缩小，脑重量减轻，直接影响胎儿智力发育。因此，地方性甲状腺肿严重的地区，也常发生以神经肌肉功能障碍为主要表现的克汀病。

胚胎期及婴儿期缺碘的儿童在改善缺碘状态后，只能防止缺碘对大脑进一步损害及防止碘缺乏病的发生，不能明显改善智力发育。缺碘对大脑神经的损害是不可逆的，胎儿期母体保证合理营养，特别是保证微量营养素的充分摄取，对胎儿和母体都是非常重要的。

体内缺碘，甲状腺素合成量减少，会引起脑垂体促甲状腺激素分泌增加，不断刺激甲状腺从而引起甲状腺肿大，民间叫"瘿瓜瓜"或"大脖子病"，伴随心慌、气短、头痛、眩晕等症状，劳动时症状更明显，严重时全身出现黏液性水肿。这种病还有明显的遗传倾向。

严重缺碘的妇女生育的婴儿，会发生呆小病，表现为患者生长迟缓，发育不全（如性器官发育停止等），智力低下，聋哑痴呆。

③膳食参考摄入量及食物来源。成人每日碘的推荐摄入量为 120 μg，可耐受最高摄入量为 600 μg。

碘的摄入主要通过食物，约占总摄入量的 80% ～ 90%，其次为饮水与食盐。食物碘含量的高低取决于各地区的生物地质化学状况。

海洋食品的含碘量很高，如海带、紫菜、鲜海鱼、蚶干、蛤干、干贝、淡菜、海参、海蜇、龙虾等，其中干海带含碘量可达 240 mg/kg；而远离海洋的内陆山区或不易被海风吹到的地区，土壤和空气中含碘量较少，这些地区的食物含碘量不高。

陆地食品的含碘量不一，动物性食品高于植物性食品，蛋、奶含碘量相对稍高（40～90 μg/kg），其次为肉类。植物含碘量是最低的，特别是水果和蔬菜。目前采用碘盐、碘油等措施，有效预防了缺碘性疾病的发生。

2.3.6 维生素

维生素是维持人体正常生命活动所必需的一类有机化合物。其含量虽然极微，但在机体的代谢、生长发育等过程中起重要作用。它们的化学结构与性质虽然各异，但有共同特点：第一，维生素均以化合物或可被机体利用的前体化合物（维生素原）的形式存在于天然食物中；第二，维生素非机体结构成分，不提供能量，但担负着特殊的代谢功能；第三，维生素一般不能在体内合成（维生素 D 例外）或合成量太少，必须由食物提供；第四，人体对维生素需求量不大，但绝不能缺少，否则会引起维生素缺乏病。

人类对维生素的认识是从维生素缺乏症开始的，因此许多维生素是以对应的缺乏症而命名的，如抗坏血酸、抗脚气病维生素等；现在可以通过检测食物中各种维生素的种类、结构和含量，并根据发现的先后顺序进行命名，如维生素 A、维生素 C、维生素 E 等；维生素也可以根据化学结构来命名，如硫胺素。

维生素根据其溶解性，可以分为水溶性维生素和脂溶性维生素两大类，见表 2.8。

表 2.8 水溶性维生素和脂溶性维生素

分 类	水溶性维生素	脂溶性维生素
代表	维生素 B 族、维生素 C、维生素 PP 等	维生素 A、维生素 D、维生素 E、维生素 K 等
溶解性	溶于水	溶于脂肪
代谢	通过尿液排出，效率高，大量摄入也不会中毒	每日摄入量过剩时体内存留有前体或前维生素
来源	必须每天由食物提供，一般无前体	不必每天都由食物供给，有前体
元素组成	含碳、氢、氧、氮、钴、硫等其他元素	仅含碳、氢、氧元素
作用	简单和复杂的器官都需要，缺乏症发展迅速	只有复杂的器官需要，经淋巴等吸收，缺乏症发展缓慢

1）维生素 A

维生素 A 即视黄醇，是一种脂溶性维生素，也称抗干眼病维生素。其在高温和碱性的环境中比较稳定，烹调和加工过程中一般不会被破坏。但是维生素 A 极易氧化，高温条件下的紫外线照射可以加快这种氧化破坏。因此，维生素 A 或含有维生素 A 的食物应在低温下避光保存，如能在保存的容器中充氮以隔绝氧气，则保存效果更好。食物中若含有磷脂、维生素 E、维生素 C 和其他抗氧化剂时，其中的视黄醇（维生素 A）和胡萝卜素（维生素 A 原）较为稳定。维生素 A 主要储存于动物的肝脏中，占总量的 90%～95%，少量储存于脂肪组织，植物性的食品中只含有胡萝卜素。

（1）生理功能

维生素A在人体的代谢功能中有非常重要的作用，维生素A摄入不足、膳食脂肪含量不足、患有慢性消化道疾病等，可导致维生素A缺乏症，影响很多生理功能甚至引起病理变化。

①维持皮肤黏膜层的完整性。维生素A对上皮细胞的细胞膜起稳定作用，维持上皮细胞的形态完整和功能健全。维生素A缺乏初期可见上皮组织的干燥。最早受影响的是眼睛的结膜和角膜，表现为结膜或角膜干燥、软化甚至穿孔，以及泪腺分泌减少。皮肤改变为毛囊角化，皮脂腺、汗腺萎缩。消化道表现为舌味蕾上皮角化，肠道黏膜分泌减少，食欲减退等。呼吸道表现为黏膜上皮萎缩、干燥，纤毛减少，抗病能力减退。同时，消化道和呼吸道感染性疾病的危险性提高，且感染常迁延不愈。泌尿系统和生殖系统的上皮细胞也同样改变，影响其功能。

②构成视觉细胞内的感光物质。视网膜上对暗光敏感的杆状细胞含有的感光物质视紫红质，由维生素A与视蛋白结合而成，具有感受弱光的作用，能使人在昏暗光线下视物。维生素A缺乏，会影响视紫红质的合成，引起夜盲症，人眼暗适应能力减弱，在黄昏或从明亮处走入暗处时，不能很快看清事物。但只要供给足量的维生素A，症状即可消失。

③促进生长发育和维护生殖功能。维生素A参与细胞的RNA、DNA的合成，对细胞的分化、组织更新有一定影响。维生素A参与软骨内成骨，缺乏时长骨形成和牙齿发育均受影响。维生素A缺乏还会导致男性睾丸萎缩，精子数量减少、活力下降；妊娠期妇女缺乏维生素A会影响胎盘发育。

④维持和促进免疫功能。维生素A对许多细胞功能活动的维持和促进作用，是通过其在细胞核内的特异性受体视黄酸受体实现的。其对基因的调控结果可以提高免疫细胞产生抗体的能力，改善细胞免疫的功能，促进T淋巴细胞产生某些淋巴因子。

（2）维生素A过多症

维生素A过多症，主要表现在肝脏、骨骼和皮肤。病人出现肝肿大、肝区疼痛、恶心、呕吐、食欲不振、黄疸等肝脏疾病的症状，容易被误诊为肝炎；骨骼由于缺钙，会出现骨痛症状；还会出现皮肤瘙痒、皮疹、脱发、指甲变脆易断等症状。

（3）膳食参考摄入量及食物来源

维生素A的推荐摄入量为$700 \sim 800 \ \mu gRE/d$。

我国膳食中维生素A的来源主要是胡萝卜素，为了避免维生素A和胡萝卜素在供给量中含混不清，膳食中营养素的供给量用视黄醇当量（RE）计，折算方法如下：

$$1 \ \mu g \ 视黄醇当量 =1 \ \mu g \ 视黄醇 =6 \ \mu g \ \beta - 胡萝卜素$$

维生素A在动物肝脏、奶油、牛奶以及禽蛋中的含量比较高，特别是动物肝脏，是人体维生素A的最佳来源；β-胡萝卜素主要存在于植物性食物中，如绿色蔬菜、黄色蔬菜和水果，含量比较丰富的有菠菜、苜蓿、豌豆苗、胡萝卜、青椒和韭菜等。β-胡萝卜素的消化吸收率不高，但脂肪能促进维生素A和β-胡萝卜素的消化和吸收，因此β-胡萝卜素含量丰富的植物性食物，与油或动物性食物一起烹调，可以提高吸收率。

2）维生素D

维生素D是一种比较特殊的脂溶性维生素，其他维生素主要来源于食物，而维生素D既来源于食物，也可由人体合成。人体皮肤含有7-脱氢胆固醇，经过阳光或紫外线照射，可以转化为维生素 D，因此维生素 D 也叫阳光维生素。

（1）生理功能

维生素 D 的生理功能主要表现在促进人体对钙的吸收。钙的吸收需要肠道中的"钙结合蛋白"与食物中的钙结合后，才能将钙转运到血液循环中，而维生素 D 可经促进肠道中"钙结合蛋白"的合成，增加钙的消化和吸收率。

维生素 D 还可以促进磷的吸收和利用，维持儿童和成人骨质钙化，促进儿童骨骼生长，保持牙齿正常发育。

（2）维生素 D 的缺乏症

婴幼儿维生素 D 缺乏可引起以钙、磷代谢障碍和骨样组织钙化障碍为特征的疾病，即佝偻病，严重者出现骨骼畸形，如方颅、鸡胸、漏斗胸、"O"型腿和"X"型腿等。

成人维生素 D 缺乏会使成熟骨矿化不全，出现骨质软化症，妊娠期、哺乳期妇女及老年人是高发群体，常见症状是骨痛、肌无力，活动时加剧，严重时骨骼脱钙引起骨质疏松，发生自发性或多发性骨折。

维生素 D 缺乏造成钙吸收率降低，如果影响血钙水平，还会引起肌肉抽搐。

（3）膳食参考摄入量及食物来源

维生素 D 既可由膳食提供，又可由人体合成，而合成量的多少受纬度、暴露面积、阳光照射时间、紫外线强度、皮肤颜色等因素影响。

维生素 D 的成人每天推荐摄入量为 10 μg，未成年人、妊娠期和哺乳期妇女以及 50 岁以上人群每天的参考摄入量为 15 μg。

维生素 D 在天然食物中含量并不丰富，植物性食物中蘑菇等蕈类、动物性食物中鱼肝和鱼油含量最高，其次在鸡蛋、牛肉、黄油和咸水鱼（如鲱鱼、鲑鱼、沙丁鱼）中含量相对较高，牛乳和人乳中的维生素 D 含量较低，蔬菜、谷物和水果中几乎不含维生素 D。

由于食物中的维生素 D 不足，许多国家均在常见的食物中额外补充维生素 D，如焙烤食品、乳类及乳制品、婴儿食品等，以预防维生素 D 缺乏引起的佝偻病和骨质软化症。

儿童和年轻人每周 2～3 次短时间的户外活动，接触的阳光可以满足维生素 D 合成的需要。

3）维生素 E

维生素 E 又名生育酚，或称抗不育维生素，是淡黄色的油状物，不溶于水而溶于有机溶剂。维生素 E 对氧敏感，易被氧化，易被碱和紫外线破坏，在无氧条件下对热稳定，脂肪氧化可引起维生素 E 的损失。

（1）生理功能

人体维生素 E 缺乏症多发生在早产儿、脂肪吸收不良的幼儿和成人以及囊状纤维症病人等群体中。维生素 E 具有以下生理功能：

①维生素 E 是人体内的一种强抗氧化剂和自由基清除剂。维生素 E 能防止自由基或氧化剂对细胞膜中多不饱和脂肪酸、富含巯基的蛋白质成分以及细胞骨架和核酸的损伤，从而维持细胞膜的正常脂质结构和生理功能。维生素 E 缺乏时，不饱和脂肪酸被氧化破坏，红细胞就会受到损害，易引起贫血。

②促进毛细血管增生，改善微循环，防止动脉粥样硬化和其他心血管疾病，预防血栓。

③临床上用于治疗习惯性流产和不育症。

④维生素 E 对内分泌有调节作用，缺乏维生素 E，将导致脑垂体和甲状腺功能低下。

⑤维生素 E 能增强肾上腺皮质功能，可治疗风湿。

⑥维生素 E 具有抗癌作用，能维持骨骼肌、平滑肌和心肌的结构和功能，长期缺乏维生素 E，会未老先衰。

（2）膳食参考摄入量及食物来源

维生素 E 的成人推荐摄入量为 14 mg/d，妊娠期和哺乳期妇女为 17 mg/d。

维生素 E 只能在植物中合成。植物的叶子和其他绿色部分均含有维生素 E。绿色植物中的维生素 E 含量高于黄色植物。维生素 E 主要存在于植物油中，麦胚油、豆油、棉籽油、玉米油、花生油和芝麻油是良好的来源；菠菜、莴苣叶、甘蓝等绿色蔬菜中含量也很丰富；畜类、鱼类动物的脂肪以及其他水果和蔬菜中含量比较少。

4）维生素 K

维生素 K 是一种脂溶性维生素，又称凝血维生素，其结晶耐热，在潮湿、富氧环境中稳定，但易被光和碱破坏。

（1）生理功能与缺乏

维生素 K 在医学上有"止血功臣"之称，常作为止血药使用。维生素 K 不仅是凝血酶原的主要成分，还能促使肝脏凝血酶的合成。一旦缺乏，将导致血中的凝血酶原含量降低，出血凝固时间延长；还会导致皮下肌肉和胃肠道出血。

（2）膳食参考摄入量及食物来源

维生素 K 暂无推荐摄入量，一般认为，成人每日需摄入 $20 \sim 100\,\mu g$，婴儿不得少于 $10\,\mu g$。

维生素 K 主要存在于绿色蔬菜中，如菠菜、苜蓿、白菜中含量最为丰富，肝脏、瘦肉中也含有维生素 K，它还可以由大肠内的细菌合成。

5）维生素 B_1

维生素 B_1 又称硫胺素，也叫抗脚气病维生素，在空气和酸性环境中较稳定，在中性和碱性环境中遇热容易破坏，因此在烹调食物时，碱性环境会造成维生素 B_1 的损失。食物的精加工也容易减少维生素 B_1 的含量，因此人体易缺乏维生素 B_1。

（1）生理功能

维生素 B_1 作为酶的组成部分，参与人体能量的代谢过程，可预防和治疗脚气病，保护乙酰胆碱免受破坏并促进其合成，有利于胃肠蠕动和消化腺分泌，还能促进生长发育，促进糖的代谢。

（2）维生素 B_1 缺乏症

维生素 B_1 缺乏症又称"脚气病"，主要表现在以下几个方面：

①情绪方面。维生素 B_1 缺乏的早期症状表现在情绪方面，主要有烦躁、健忘、精神不集中、多梦等，睡眠差，进一步发展为感觉功能的障碍，出现手指或脚趾的麻木，甚至有肌肉疼痛等表现。

②消化道方面。缺乏维生素 B_1，消化道会出现胃肠道蠕动减弱、消化液分泌减少、食欲不振、腹胀、便秘等现象。

③心脏功能受损。缺乏维生素 B_1 会使心脏的跳动节律和频率受影响，表现为心动过速或

过缓，心律不齐出现心慌、气喘。由于心脏不能正常工作，血液循环受影响，有些病人会出现下肢水肿，称为湿性脚气病，没有出现下肢水肿的称为干性脚气病。

（3）维生素 B_1 缺乏的原因及饮食纠正

维生素 B_1 主要存在于谷类食物的外皮部分，化学性质比较活泼，在酸性环境中稳定，在碱性环境中很容易失去生理功能，加热时被破坏的程度更大。

粮食加工得过精、过细是谷类食物中维生素 B_1 下降的主要原因。维生素 B_1 主要存在于谷类食物的胚芽部分，在精加工过程中，胚芽部分丢失得最多，加工的程度越高，维生素 B_1 的含量就越少。玉米、小米等杂粮中维生素 B_1 的含量本身较高，同时加工也不会过分精细，是维生素 B_1 的良好来源。

烹调加工方法不合理是维生素 B_1 含量下降的另一个原因。有些地区习惯在煮稀饭、煮豆时加碱增加黏度，但加碱和加热不利于维生素 B_1 的稳定；个别地区有吃生鱼片的习惯，有些鱼类的肉中含有一种能分解维生素 B_1 的酶，经常吃生鱼片，有可能导致维生素 B_1 缺乏症的发生。

（4）膳食参考摄入量及食物来源

维生素 B_1 每日推荐摄入量为成年男性 1.4 mg，女性 1.2 mg，妊娠期和哺乳期妇女 1.5 mg。

维生素 B_1 广泛存在于天然食物中，但含量随食物种类而异，且受收获、贮存、烹调、加工等条件影响。最为丰富的来源是瓜子、花生、大豆粉、瘦猪肉；其次为小麦粉、小米、玉米、大米等谷类食物；鱼类、蔬菜和水果中含量较少。

6）维生素 B_2

维生素 B_2 因色黄而含核糖，又称核黄素，溶于水而不溶于脂肪，在中性或酸性环境中比较稳定，在 100 ℃ 酸性溶液中仍能保存，但在碱性溶液中和在紫外线的照射下破坏较快。如果将牛奶放在白色玻璃瓶中贮藏，在日光下照射 2 小时，就会损失一半以上的维生素 B_2。

（1）生理功能

维生素 B_2 在人体中参与许多酶的组成，在葡萄糖、脂肪酸、氨基酸等营养素的代谢过程中，起着十分重要的作用。人体缺乏维生素 B_2 时，会使能量的代谢产生障碍，细胞不能从 ATP 中获得能量，人体的各种生理功能就会受到影响。

（2）维生素 B_2 缺乏症

维生素 B_2 缺乏症常与其他营养素缺乏症同时存在，当维生素 B_2 缺乏严重时，口腔、皮肤、眼睛等部位会出现病变。

口腔方面出现口角炎，口角乳白、开裂、渗血、结痂；出现唇炎，下唇微肿、脱屑及色素沉着；出现舌炎，舌部红斑、舌肿胀、舌两侧有齿痕、舌苔厚等；口腔黏膜出现炎症、溃疡等。

皮肤方面表现为脂溢性皮炎，常发生在脂肪分泌旺盛的鼻翼两侧、眉间、耳廓后处等。患处皮肤皮脂增多，轻度红斑，有脂状黄色鳞片。

眼睛方面出现视力模糊、怕光、流泪、视力减退、易疲劳等症状。

（3）膳食参考摄入量及食物来源

维生素 B_2 的推荐摄入量为成年男性 1.4 mg/d，女性 1.2 mg/d，妊娠期和哺乳期妇女 1.5 mg/d。

维生素 B_2 广泛存在于乳类、蛋类、肉类、动物内脏、谷类、蔬菜和水果等食物中。粮谷类的维生素 B_2 主要分布在谷皮和胚芽中，碾磨加工将丢失一部分，如精白米维生素 B_2 的存留率只有11%，小麦标准粉维生素 B_2 的存留率只有35%。因此，谷类加工不宜过于精细。绿叶蔬菜中维生素 B_2 含量较其他蔬菜高。

7) 维生素 B_6

维生素 B_6 是一组含氮化合物，主要以天然形式存在，包括吡哆醛、吡哆醇和吡哆胺。其易溶于水，耐热，对光敏感，碱性环境中易被破坏。

（1）生理功能

维生素 B_6 是体内多种酶的辅酶，如转氨酶、脱羧酶、消旋酶、脱氢酶等，可促进糖、脂肪和氨基酸的分解利用，也能促进肝糖原或肌糖原分解释放热能，有"主力维生素"之称。

维生素 B_6 可参加氨基酸的脱羧作用、氨基转移作用、色氨酸的合成和不饱和脂肪酸的代谢等生理过程。维生素 B_6 可促进维生素 B_{12}、铁、锌的吸收，可制止多余的维生素 C 转化为草酸，预防肾结石。临床上可以用维生素 B_6 治疗婴儿惊厥和妊娠呕吐，还可以用来治疗小细胞型低血色素贫血及神经衰弱，眩晕，甚至皮炎等。

（2）维生素 B_6 缺乏症

维生素 B_6 缺乏的典型临床症状是脂溢性皮炎、小细胞性贫血、癫痫样惊厥以及忧郁和精神错乱。小细胞性贫血反应了血红蛋白的合成能力降低。维生素 B_6 摄入不足还会损害血小板功能和凝血机制。

（3）膳食参考摄入量及食物来源

维生素 B_6 暂无推荐摄入量。一般而言，每摄入 1 g 蛋白质建议供给 0.2 mg 维生素 B_6。

维生素 B_6 的食物来源很多，通常肉类、全谷类产品（特别是小麦）、蔬菜和坚果类中最高。大多数维生素 B_6 的生物利用率较低。植物性食物中，维生素 B_6 的存在形式通常比动物组织中更复杂，所以动物性来源的食物中维生素 B_6 的生物利用率优于植物性来源的食物。

8) 维生素 C

维生素 C 又称抗坏血酸，易溶于水，不溶于脂肪，在酸性条件下稳定，但对热、碱、氧都不稳定，特别是和铜、铁元素接触时破坏更快，维生素 C 是所有维生素中最不稳定的一种。

（1）生理功能

维生素 C 对人体的生理功能，表现为保护人体内各种生物酶的活性，并有一定的调节作用，它是一种抗氧化剂，可以防止各种生物酶被氧化。

①保护细胞膜的完整性。维生素 C 是一种抗氧化剂，可以还原机体产生的一些过氧化物，从而减少过氧化物对细胞膜的毒性作用，维持细胞的正常生理功能。

②维持血管的弹性，促进伤口的愈合。血管弹性的强弱与血管壁的胶原蛋白有密切的关系。胶原蛋白的合成过程，需要维生素 C 的参与。当维生素 C 不足时，血管胶原蛋白的新陈代谢受到影响，血管的弹性会慢慢下降，从而造成血压波动，甚至带来严重后果。

胶原蛋白不但存在于血管壁，同时还存在于皮肤、牙龈、骨骼等组织中，特别是伤口愈合时，需要大量胶原蛋白。维生素 C 含量不足时，组织中的胶原蛋白代谢会受到影响，一旦有创伤，由于胶原蛋白的再生出现障碍，伤口会愈合不全或愈合时间延长。

③促进胆固醇代谢。维生素 C 在人体内能促进胆固醇转化为胆汁酸和激素，从而减少胆固醇在组织中，特别是在血液中的含量，起到降低胆固醇的作用。

④增加人体对铁的吸收。维生素 C 作为一种还原剂，能将食物中的三价铁转化为二价铁，

促进铁在肠道中的消化吸收，并且还能促进铁在肝脏、骨髓中的储存和利用。

（2）维生素 C 缺乏症

维生素 C 缺乏症发病缓慢，自饮食缺乏维生素 C 至发展成维生素 C 缺乏症，一般历时 4～7 个月。患者多有体重减轻，四肢无力、衰弱，肌肉关节等疼痛，牙龈红肿，牙龈炎等症状。婴儿常出现激动、倦怠、食欲减退、四肢疼痛、肋软骨接头处扩大、四肢长骨端肿胀以及出血倾向等症状。全身任何部位可出现大小不等和程度不同的出血、血肿或瘀斑。这一时期若仍然不调整饮食，增加维生素 C 的摄入，就会导致坏血病。坏血病的症状是：毛细血管弹性下降，脆性增加，易发生破裂而出血，全身出现出血点，严重时可因内脏出血导致死亡。维生素 C 缺乏还会引起胶原合成障碍，可致骨有机质形成不良而导致骨质疏松。

（3）维生素 C 缺乏的原因及饮食纠正

维生素 C 缺乏与膳食中维生素 C 的供给量不足有直接的关系：

①膳食中缺乏足量的新鲜蔬菜和水果。有些人偏食、挑食现象严重，特别是青少年，如果偏好动物性食物而不吃新鲜的蔬菜和水果，将导致膳食中维生素 C 摄入不足。

②不合理的烹调加工技术导致维生素 C 损失严重。维生素 C 是一种水溶性维生素，在碱性环境中易被破坏，对高温不稳定，不能长时间加热。

（4）膳食参考摄入量及食物来源

维生素 C 的推荐摄入量为成年人 60 mg/d，妊娠期妇女 80 mg/d，哺乳期妇女 100 mg/d，未成年人 30 mg/d。

人体不能合成维生素 C，所需维生素 C 要靠食物提供。维生素 C 的主要食物来源是新鲜蔬菜与水果。蔬菜中，辣椒、茼蒿、苦瓜、豆角、菠菜、土豆、韭菜等含量丰富；水果中，酸枣、鲜枣、草莓、柑橘、柠檬等含量最多；动物内脏中也含有少量的维生素 C。

9）其他水溶性维生素

人体需要的其他几种水溶性维生素见表 2.9。

表 2.9　人体需要的其他几种水溶性维生素

名　称	生理功能	缺乏症	推荐摄入量	食物来源
烟酸（维生素 PP）	参与机体能量代谢和细胞生物合成	癞皮病，包括皮炎、腹泻、痴呆症	成年男性 15 mgNE/d，成年女性 14 mgNE/d	烟酸广泛存在于动植物食物中，动物肝脏的含量尤其高
维生素 B_{12}	参与人体氨基酸的转变过程	红细胞性贫血、神经系统受损害	成人 2.4 μg/d	动物性食物、动物内脏
叶酸	参与氨基酸代谢、DNA 和 RNA 代谢	巨幼红细胞性贫血	成人 400 μgDFE/d	广泛存在于植物性食物中，动物的肝脏、豆类、坚果及绿叶蔬菜等含量都很丰富
生物素（维生素 B_7、维生素 H）	参与人体细胞生长；糖类、脂类及氨基酸代谢；DNA 生物合成等	缺乏症较少出现，长期摄入生鸡蛋时可出现缺乏症。症状为毛发变细、失去光泽，皮疹及精神症状	成年人 30 μg/d	奶类、蛋黄、酵母、肝脏和绿叶蔬菜中含量比较高

名　称	生理功能	缺乏症	推荐摄入量	食物来源
泛酸	脂肪的合成与降解等	动物的生长迟缓,食物利用下降	成年人 5 mg/d	肉类、内脏、蘑菇、鸡蛋等,其中金枪鱼的鱼子酱中含量最高

2.3.7　水

水是人体最重要的组成成分，也是人体含量最多的化合物。对人体而言，水的重要性超过食物，生理学家通过动物实验得知：禁食可维持生命 7～9 天，甚至几周，禁水却只能维持 3 天。

1)水在体内的分布

水是人体中含量最多的成分。人体全身体液质量约占总质量的 60%，可分为两部分：存在于细胞内的称为细胞内液，存在于细胞外的称为细胞外液。细胞内液约占总体水（体液总量）的 2/3，细胞外液约占 1/3。各组织器官的含水量相差很大，血液中最多，脂肪组织中较少。总体水也会因年龄、性别和体型存在明显差异。新生儿总体水占比最多，占总质量的 75%～80%；婴幼儿次之，约占总质量的 70%；随着年龄的增长，总体水逐渐减少，10～16 岁以后减至成人水平，成年男性总体水约占总质量的 55%～60%，女性为 50%～55%；40 岁以后随着肌肉组织的减少，总体水进一步减少。总体水还随机体脂肪含量的增多而减少，因为脂肪组织含水量较少，仅有 10%～30%，而肌肉组织含水量较多，可达 75%～80%。

2)水的生理功能

（1）构成细胞和体液的重要组成部分

水占成人体重的 2/3。血液、淋巴、脑脊液的含水量在 90% 以上；肌组织、神经组织以及内脏、细胞等的含水量约为 60%～80%；脂肪组织和骨骼的含水量在 30% 以下。

（2）具有良好的溶解性，促进营养物质的运输

水在消化、吸收、循环、排泄过程中，协助运送营养物质和排泄废物，使人体内新陈代谢和生理化学反应顺利进行。

（3）调节体温

水的比热容较大，1 g 水升高或降低 1 ℃约要 4.18 J 的热量，大量的水可吸收代谢过程中产生的能量，使体温维持正常。水的蒸发潜热很大，1 g 水在 37 ℃环境下完全蒸发需要吸热 2 204 J，所以人体蒸发少量的汗就能吸收大量的热，高温下体热可随水分经皮肤蒸发从而散热，维持人体体温的恒定。

（4）润滑作用

关节、胸腔、腹腔和胃肠道等部位，都存在一定量的水分，对器官、关节、肌肉、组织起缓冲、润滑、保护的功效。

（5）为物质代谢提供适宜环境，促进营养素的消化和吸收

人体内的许多化学反应和生理过程是在水的参与下完成的，体内的一切代谢活动都离不

开水。水也是许多有机和无机物质的良好溶剂，即使是不溶于水的物质（如脂肪）也能在适当条件下分散于水中，成为乳浊液或胶体溶液，从而有利于相应营养素的消化吸收。

3）水平衡

正常人每日水的摄入和排出处于动态平衡，称为水平衡。水的摄入和排出量维持在每日2 500 mL 左右。

人体水分的来源包括饮水、食物中的水及代谢水三大部分。通常每人每日饮水量约为1 200 mL，食物中含水约 1 000 mL，代谢水约 300 mL。代谢水主要产生于蛋白质、脂肪和糖类的代谢过程。

人体水分的排出以经过肾脏为主，其次是经过肺、皮肤和消化道。成人每日尿量一般为 500 ～ 4 000 mL，最低为 300 ～ 500 mL，排尿量低于 300 mL 将导致代谢产生的废物堆积在体内，影响细胞功能。皮肤以出汗的形式排出体内的水，出汗分为非显性和显性两种，前者为不自觉出汗，很少通过汗腺活动产生，后者是汗腺活动的结果。肺和消化道排水量相对较少，但在特殊情况下，如高温、高原环境以及胃肠道炎症引起呕吐腹泻时，将大量失水。

表 2.10　人体每日水摄入量与排出量

摄入来源	摄入水量 /mL	排出方式	排出水量 /mL
饮水	1 200	肾脏排尿	1 500
食物水	1 000	皮肤蒸发	500
代谢水	300	肺呼出	350
—	—	粪便排出	150
合计	2 500	合计	2 500

注：每 10 g 蛋白质氧化可产生 4.1 mL 的水，10 g 脂肪氧化时可产生 10.7 mL 的水，10 g 糖氧化时可产生 5.5 mL 的水。

4）机体水代谢不平衡的不良后果

水代谢不平衡主要有两个方面，即缺水或水过多。

缺水时常见的症状是口渴，并伴有乏力、情绪激动、兴奋等症状；严重时可产生肌肉抽搐、手足麻木、血压降低、脉搏细弱、肢体冰凉等症状；更严重时，机体电解质代谢紊乱将导致休克甚至死亡。

轻度水过多症状不明显，一般为乏力、头晕、记忆力下降、注意力不集中等，还会出现胃酸下降，血压轻度上升、体重增加等情况；严重时将导致血压升高，水肿明显，甚至因急性衰竭而死亡。

2.3.8　膳食纤维

膳食纤维是糖类中的一类非淀粉多糖。其从糖类中独立出来，是因为它与人体健康密切相关。

1）膳食纤维的概念

膳食纤维的定义尚无公论，目前较为普遍的定义为"非淀粉多糖"，即膳食纤维的主要成分为非淀粉多糖，是来自植物细胞壁的成分，包括纤维素、半纤维素、果胶和非多糖成分的木质素等。

2）膳食纤维的分类及特性

（1）纤维素

纤维素是植物细胞壁的主要成分，是由数千个葡萄糖通过糖苷键连接起来的直链淀粉。纤维素的特性是不被人体肠道中的酶水解，水溶性较低，一般不易进行酸水解，但有10%～15%的纤维素是无定形的即非晶形的粉末，易被酸水解且在特定的酸性条件下形成微晶体纤维素。纤维素因具有吸水性且不溶于水的特性，可增加食物体积，带来饱腹感。

（2）半纤维素

半纤维素是由五碳糖和六碳糖连接起来的支链淀粉，即多聚糖。在谷类中，具有可溶性的半纤维素称为"戊聚糖"。半纤维素的分子量比纤维素小得多，由木糖、阿拉伯糖、半乳糖、葡萄糖醛酸和半乳糖醛酸组成。其物理特性是具有可溶性，近年来因其对人体健康有益而颇受关注。葡聚糖的水溶性具有黏稠性，可以降低血清中的胆固醇水平。

（3）果胶

果胶是存在于水果中的一种多糖，含有许多甲基化羧基的果胶酸。果胶酸被酯化后可以形成胶，当有钙盐存在时，其凝胶性将增强。果胶是膳食纤维的重要成分，因其含有半乳糖醛酸而具有离子交换的特性和增强胶质的黏稠性。

3）膳食纤维的生理功能

（1）膳食纤维可改善肠道功能，有利于粪便的排出

膳食纤维具有促进肠道蠕动、吸水膨胀的特点，既可以保持肠道的健康，又能增加粪便中的含水量，从而促进粪便的排出，有助于预防结肠癌、痔疮和便秘。

（2）膳食纤维可降低血糖和血胆固醇

膳食纤维可降低小肠对葡萄糖的吸收率，使血糖浓度不会因为摄食而迅速增加，对维持人体血糖的稳定具有重要的作用。同时，膳食纤维也会抑制胆固醇、脂肪酸的吸收，达到降低血脂和血胆固醇的作用。

（3）膳食纤维有利于控制体重和减肥

膳食纤维含量高的食物，饱腹感一般偏强，而含有的能量并不高，同时，膳食纤维增加了肠道的蠕动，减少了食物在肠道的停留时间，也使脂肪酸、葡萄糖等产能营养素吸收不充分，从而减少了能量的摄入，达到了控制和减轻体重的作用。

4）食物来源

食物中的膳食纤维来自植物性食物（如水果、蔬菜、豆类、坚果、谷类），由于蔬菜和水果中的水分含量较高，因此膳食纤维含量较少。全谷粒和麦麸等粗加工谷类富含膳食纤维，精加工谷类食品的含量较少。

食物中含量最多的是不可溶膳食纤维，包括纤维素、木质素和一些半纤维素。谷物的麸皮、全谷粒、干豆类、蔬菜干和坚果是不可溶膳食纤维的优质来源，可溶性膳食纤维富含于燕麦、大麦、水果和一些豆类中。

【知识链接】

自来水的消毒方法

目前我国城市自来水消毒大都采用氯化法，公共给水氯化的主要目的是防止水传播疾病。氯气用于自来水消毒具有消毒效果好，费用较低，几乎没有有害物质的优点。但现代研究发现氯气用于自来水消毒仍有一定的弊端。氯化消毒后的自来水可能产生致癌物质，目前有关专家也提出了许多改进措施。

氯气溶于水，与水反应生成次氯酸和盐酸，在整个消毒过程中起主要作用的是次氯酸。次氯酸能将产生臭味的无机物彻底氧化消毒，对水藻、细菌而言，它能穿透细胞壁，氧化酶系统使细菌失活、死亡。

在现阶段，氯气消毒效果要比漂白粉消毒更佳。消毒剂还有二氧化氯、臭氧等，采用代用消毒剂可降低有害物质的生成量，同时提高处理效率。目前世界上最安全的自来水消毒方法是臭氧消毒，不过这种方法费用太过昂贵，而且经臭氧处理过的水，保留时间有限，只有少数发达国家才使用臭氧消毒。

【项目 2 小结】

本项目全面阐述了七大类营养素的生理功能以及在人体内的消化吸收过程、营养不良对人体健康的影响、营养素缺乏症与过多症的产生原因及预防措施、各种营养素的食物来源及推荐摄入量。

通过本项目的学习，大家应在掌握理论知识的基础上，结合本地区食物来源以及烹调方法，分析本地不合理烹调、不合理膳食出现的原因，并能根据学习的内容提出切实可行的解决办法。

【课后作业】

一、主要概念

消化　吸收　产热系数　基础代谢率　常量元素　微量元素　膳食纤维

二、主要观念

1. 蛋白质对人体的生长发育的作用
2. 脂类营养不良对人体健康的影响
3. 合理摄入各种营养素的重要性

三、基本训练

（一）填空题

1. 根据蛋白质营养价值的高低，食物中的蛋白质可以分为_____、_____和_____。
2. 在烹调加工过程中，_____是所有维生素中最容易被氧化破坏的。

（二）单项选择题

1. 食物消化吸收的主要场所是（　　）。

A. 胃 　　　　　　B. 大肠 　　　　　　C. 口腔 　　　　　　D. 小肠

2. 按每千克体重计算，基础代谢率最高的人群是（　　　　）。

    A. 婴儿　　　　　　　B. 成年男性　　　　　　C. 成年女性　　　　　　D. 运动员

3. 以下 4 种食物中，铁含量最高的是（　　　　）。

    A. 鸡蛋　　　　　　　B. 黑木耳　　　　　　　C. 动物肝脏　　　　　　D. 牛奶

4.（　　　　）在食物中的含量不高，人体自身可以合成，被称为"阳光维生素"。

    A. 维生素 B_1　　　　B. 维生素 D　　　　　　C. 维生素 A　　　　　　D. 维生素 C

5. 人体内氮元素的唯一来源是（　　　　）。

    A. 糖类　　　　　　　B. 脂类　　　　　　　　C. 蛋白质　　　　　　　D. 维生素

（三）多项选择题

1. 膳食纤维的主要食物来源是（　　　　）。

    A. 牛奶　　　　　　　B. 粗粮　　　　　　　　C. 水果　　　　　　　　D. 蔬菜

2. 水溶性维生素包括（　　　　）。

    A. 维生素 B_1　　　　B. 维生素 A　　　　　　C. 维生素 B_2　　　　　D. 维生素 C

3. 能为人体提供能量的营养素有（　　　　）。

    A. 蛋白质　　　　　　B. 水　　　　　　　　　C. 糖类　　　　　　　　D. 脂类

4. 维生素 C 的主要食物来源是（　　　　）。

    A. 牛奶　　　　　　　B. 米饭　　　　　　　　C. 蔬菜　　　　　　　　D. 水果

（四）简答题

1. 在烹调加工过程中，哪些因素可能导致水溶性维生素损失？

2. 在烹调加工过程中，哪些措施可以促进食物中钙的消化和吸收？

3. 为什么有些微量元素的缺乏会出现地方性的特点？

4. 为什么大豆被制成豆制品后，营养价值会提高？

5. 维生素可以分为哪两类？请分别举例。

（五）分析题

1. 甜甜今年 13 岁，为了让她能长好身体，甜甜的妈妈每天给甜甜吃大量的肉类和海鲜，主食、蔬菜和水果却吃得很少，请你分析该做法的利与弊。

2. 某些人听说鸡蛋黄胆固醇较高，因此决定每次吃鸡蛋都只吃蛋白，把蛋黄扔掉，请利用学过的知识分析这种做法对吗？为什么？

项目 3

常见烹饪原料的营养价值

【项目概述】

人体需要的能量和营养素主要是靠摄入食物获得。自然界可供人类食用的食物种类繁多，根据来源可分为植物性食物和动物性食物两大类。前者包括谷类、薯类、豆类、蔬菜、水果等，主要提供能量、蛋白质、碳水化合物、脂类、大部分维生素和矿物质；后者包括肉类、蛋类、乳类等，主要提供优质蛋白质、脂肪、脂溶性维生素、矿物质等。

烹饪原料的营养价值是指烹饪原料中所含营养素的种类、数量、质量及可被人体利用的程度。一般来说，由于各种食物所含能量和营养素的种类和数量不同，故营养价值有高低之分。营养素种类齐全、数量及比例适宜、易被人体消化吸收的食物，营养价值相对较高；营养素种类不全、数量欠缺或比例不佳、不易被机体消化吸收利用的食物，营养价值相对较低。自然界的食物各具特色，营养价值各不相同。如谷类食物中赖氨酸较少，其蛋白质营养价值相对较低，但谷类食物含有较多的矿物质、维生素、膳食纤维等，有利于预防一些慢性病；肉类中蛋白质组成适合人体的需要，其营养价值较高，但肉类脂肪组成中饱和脂肪酸比例较高，对患有心血管疾病、血脂过高的人不利。营养素的种类和含量因食物种类、品种、部位、产地和成熟程度的不同而存在差异。

通过本项目的学习，学习者将对各类烹饪原料的营养价值有一定程度的了解，可以在实际工作中科学配膳，并能够根据不同原料的营养特点采取不同的烹饪方法，减少营养素的损失，合理烹饪，实现合理营养。

【学习目标】

※ 知识目标

1. 了解谷类原料的营养价值。

2. 了解豆类及豆制品原料的营养价值。

3. 了解蔬菜类原料的营养价值。

4. 了解水果类原料的营养价值。

5. 了解畜禽类原料的营养价值。

6. 了解水产类原料的营养价值。

7. 了解蛋类及蛋制品原料的营养价值。

8. 了解奶及奶制品原料的营养价值。

9. 了解调味品类原料的营养价值。

10. 了解食用油脂类原料的营养价值。

11. 了解其他食品类原料的营养价值。

※ 能力目标

1. 能够熟练阐述谷类原料的营养价值。

2. 能够熟练阐述豆类及豆制品原料的营养价值。

3. 能够熟练阐述蔬菜类原料的营养价值。

4. 能够熟练阐述水果类原料的营养价值。

5. 能够熟练阐述畜禽类原料的营养价值。

6. 能够熟练阐述水产类原料的营养价值。

7. 能够熟练阐述蛋类及蛋制品原料的营养价值。

8. 能够熟练阐述奶及奶制品原料的营养价值。

9. 能够熟练阐述调味品类原料的营养价值。

10. 能够熟练阐述食用油脂类原料的营养价值。

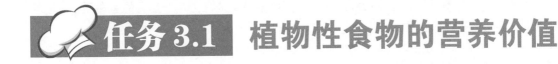

任务 3.1 植物性食物的营养价值

【任务目标】

1. 了解谷类原料的营养价值

2. 了解豆类及豆制品原料的营养价值

3. 了解蔬菜类原料的营养价值

4. 了解水果类原料的营养价值

【引例】

全谷物食物的好处

主食是我们日常食物中最重要的组成部分，随着技术的发展，人们能更方便地对粮谷类食物进行精加工，市场上的粮谷类食物中绝大部分都是精加工种类。

社会的发展使人们对一些高能量食物的需求出现爆炸式增长。改革开放以来，我们以粮谷类食物为主的饮食结构，逐渐转变成高脂肪、低碳水化合物的饮食结构，而这种饮食结构带来的健康隐患，包括高血压、高血脂等代谢性疾病日益严重。目前世界卫生组织等机构和很多发达国家，都在大力宣传增加蔬菜水果和全谷物食物的摄入。

我国居民的全谷物摄入量相比欧美发达国家还有一定差距，整体水平较低。但是，国民在近些年营养科普工作的影响下，也逐渐开始重视全谷物食物的摄入。中国居民膳食指南推荐，我国居民全谷物的摄入比例应在粮谷类食物中占 1/3。而欧美国家的膳食指南的全谷物推荐摄入量在 50% 以上。

全谷物食物的营养价值不仅体现在热量相对较低，还体现在富含膳食纤维及多种维生素和矿物质。全谷物和粗粮并不相同，粗粮指粗加工的粮食，如糙米等，全谷物是对整粒谷物进行简单物理加工（如压片等）的产物，燕麦片是典型代表。

3.1.1 谷 类

在人们的日常生活中，谷类种类很多，主要有稻谷、小麦、玉米、高粱、小米、大麦、燕麦、荞麦等，而这些谷类常作为主食出现在餐桌上。

谷类的种子含有发达的胚乳，主要由淀粉组成，在胚乳中储有养分供种胚发芽成长。人类正是利用谷类种子贮藏的养分，借以获取必需营养素。

1）谷类籽粒的结构与营养素分布

谷类种子除形态大小不一样外，其基本结构是相似的，都是由谷皮、糊粉层、胚乳和谷胚 4 部分组成。

谷皮是谷粒的最外层，主要由纤维素、半纤维素等组成，含有一定量的蛋白质、脂肪和维生素，含有较多的矿物质。

糊粉层位于谷皮与胚乳之间，由厚壁细胞组成，纤维素含量较多，并含有较多的蛋白质、脂肪、维生素和矿物质，有较高的营养价值。谷类加工碾磨若过细，大部分营养素将损失掉。

胚乳是谷类的主要部分，含有大量的淀粉、较多的蛋白质、少量的脂肪和矿物质。

谷胚位于谷粒的一端，富含蛋白质、脂肪、矿物质、B 族维生素和维生素 E。谷胚在谷类加工时容易损失。

2)谷类的主要营养成分及组成特点

谷类蛋白质主要由谷蛋白、白蛋白、醇溶蛋白和球蛋白组成。谷类因品种和种植地点不同，蛋白质含量也不同，谷类蛋白质含量一般为 7% ~ 12%，但谷类蛋白质氨基酸组成不平衡，赖氨酸含量相对较低，且蛋氨酸和色氨酸明显不足，见表 3.1。

表 3.1 不同谷类必需氨基酸含量对比表

必需氨基酸种类	每克谷类蛋白质中必需氨基酸的含量 /mg								
	推荐标准	籼 米	粳 米	糯 米	小 麦	玉 米	小 米	高 粱	甘 薯	马铃薯
赖氨酸	55	38	35	31	24	37	28	22	26	93
色氨酸	10	16	17	12	12	7	20	10	15	32
苯丙氨酸	60	47	48	50	45	50	56	54	49	81
蛋氨酸	35	19	17	12	12	7	20	10	15	32
苏氨酸	40	39	39	36	31	44	47	36	37	71
异亮氨酸	40	34	35	44	36	33	38	37	31	70
亮氨酸	70	90	84	86	71	152	149	160	55	113
缬氨酸	50	55	54	61	42	50	55	52	64	113

谷类脂肪含量较低，约 2%，玉米和小米可达 3%，主要集中在糊粉层和谷胚中，谷类脂肪富含不饱和脂肪酸，质量较好。从玉米和小麦胚芽中提取的胚芽油，80% 为不饱和脂肪酸，其中亚油酸占 60%，具有降低血清胆固醇，防止动脉粥样硬化的作用。

谷类的碳水化合物主要为淀粉，集中在胚乳的淀粉细胞中，含量在 70% 以上，是我国膳食能量的主要来源。

谷类是 B 族维生素的重要来源，如维生素 B_1、维生素 B_2、烟酸、泛酸、吡哆醇等，主要分布在糊粉层和谷胚中。因此，出粉率越低、谷类加工越细，上述维生素损失就越多。不同出粉率面粉中 B 族维生素含量见表 3.2。玉米所含烟酸较多，但主要为结合型，不易被人体吸收利用，故以玉米为主食的地区容易出现烟酸缺乏病（癞皮病）。

表 3.2 每 100 g 不同出粉率面粉中的 B 族维生素含量

维生素含量 /mg	出粉率				
	67%	72%	75%	85%	100%
维生素 B_1	0.08	0.11	0.14	0.30	0.41
维生素 B_2	0.05	0.06	0.07	0.16	0.15~0.22
烟酸	0.80	0.80	0.90	1.50	4.80~6.60

谷类中矿物质约占 1.5% ~ 3%，主要分布在谷皮和糊粉层中，以磷、钙为主，多以植酸盐的形式存在。铁含量较低，每 100 g 中含 1.5 ~ 3 mg。此外还含有一些微量元素。

各种谷类的主要营养成分与比较见表3.3。

表3.3 每100 g谷类食物的营养成分对比表

食物名称	蛋白质/g	脂肪/g	碳水化合物/g	维生素 B₁/mg	维生素 B₂/mg	烟酸/mg	钙/mg	铁/mg	磷/mg
玉米粉(黄)	8.1	3.3	75.2	0.26	0.09	2.3	22	3.2	196
玉米粉(白)	8.0	4.5	73.1	0.34	0.06	3.0	12	1.3	187
高粱米	10.4	3.1	74.3	0.29	0.10	1.6	22	6.3	329
小麦	11.9	1.3	75.2	0.40	0.10	4.0	34	5.1	325
稻米(籼)	7.4	0.8	77.9	0.11	0.05	1.9	13	2.3	110
小米	9.0	3.1	75.1	0.33	0.10	1.5	41	5.1	229
大麦粉	10.2	1.4	73.3	0.43	0.14	3.9	66	6.4	381
莜麦面	12.2	7.2	67.8	0.39	0.04	3.9	27	13.6	35
荞麦	9.3	2.3	73	0.28	0.16	2.2	47	6.2	297

3.1.2 豆类及豆制品

豆类可分为大豆类和其他豆类。大豆类按种皮的颜色可分为黄、青、黑、褐和双色大豆五种。其他豆类包括蚕豆、豌豆、绿豆、小豆等。豆制品是由大豆或绿豆等原料制作的半成品食物，如豆浆、豆腐、豆腐干等。

1)豆类及豆制品的主要营养成分及组成特点

（1）大豆类

大豆蛋白质含量较高，脂肪含量中等，碳水化合物含量较低。蛋白质含量一般在35%左右，其中黑豆的含量最高，可达36%～40%。蛋白质包括球蛋白、清蛋白、谷蛋白及醇溶蛋白等，其中球蛋白最为常见。蛋白质中含有人体需要的全部氨基酸，属完全蛋白，其中赖氨酸含量较多，但蛋氨酸较少，与谷类食物混合食用，可较好地发挥蛋白质的互补作用。

大豆脂肪含量为15%～20%，以不饱和脂肪酸居多，其中油酸占32%～36%，亚油酸占51.7%～57.0%，亚麻酸2%～10%，此外尚有1.64%左右的磷脂。由于大豆富含不饱和脂肪酸，因此是高血压、动脉粥样硬化等疾病患者的理想食物。

大豆碳水化合物的含量为20%～30%，其组成比较复杂，多为纤维素和可溶性糖，几乎完全不含淀粉或含量极微，在体内较难消化，其中有些在大肠内成为细菌的营养素来源。细菌在肠道内生长繁殖的过程中会产生过多的气体而引起肠胀气。

大豆中B族维生素含量比较高，例如维生素 B₁、维生素 B₂ 的含量是面粉的2倍以上。黄大豆含有少量胡萝卜素。干大豆中不含维生素 C 和维生素 D，但豆芽内含量明显提高。

大豆中含有丰富的矿物质，总含量为4.5%～5.0%。其中钙的含量高于普通谷类食品，铁、锰、锌、铜、硒等微量元素的含量也较高。此外，豆类是高钾、高镁、低钠的碱性食品，有利于维持体液的酸碱平衡。需要注意的是，大豆中的矿物质生物利用率较低，如铁的生物利用率仅有 3% 左右。

除营养物质之外，大豆还含有多种有益健康的物质，如大豆皂苷、大豆黄酮、大豆固醇、大豆低聚糖等。

（2）其他豆类

其他豆类包括红豆、绿豆、蚕豆、豌豆、豇豆、芸豆、扁豆等，蛋白质含量中等，脂肪含量较低，碳水化合物含量较高。蛋白质含量为 20%～25%，脂肪含量 1% 左右，碳水化合物含量在 55% 以上。维生素和矿物质的含量也很丰富。其他豆类蛋白质也属完全蛋白质，含有较多的赖氨酸，蛋氨酸含量较少，营养价值较低。

表 3.4　每 100 g 豆类食物的营养成分对比表

食物名称	蛋白质/g	脂肪/g	碳水化合物/g	维生素 B_1/mg	维生素 B/mg	钙/mg	铁/mg	锌/mg
大豆	35.0	16.0	34.2	0.41	0.20	191	8.2	3.34
红豆	20.2	0.6	63.4	0.16	0.11	74	7.4	2.20
绿豆	21.6	0.8	62.0	0.25	0.11	81	6.5	2.18
蚕豆	21.6	1.0	61.5	0.09	0.13	31	8.2	3.42
豌豆	20.3	1.1	65.8	0.49	0.14	97	4.9	2.35
芸豆（红）	21.4	1.3	62.5	0.18	0.09	176	5.4	2.07
扁豆	25.3	0.4	61.9	0.26	0.45	137	19.2	1.90

（3）豆制品

大豆在食品加工中的用途非常广泛，除去传统用来制作各种豆制品外，还可被添加在多种食品中，改善其营养或品质。

其中，豆制品包括豆浆、豆腐脑、豆腐、豆腐干、百叶、豆腐乳、豆芽等。豆制品在加工过程中一般要经过浸泡、细磨、加热等处理，使其中所含的抗胰蛋白酶破坏，大部分纤维素被去除，因此消化吸收率明显提高。豆制品的营养素种类在加工前后变化不大，但因水分增多，营养素含量相对较少（表 3.5）。豆芽一般是以大豆和绿豆为原料制作的。在发芽前几乎不含维生素 C，但在发芽过程中，其所含的淀粉水解为葡萄糖，可进一步合成维生素 C。

表 3.5　每 100 g 豆制品的营养成分对比表

食物名称	蛋白质/g	脂肪/g	碳水化合物/g	维生素 B_1/mg	维生素 B_2/mg	钙/mg	铁/mg	锌/mg
豆浆	1.8	0.7	1.1	0.02	0.02	10	0.5	0.24
豆腐脑	1.9	0.8	0	0.04	0.02	18	0.9	0.49
豆腐（南）	6.2	2.5	2.6	0.02	0.04	116	1.5	0.59
豆腐（北）	12.2	4.8	2.0	0.05	0.03	138	2.5	0.63
腐竹	44.6	21.7	22.3	0.13	0.07	77	16.5	3.69

续表

食物名称	蛋白质/g	脂肪/g	碳水化合物/g	维生素 B_1/mg	维生素 B_2/mg	钙/mg	铁/mg	锌/mg
豆腐皮	44.6	17.4	18.8	0.31	0.11	116	13.9	3.81
黄豆芽	4.5	1.6	4.5	0.04	0.07	21	0.9	0.54
素什锦	14.0	10.2	8.3	0.07	0.04	174	6.0	1.25

2）豆类及豆制品的合理利用

不同加工和烹调方法，对大豆蛋白质的消化率有明显的影响。整粒熟大豆的蛋白质消化率仅为65.3%，但加工成豆浆可达84.9%，豆腐可提高到92%～96%。大豆中含有抗胰蛋白酶的因子，它能抑制胰蛋白酶的消化作用，使大豆难以分解为人体可吸收利用的各种氨基酸。加热煮熟后，这种因子将被破坏，蛋白质消化率随之提高，所以大豆及豆制品应充分加热煮熟后再食用。

豆类中膳食纤维含量较高，特别是大豆皮。因此国外有人将大豆皮处理后磨成粉，作为高纤维用于烘焙食品。食用含纤维的豆类食品可以明显降低血清胆固醇，对冠心病、糖尿病及肠癌也有一定的预防及治疗作用。提取的豆类纤维加到缺少纤维的食品中，不仅可以改善食品的松软性，还有保健作用。

3.1.3 蔬菜类

蔬菜按结构及可食部分不同，可分为花叶菜类、根茎类、瓜茄类、鲜豆类和菌藻类，其所含的营养成分因种类不同，差异较大。

蔬菜是维生素和矿物质的主要来源。此外还含有较多的纤维素、果胶和有机酸，能刺激胃肠蠕动和消化液的分泌，因此它们还能促进食欲和帮助消化。蔬菜在体内的最终代谢产物呈碱性，故称"碱性食品"，对维持体内的酸碱平衡起重要作用。

1）蔬菜的主要营养成分及组成特点

（1）花叶菜类

花叶菜类蔬菜主要包括白菜、菠菜、油菜、韭菜、苋菜等，是胡萝卜素、维生素 B_2、维生素 C 和矿物质及膳食纤维的良好来源。绿叶蔬菜和橙色蔬菜营养素含量较为丰富，特别是胡萝卜素的含量较高，维生素 B_2 含量虽然不是很丰富，但是仍是我国人民维生素 B_2 的主要来源。国内维生素 B_2 缺乏症的发生，往往同绿叶蔬菜食用不足有关。花叶菜类蛋白质含量较低，一般为1%～2%，脂肪含量不足1%，碳水化合物含量为2%～4%，膳食纤维约1.5%。

表 3.6　每100 g 花叶菜类食品中胡萝卜素、维生素 C 和膳食纤维含量表

食物名称	胡萝卜素/μg	维生素 C/mg	膳食纤维/g
白菜	120	31	0.8
菠菜	2 920	32	1.7
韭菜	1 410	24	1.4

续表

食物名称	胡萝卜素 /μg	维生素 C/mg	膳食纤维 /g
金针菜	1 840	10	7.7
落葵	2 020	34	1.5
茼蒿	1 510	18	1.2
蕹菜	1 520	25	1.4
苋菜(红)	1 490	30	1.8
油菜	620	36	1.1
菜花	30	61	1.2
西蓝花	7 210	51	1.6

（2）根茎类

根茎类蔬菜主要包括萝卜、胡萝卜、荸荠、藕、山药、芋艿、葱、蒜、竹笋等。根茎类蔬菜蛋白质含量为 1%～2%，脂肪含量不足 0.5%，碳水化合物含量相差较大，低者 5% 左右，高者可达 20% 以上。膳食纤维的含量较叶菜类低，约 1%。胡萝卜中胡萝卜素含量最高，每 100 g 中可达 4 130 μg。硒的含量以大蒜、芋艿、洋葱、马铃薯等中最高。

表 3.7　每 100 g 根茎类食品中胡萝卜素、维生素 C 和膳食纤维含量

食物名称	胡萝卜素 /μg	维生素 C/mg	膳食纤维 /g
白萝卜	20	21	1.0
胡萝卜	4 130	13	1.1
藕	20	44	1.2
山药	20	5	0.8
芋艿	160	6	1.0
毛竹笋	—	9	1.3
大葱	60	17	1.3
大蒜	30	7	1.1
洋葱	20	8	0.9

（3）瓜茄类

瓜茄类蔬菜包括冬瓜、南瓜、丝瓜、黄瓜、茄子、番茄、辣椒等。瓜茄类蔬菜水分含量高，所以营养素含量相对较低。蛋白质含量为 0.4%～1.3%，脂肪微量，碳水化合物占 0.5%～3.0%。膳食纤维含量一般，胡萝卜素含量以南瓜、番茄和辣椒中最高，维生素 C 含量以辣椒、苦瓜中较高，番茄是维生素 C 的良好来源。辣椒中还含有丰富的硒、铁和锌，营养价值较高。

表3.8 每100 g瓜茄类食品中胡萝卜素、维生素C和膳食纤维含量表

食物名称	胡萝卜素 / μg	维生素 C/mg	膳食纤维 /g
冬瓜	80	18	0.7
黄瓜	90	9	0.5
苦瓜	100	56	1.4
丝瓜	90	5	0.6
南瓜	890	8	0.8
茄子(紫)	180	7	1.9
番茄	550	19	0.5
辣椒(红)	1 390	144	3.2

（4）鲜豆类

鲜豆类蔬菜包括毛豆、豇豆、四季豆、扁豆、豌豆等。与其他蔬菜相比，其营养素含量相对较高：蛋白质含量为2%～14%，大多在4%左右，其中毛豆可达12%以上；脂肪含量不高，除毛豆外，均在0.5%以下；碳水化合物为4%左右；膳食纤维为1%～3%。鲜豆类蔬菜中胡萝卜素含量普遍较高，每100 g中的含量大多在200 μg左右，其中甘肃龙豆和广东玉豆可达500 μg/100 g以上。此外，鲜豆类蔬菜中还含有丰富的钾、钙、铁、锌、硒等。铁的含量以刀豆、蚕豆、毛豆较高，每100 g中的含量在3 mg以上；锌的含量以蚕豆、豌豆和芸豆中较高，每100 g中含量均超过1 mg；硒的含量以玉豆、龙豆、毛豆、豆角和蚕豆较高，每100 g中的含量在2 μg以上。维生素 B_2 的含量与绿叶蔬菜相似。

（5）菌藻类

菌藻类食物包括食用菌和藻类。食用菌是指供人类食用的真菌，有500多个品种，常见的有蘑菇、香菇、银耳、木耳等品种。可供人类食用的藻类有海带、紫菜、发菜等。

菌藻类食物富含蛋白质、膳食纤维、碳水化合物、维生素和微量元素。蛋白质含量以发菜、香菇和蘑菇最为丰富，在20%以上，且氨基酸组成比较均衡，必需氨基酸含量占蛋白质总量的60%以上。脂肪含量低，约1.0%。碳水化合物含量为20%～35%，银耳和发菜中的含量较高，在35%左右。胡萝卜素含量差别较大，在紫菜和蘑菇中含量丰富，其他菌藻含量较低。维生素 B_1 和维生素 B_2 含量较高。微量元素含量丰富，尤其是铁、锌和硒，其含量约是其他食物的数倍甚至十余倍。在海产植物如海带、紫菜中还含丰富的碘，每100 g干海带中碘含量可达36 mg。

表3.9 菌藻类食物中维生素和矿物质含量表

食物名称	胡萝卜素 / μg	维生素 B_1/mg	维生素 B_2/mg	铁 /mg	锌 /mg	硒 / μg
蘑菇(干)	1 640	0.10	0.10	51.3	6.29	39.18
黑木耳(干)	100	0.17	0.44	97.4	3.18	3.72
香菇(干)	20	0.19	1.26	10.5	8.57	6.42

续表

食物名称	胡萝卜素 / μg	维生素 B₁/mg	维生素 B₂/mg	铁 /mg	锌 /mg	硒 / μg
银耳（干）	50	0.05	0.25	4.1	3.03	2.95
海带（干）	240	0.01	0.10	0.9	0.16	9.54
紫菜（干）	1 370	0.27	1.02	54.9	2.47	7.22
发菜（干）	—	0.15	0.54	85.2	1.68	5.23

2）蔬菜的合理利用

（1）合理选择

蔬菜含有丰富的维生素，除维生素 C 外，叶部维生素含量一般比根茎部高，嫩叶比枯叶高，深色的菜叶比浅色的高。因此在选择时，新鲜、色泽深的蔬菜为佳。

（2）合理加工与烹调

蔬菜所含的维生素和矿物质易溶于水，所以宜先洗后切，减少蔬菜与水和空气的接触，避免损失。洗好的蔬菜放置时间不宜过长，避免维生素氧化，尤其不要把蔬菜长时间地浸泡在水中，烹调时尽可能急火快炒。蔬菜煮上 3 min，维生素 C 将损失 5%，10 min 时损失达 30%。为了减少损失，烹调时加少量淀粉，可有效保护维生素 C。

（3）菌藻食物的合理利用

菌藻类食物除了提供丰富的营养素外，还具有明显的保健作用。蘑菇、香菇和银耳中含有多糖物质，具有提高人体免疫功能和抗肿瘤作用。香菇中的香菇嘌呤，可抑制体内胆固醇的形成和吸收，促进胆固醇分解和排泄，有降血脂作用。黑木耳能抗血小板聚集和降低血凝，减少血液凝块，防止血栓形成，有助于防治动脉粥样硬化。海带因含有大量的碘，临床上常用来治疗缺碘性甲状腺肿。海带中的褐藻酸钠盐，有预防白血病和骨癌作用。

在食用菌藻类食物时，应注意食品卫生，防止食物中毒。如银耳易被酵米面黄杆菌污染，食用被污染的银耳，将引起食物中毒；食用海带时，应注意用水洗泡，海带中砷含量较高，每千克可达 35 ～ 50 mg，大大超过国家食品卫生标准（0.5 mg/kg）。

3.1.4 水果类

水果类食品可分为鲜果、干果、坚果等。水果与蔬菜一样，主要提供维生素和矿物质，属碱性食品。

1）水果的主要营养成分

（1）鲜果及干果类

鲜果种类很多，主要有苹果、橘子、桃、梨、杏、葡萄、香蕉和菠萝等。新鲜水果的水分含量较高，营养素含量相对较低。蛋白质、脂肪含量均不超过 1%，碳水化合物含量差异较大，低者为 6%，高者可达 28%。矿物质含量除个别水果外，相差不大。维生素 B₁ 和维生素 B₂ 含量也不高，胡萝卜素和维生素 C 含量因品种而异，其中胡萝卜素含量最高的水果为柑、橘、杏和鲜枣；维生素 C 含量丰富的水果为鲜枣、草莓、橙、柑、柿等。水果中的碳水化合物主要以双糖或单糖形式存在，所以口味甘甜。

干果是由新鲜水果加工晒干制成，如葡萄干、杏干、蜜枣和柿饼等，维生素尤其是维生素 C，损失较多。但干果便于储运，别具风味，有一定的食用价值。

表 3.10　每 100 g 鲜果和干果类食品的维生素 C 含量表

食物名称	维生素 C/mg	食物名称	维生素 C/mg
菠萝	18	葡萄	25
柑	28	葡萄干	5
橘	33	柿	30
鸭梨	4	桃	7
苹果	4	香蕉	8
杏	4	枣（鲜）	243
猕猴桃	62	干枣	14

（2）坚果

坚果以种仁为食用部分，因外覆木质或革质硬壳，故称坚果。按照脂肪含量的不同，坚果可以分为油脂类坚果和淀粉类坚果，前者富含油脂，包括核桃、榛子、杏仁、松子、腰果、花生、葵花籽、西瓜子、南瓜子等，后者淀粉含量高而脂肪很少，包括栗子、银杏、莲子、芡实等。按照其植物学来源的不同，又可以分为木本坚果和草本坚果两类，前者包括核桃、榛子、杏仁、松子、腰果、银杏、栗子，后者包括花生、葵花子、西瓜子、南瓜子、莲子等。

大多数坚果可以不经烹调直接食用，但花生、瓜子等一般炒熟后食用。坚果仁经常制成煎炸、焙烤食品，作为日常零食，也是制造糖果和糕点的原料，并为各种烹调食品增加香味。

坚果是一类营养价值较高的食品，其共同特点是水分含量低和能量高，富含各种矿物质和 B 族维生素。从营养素含量而言，富含脂肪的坚果优于淀粉类坚果，然而因为坚果类所含能量较高，虽为营养佳品，亦不可过量食用，以免导致肥胖。

①蛋白质：富含油脂的坚果蛋白质含量多为 12% ～ 22%，西瓜子和南瓜子等蛋白质含量可达 30% 以上。淀粉类干果中栗子的蛋白质含量最低，为 4% ～ 5%，芡实在 8% 左右，而银杏和莲子都在 12% 以上，与油脂类坚果相当。坚果类蛋白质的氨基酸组成各有特点，如澳洲坚果不含色氨酸，花生、榛子和杏仁缺乏含硫氨基酸，核桃缺乏蛋氨酸和赖氨酸，巴西坚果富含蛋氨酸，葵花籽含硫氨基酸丰富但赖氨酸稍低，芝麻赖氨酸不足。总体来说，坚果类是植物性蛋白质的重要来源，但其生物价较低，需要与其他食品营养互补后方能发挥最佳的营养作用。

②脂肪：脂肪是油脂类坚果食品中极其重要的成分。这些坚果的脂肪含量通常在 40% 以上，其中澳洲坚果高达 70%，故绝大多数坚果类食品能量很高，每 100 g 可达 2 092 ～ 2 929 kJ（500 ～ 700 kcal）。坚果中的脂肪多为不饱和脂肪酸，富含必需脂肪酸，是优质的植物性脂肪。葵花籽、核桃和西瓜子的脂肪中尤其富含亚油酸，不饱和程度很高。其中核桃和松子含有较多的 α- 亚麻酸，对改善膳食中的 n-3 和 n-6 脂肪酸比例有一定贡献。一些坚果脂肪中单不饱和脂肪酸的比例较大，如榛子、澳洲坚果、杏仁、美洲山核桃和开心果所含的脂

肪酸中，57%～83% 为单饱和脂肪酸；花生、松子和南瓜子所含脂肪酸中，40% 左右为单不饱和脂肪酸；巴西坚果、腰果和榛子中约有 25% 的脂肪酸为单不饱和脂肪酸。温带坚果的不饱和脂肪酸含量普遍高于热带坚果，通常在 80% 以上。而热带坚果中腰果不饱和脂肪酸含量最高，达 88%。澳洲坚果不仅脂肪含量最高，而且所含脂肪酸种类有 10 种以上，具有独特的营养价值。

③碳水化合物：富含油脂的坚果中碳水化合物含量较少，多在 15% 以内。如花生为 5.2%，榛子为 4.9%。富含淀粉的坚果则是碳水化合物的良好来源，如银杏淀粉含量为 72.6%，干栗子 77.2%，莲子为 64.2%。它们可在膳食中与粮食类主食一同食用。

坚果类的膳食纤维含量较高，如花生中膳食纤维含量为 6.3%，榛子为 9.6%，中国杏仁膳食纤维含量更高达 19.2%。此外，坚果类还含有低聚糖和多糖类物质。栗子、芡实等虽然富含淀粉，膳食纤维含量在 2%～3%，但由于其淀粉结构与大米、面粉不同，其血糖生成指数也远低于精制米面。

④维生素：坚果类是维生素 E 和 B 族维生素的良好来源，富含维生素 B_1、维生素 B_2、烟酸和叶酸。富含油脂的坚果含有大量的维生素 E（表 3.11），淀粉类坚果含量低一些，但同样含有较为丰富的水溶性维生素。杏仁中的维生素 B_2 含量特别突出，无论是美国杏仁还是中国杏仁，均是维生素 B_1 的极好来源。

表 3.11　每 100 g 坚果的维生素 E 含量表

坚果名称	维生素 E/mg	坚果名称	维生素 E/mg
杏仁	15.83	南瓜籽仁	13.25
榛子(干)	36.43	葵花籽仁	79.09
山核桃(干)	65.55	栗子(干)	11.54
松子仁	32.79	核桃(干)	43.21

许多坚果品种含有少量胡萝卜素，例如榛子、核桃、花生、葵花籽、松子的胡萝卜素含量为 0.03～0.07 mg/100 g，鲜板栗和开心果达 0.1 mg/100 g 以上。一些坚果中含有相当数量的维生素 C，如栗子和杏仁中含量约为 25 mg/100 g，可以作为维生素 C 的补充来源。

⑤矿物质：坚果富含钾、镁、磷、钙、铁、锌、铜等营养成分。坚果中钾、镁、锌、铜等元素含量特别高。在未经炒制之前，其钠含量普遍较低。一些坚果含有较丰富的钙，如美国杏仁和榛子都是钙的较好来源。一般富含淀粉的坚果矿物质含量略低，而富含油脂的坚果矿物质含量更为丰富。

2)水果的合理利用

水果除含有丰富的维生素和矿物质等营养素外，还含有大量的生物活性物质，既可以防病治病，也可致病，食用时应注意。如梨有清热降火、润肺去燥等功能，对肺结核、急性或慢性气管炎和上呼吸道感染患者出现的咽干、喉疼、痰多而稠等症状有辅助疗效，但产妇、胃寒及脾虚泄泻者不宜食用。又如红枣，可增加机体抵抗力，对体虚乏力和贫血者适用，但龋齿疼痛、下腹胀满、大便秘结者不宜食用。而杏仁中含有杏仁苷，柿子中含有柿胶酚，食用不当会引起溶血性贫血、消化性贫血、消化不良、柿结石等疾病。

鲜果水分含量高，易腐烂，宜冷藏。坚果水分含量低而较耐储藏，但含油坚果的脂肪中不饱和脂肪酸的比例较高，易受氧化而酸败变质，故而应当保存于干燥阴凉处，并尽量隔绝空气。

【知识链接】

食用豆制品不会致癌

坊间传言，豆制品里含有雌激素，食用后容易患乳腺癌，所以最好少吃。这其实是不正确的。

雌激素是一种正常的生理激素，它可以加速蛋白质合成，促进女性乳腺和生殖器发育以及骨骼闭合。但万事讲究平衡，雌激素水平过低，会使女性皮肤变干、变皱，甚至出现不孕、骨质疏松等症状；内源性雌激素水平持续升高，又将导致卵巢功能亢进，乳腺癌患病风险增加。

而大豆及豆制品中含有的大豆异黄酮是一类植物雌激素，它和人体雌激素不一样。大豆异黄酮表现出的活性，仅相当于人体雌激素的 0.1% ～ 1%。更重要的是，植物雌激素相当于人体雌激素调节器，当体内雌激素不足时，植物雌激可起到补充作用；体内雌激素水平过高时，植物雌激素又可以起到抑制作用，进而降低体内雌激素水平。豆制品不仅不会增加乳腺癌患病风险，还可以降低其发病率，是乳腺的保护性因素。当然，大豆及豆制品摄入也有限度，因为大豆含有大量蛋白质，过多的蛋白质摄入会加重肾脏负担。《中国居民膳食指南2016：科普版》推荐每日食用 25 ～ 35 g 大豆，换算成常吃的豆制品，相当于 200 g 左右的豆腐或是 800 mL 左右的豆浆。

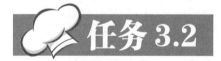

任务 3.2　动物性食物的营养价值

【任务目标】

1. 了解畜禽类原料的营养价值。
2. 了解水产类原料的营养价值。
3. 了解蛋类及蛋制品原料的营养价值。
4. 了解乳及乳制品原料的营养价值。

【引例】

乳酸饮料不能替代酸奶

酸奶因其独特的风味与丰富的营养而深受人们喜爱。现在市场上有很多类似的产品，其营养价值是一样的吗？

酸奶是以牛奶为原料，经过巴氏杀菌后再向牛奶中添加有益菌（发酵剂），经发酵后，再冷却灌装的一种牛奶制品。简单地说，酸奶除了保留鲜牛奶的全部营养成分外，在乳酸菌发酵过程中还可以产生人体需要的多种维生素，如维生素 B_1、维生素 B_2 等，且经过发酵后一部分乳糖转化成了乳酸，可以消除或减轻乳糖不耐受症状，其中含有的活菌还能带来一些额外的好处，如预防胃肠道感染、增强免疫力、防治便秘等。

但需要注意的是，在我们日常生活中，有4类产品被称为酸奶，它们分别是酸乳、发酵乳、风味酸乳和风味发酵乳。酸乳和发酵乳的区别在于用什么菌来发酵。酸乳需要用嗜热链球菌和保加利亚乳杆菌发酵；发酵乳则没有这一限定，即什么菌都可以。而"风味"的区别在于加没加食品添加剂、营养强化剂、果蔬或谷物等。因此，如果叫酸乳或者发酵乳，意味着只能用奶或者奶粉为原料，不能添加其他成分。如果名字前加了"风味"二字，就代表添加了食品添加剂、营养强化剂、果蔬或谷物等。那么，这4类酸奶哪种才是国家标准中的酸奶呢？答案是酸乳或发酵乳，而风味酸乳和风味发酵乳不是。但是这种理论上的酸奶口味不佳，不进行调味的话多数人无法接受，少有厂家生产。因此，现实中的酸奶基本上都是风味酸乳，营养价值与纯牛奶相比是高还是低，不能一概而论，需要具体分析。一般而言，增稠剂和甜味剂不改变营养价值，人们应该关注的指标是糖类——糖加得越多，整体的营养价值就越低。

市面上除了以上4种酸奶，还有一类含乳饮料，如酸性乳饮料、乳酸饮料、乳酸菌饮料等。其与酸奶的营养成分差别很大，酸奶饮料的营养只有酸奶的1/3左右，绝不能代替牛奶和酸奶。

3.2.1 畜禽类

畜禽类食品是来源于恒温动物且适合人类食用的所有食物的总称，不仅包括动物的肌肉，还包括许多可食用的器官和脏器组织。畜禽肉是畜类和禽类的肉，前者指猪、牛、羊、兔、等牲畜的肌肉、内脏及其制品，后者包括鸡、鸭、鹅等禽类的肌肉、内脏及其制品。畜禽肉的营养价值较高，饱腹作用强，可加工烹制成各种美味佳肴，是食用价值很高的食物。

1）畜禽类食品的主要营养成分及组成特点

（1）水分

肌肉中的水分含量约为75%，以结合水、不易流动的水和自由水的形式存在。结合水约占肌肉总水分的5%，构成水分子层；不易流动的水约占肌肉总水分的80%，存在于肌原丝、肌原纤维及肌膜之间；自由水约占肌肉总水分的15%，存在于细胞外间隙，能自由流动。

（2）蛋白质

畜禽肉中的蛋白质含量为10%～20%，因动物的种类、畜龄、肥瘦程度以及部位而异，见表3.12。在畜肉中，猪肉的蛋白质含量在13.2%左右，牛肉高达20%，羊肉介于猪肉和牛肉之间，兔肉蛋白质含量在20%左右。在禽肉中，鸡肉、鹌鹑肉的蛋白质含量较高，约20%，鸭肉约16%，鹅肉约18%。

不同部位的肉，因肥瘦程度不同，蛋白质含量差异较大。如猪通脊肉蛋白质含量约为21%，后臀尖约为15%，肋条肉约为10%，奶脯仅为8%；牛通脊肉的蛋白质含量为22%左右，后腿肉约为 20%，腑肋肉约为 18%，前腿肉约为 16%；羊前腿肉的蛋白质含量约为 20%，后腿肉约为 18%，通脊和胸腹肉约为 17%；鸡胸肉的蛋白质含量约为 20%，鸡翅约为 17%。

表 3.12　每 100 g 畜禽肉主要营养素含量表

食物名称	蛋白质 /g	脂肪 /g	碳水化合物 /g
牛肉（肥瘦）	19.9	4.2	2.0
羊肉（肥瘦）	19.0	14.1	0
猪肉（肥）	2.4	88.6	0
猪肉（肥瘦）	13.2	37	2.4
猪肉（瘦）	20.3	6.2	1.5
鸡肉	19.3	9.4	1.3
鸭肉	15.5	19.7	0.2
鹅肉	17.9	19.9	0

一般来说，心、肝、肾等内脏器官的蛋白质含量较高，而脂肪含量较少。不同内脏的蛋白质含量存在差异。家畜内脏中，肝脏蛋白质含量较高，心、肾蛋白质含量为 14% ～ 17%；家禽内脏中，肫的蛋白质含量较高，肝和心蛋白质含量为 13% ～ 17%。

畜禽肉的蛋白质为完全蛋白质，含有人体必需的各种氨基酸，并且必需氨基酸的构成比例接近人体需要，因此易被人体充分利用，营养价值高，属于优质蛋白质。

畜禽的皮肤和筋腱主要由结缔组织构成。结缔组织的蛋白质含量为 35% ～ 40%，其中绝大部分为胶原蛋白和弹性蛋白。如猪皮蛋白质含量为 28% ～ 30%，其中 85% 是胶原蛋白。胶原蛋白和弹性蛋白缺乏色氨酸和蛋氨酸等人体必需氨基酸，为不完全蛋白质，因此以猪皮和筋腱为主要原料的食品（如膨化猪皮、猪皮冻、蹄筋等），营养价值较低，需要和其他食品配合食用。

骨是一种坚硬的结缔组织，蛋白质含量约为 20%，其中的骨胶原占有很大比例，为不完全蛋白质。骨可被加工成骨糊添加到肉制品中，以充分利用其中的蛋白质。

畜禽血液中的蛋白质含量如下：猪血约 12%、牛血约 13%、羊血约 7%、鸡血约 8%、鸭血约 8%。畜血血浆蛋白质含有 8 种人体必需氨基酸和组氨酸，营养价值高，其赖氨酸和色氨酸含量高于面粉，可以作为蛋白强化剂添加在各种食品和餐菜中；血细胞部分可应用于香肠的生产，其氨基酸组成与胶原蛋白相似，被胶原蛋白酶水解时，可产生与胶原蛋白水解物同样的肽类。

（3）脂肪

脂肪含量因动物的种类、畜龄、肥瘦程度、部位等不同有较大差异，低者为 2%，高者可达 89% 及以上。在畜肉中，猪肉的脂肪含量最高，羊肉次之，牛肉最低。猪瘦肉中的脂肪含量为 6.2%，羊瘦肉为 3.9%，而牛瘦肉仅为 2.3%。此外，兔肉的脂肪含量也较低，为 2.2%。在禽肉中，火鸡和鹌鹑的脂肪含量较低，在 3% 以下；鸡和鸽子的脂肪含量类似，为 14% ～ 17%；鸭和鹅的脂肪含量在 20% 左右。

畜肉脂肪以饱和脂肪酸为主，主要由硬脂酸、棕榈酸和油酸等组成，熔点较高。禽肉脂肪含有较多的亚油酸，熔点低，易于消化吸收。瘦肉中胆固醇含量较低，见表 3.13。每 100 g 约含 70 mg，肥肉比瘦肉高 90% 左右，内脏中更高，一般约为瘦肉的 3 ～ 5 倍，脑中胆固醇含量最高，每 100 g 在 2 000 mg 以上。

必需脂肪酸的含量与组成是衡量食物油脂营养价值的重要方面。动物脂肪含有的必需脂肪酸明显低于植物油脂，因此植物油脂营养价值更高。在动物脂肪中，禽类脂肪必需脂肪酸的含量高于畜类脂肪；畜类脂肪中，猪油的必需脂肪酸含量又高于牛、羊等反刍动物的脂肪。总体来说，禽类脂肪的营养价值高于畜类脂肪。

表 3.13　每 100 g 畜禽肉中不同部位胆固醇含量表

食物名称	胆固醇 /mg	食物名称	胆固醇 /mg
牛肉（肥瘦）	84	猪肝	288
羊肉（肥瘦）	92	鸡肝	356
猪肉（肥）	109	鹅肝	285
兔肉	59	猪肾	354
鸡肉	106	羊肾	289
鸭肉	94	猪脑	2 571
鹅肉	74	羊脑	2 004

（4）碳水化合物

畜禽食品中碳水化合物含量为 1% ～ 3%，主要以糖原的形式存在于肌肉和肝脏中。动物在屠宰前过度疲劳，糖原含量将会下降；屠宰后放置时间过长，酶的作用也会使糖原含量降低，乳酸增高，pH 值下降。

（5）矿物质

畜禽食品中矿物质的含量一般为 0.8% ～ 1.2%，瘦肉中的含量高于肥肉，内脏高于瘦肉。铁的含量约为 5 mg/100 g，以猪肝最为丰富。畜禽肉中的铁主要以血红素形式存在，消化吸收率很高。内脏还含有丰富的锌和硒。牛肾和猪肾的硒含量是大多数食品的数十倍。此外，畜禽肉还含有较多的磷、硫、钾、钠、铜等。钙的含量虽然不高，但吸收利用率很高。禽类的肝脏中富含多种矿物质，且平均水平高于禽肉。禽类肝脏和血液中铁的含量十分丰富，每 100 g 约含 10 ～ 30 mg，是铁的优秀膳食来源。禽类的心和肫也是含矿物质非常丰富的食物。

（6）维生素

畜禽肉可提供多种维生素，主要以 B 族维生素和维生素 A 为主。内脏含量比肌肉中多，其中肝脏的含量最为丰富，尤其富含维生素 A 和维生素 B_2，维生素 A 的含量以牛肝和羊肝为最高，维生素 B_2 含量则以猪肝中最丰富。另外，禽肉中还含有较多的维生素 E。

2）畜禽肉的合理利用

畜禽肉蛋白质营养价值较高，含有较多的赖氨酸，宜与谷类食物搭配食用，可以发挥蛋白质的互补作用。为了充分吸收营养，畜禽肉应分散到每餐膳食中，不要短时间大量食用。

畜肉的脂肪和胆固醇含量较高，脂肪主要由饱和脂肪酸组成，食用过多易引起肥胖和高脂血症等疾病，因此膳食中的比例不宜过多。但是禽肉脂肪不饱和脂肪酸含量较多，因此老年人及心血管疾病患者宜选用禽肉。内脏含有较多的维生素、铁、锌、硒、钙，肝脏中，维生素 B_2 和维生素 A 的含量尤其丰富，因此适合经常食用。

3.2.2 蛋类及蛋制品

蛋类包括鸡蛋、鸭蛋、鹅蛋、鹌鹑蛋、鸽蛋、鸵鸟蛋、火鸡蛋、海鸥蛋及其加工制成的咸蛋、松花蛋等。蛋类的营养素不仅含量丰富，而且质量也很好，是营养价值较高的食品。

1)蛋的结构

蛋类的结构基本相似，主要由蛋壳、蛋清和蛋黄三部分组成。蛋壳位于蛋的最外层，外有一层水溶性胶状黏蛋白，可以防止微生物进入蛋内，并避免蛋内水分及二氧化碳过度向外蒸发。这层膜附着在蛋壳的表面，外观无光泽，呈霜状，据此可鉴别蛋的新鲜程度。蛋外表面呈霜状，无光泽而清洁，表明蛋是新鲜的；无霜状物，且油光发亮不清洁，说明蛋不新鲜。由于这层膜具有水溶性，蛋类在储存时要防潮，不能水洗或雨淋，否则会很快变质腐败。蛋清位于蛋壳与蛋黄之间，主要是卵白蛋白，遇热、碱、醇类发生凝固，遇氯化物或某些化学物质，浓厚的蛋白则水解为水样的稀薄物。根据这种性质，蛋可加工成松花蛋和咸蛋。蛋黄呈球形，由两根系带固定在蛋的中心。随着保管时间的延长和外界温度升高，系带逐渐变细，最后消失，蛋黄随系带变化，逐渐上浮贴壳。由此也可鉴别蛋的新鲜程度。

蛋壳质量占整个鸡蛋的 11%～13%，蛋黄和蛋清的比例因鸡蛋大小而略有差别，鸡蛋大则蛋黄比例较小，一般蛋黄约占可食部分的 1/3。

2)蛋类的主要营养成分及组成特点

蛋的微量营养成分受到品种、饲料、季节等多方面因素的影响，但蛋中主要营养素含量基本稳定，各种蛋的营养成分有共同之处。

（1）蛋白质

蛋类蛋白质含量一般在 10% 以上，见表 3.14。全鸡蛋蛋白质的含量在 12% 左右，蛋清中略低，蛋黄中较高，加工成咸蛋或松花蛋后，变化不大。

表 3.14　每 100 g 禽蛋中蛋白质含量表

食物名称	蛋白质 /g	食物名称	蛋白质 /g
鸡蛋(白皮)	12.7	鹅蛋	11.1
鸡蛋白	11.6	松花蛋(鸡)	14.8
鸡蛋黄	15.2	松花蛋(鸭)	14.2
鸭蛋	12.6	咸鸭蛋	12.7
鸭蛋白	9.9	鹌鹑蛋	12.8
鸭蛋黄	14.5	—	—

蛋中蛋白质氨基酸组成与人体需要最接近，生物价高达 94，是其他食物蛋白质的 1.4 倍左右。蛋中蛋白质的赖氨酸和蛋氨酸含量较高，与谷类和豆类食物混合食用，可弥补二者赖氨酸或蛋氨酸的不足。

（2）脂类

蛋清中脂肪含量极少，98% 的脂肪存在于蛋黄当中。蛋黄中的脂肪几乎全部以与蛋白质结合的良好乳化形式存在，因而消化吸收率高。

鸡蛋黄中脂肪含量约为 28%～33%，其中中性脂肪含量约为 62%～65%，磷脂为 30%～33%，胆固醇为 4%～5%，还有微量脑苷脂类。蛋黄中性脂肪以单不饱和脂肪酸油酸最为丰富，约为 50%，亚油酸约为 10%，其余主要是硬脂酸、棕榈酸和棕榈油酸，含微量花生四烯酸。

蛋黄是磷脂的极好来源，所含卵磷脂具有降低血胆固醇的效果，并能促进脂溶性维生素的吸收。鸡蛋黄中的磷脂主要为卵磷脂和脑磷脂，此外尚有神经鞘磷脂。各种禽蛋的蛋黄中总磷脂含量相似。它们使蛋黄具有良好的乳化性状，但因含有较多不饱和脂肪酸，容易受到脂肪氧化的影响。

蛋类胆固醇含量极高，主要集中在蛋黄，其中鹅蛋黄含量最高，每 100 g 达 1 696 mg，是猪肝的 7 倍、肥猪肉的 17 倍，加工成咸蛋或松花蛋后，胆固醇含量无明显变化。

（3）碳水化合物

鸡蛋中碳水化合物含量极低，大约为 1%，分为两种：一部分与蛋白质相结合，含量在 0.5% 左右；另一部分为游离态，含量约 0.4%。后者中 98% 为葡萄糖，其余为微量的果糖、甘露糖、阿拉伯糖、木糖和核糖。这些微量的葡萄糖是蛋粉制作中发生美拉德反应的原因之一，因此生产上在干燥工艺之前采用葡萄糖氧化酶除去蛋中的葡萄糖，使其在加工储藏过程中不发生褐变。

（4）矿物质

蛋中的矿物质主要存在于蛋黄部分，蛋清部分含量较低。蛋黄中矿物质含量为 1.0%～1.5%，其中磷最为丰富，为 240 mg/100 g，钙为 112 mg/100 g。

蛋黄是多种微量元素的良好来源，包括铁、硫、镁、钾、钠等。蛋中所含铁元素数量较高，但以非血红素铁形式存在。由于卵黄高磷蛋白对铁的吸收具有干扰作用，故而蛋黄中铁的生物利用率较低，仅在 3% 左右。

（5）维生素和其他微量活性物质

蛋中维生素含量十分丰富，且品种较为完全，包括所有的 B 族维生素、维生素 A、维生素 D、维生素 E、维生素 K 和微量的维生素 C。其中绝大部分的维生素 A、维生素 D、维生素 E 和大部分维生素 B_1 都存在于蛋黄当中。鸭蛋和鹅蛋的维生素含量总体而言高于鸡蛋。此外，蛋中的维生素含量受品种、季节和饲料的影响。

蛋黄是胆碱和甜菜碱的良好来源，甜菜碱具有降低血脂和预防动脉硬化的功效。

煎鸡蛋和烤蛋中的维生素 B_1、维生素 B_2 损失率分别为 15% 和 20%，而叶酸损失率最大，可达 65%。煮鸡蛋几乎不引起维生素的损失。

3）蛋类的合理利用

生鸡蛋蛋清含有抗生物素蛋白和抗胰蛋白酶。抗生物素蛋白能与生物素在肠道内结合，影响生物素的吸收，可引起食欲不振、全身无力、毛发脱落、皮肤发黄、肌肉疼痛等生物素缺乏的症状；抗胰蛋白酶能抑制胰蛋白酶的活力，妨碍蛋白质消化吸收，故不可生食蛋清。烹调加热可破坏这两种物质，消除它们的不良影响。但是不宜过度加热，否则会使蛋白质过分凝固，甚至变硬变韧，形成硬块，反而影响食欲及消化吸收。

蛋黄中的胆固醇含量很高，大量食用会引起高脂血症，是动脉粥样硬化、冠心病等疾病的危险因素，但蛋黄中含有大量的卵磷脂，对心血管疾病有防治作用。

因此，鸡蛋摄入要适量。每人每日摄入 1 ～ 2 个鸡蛋，对血清胆固醇水平既无明显影响，又可发挥其他禽蛋营养成分的作用。

3.2.3　水产类

水产动物种类繁多，全世界仅鱼类就有 2.5 万～ 3 万种，其中海产鱼类超过 1.6 万种。水产食用资源与人类饮食关系密切，许多都具有丰富的营养价值。这些丰富的海洋资源作为高生物价的蛋白、脂肪和脂溶性维生素来源，在人类的营养领域具有重要作用。

在种类繁多的水产动物资源中，可供人类食用、具有食用价值的主要有鱼类、甲壳类和软体类。

1）鱼类

按照鱼类生活的环境，可以把鱼分为海水鱼（如鲱鱼、鳕鱼、狭鳕鱼）和淡水鱼（如鲤鱼、鲢鱼）；根据生活的海水深度，海水鱼又可以分为深水鱼和浅水鱼。

（1）鱼类主要营养成分及组成特点

①蛋白质：鱼类蛋白质含量为 15% ～ 20%，分布于肌浆和肌基质，肌浆主要含肌凝蛋白、肌溶蛋白、可溶性肌纤维蛋白、肌结合蛋白和球蛋白；肌基质主要包括结缔组织和软骨组织，含有胶原蛋白和弹性蛋白质。

除了蛋白质外，鱼还含有较多的其他含氮化合物，主要有游离氨基酸、肽、胺类、胍、季铵类化合物、嘌呤类和脲等。

②脂类：鱼类脂肪含量为 1% ～ 10%，呈不均匀分布，主要存在于皮下和脏器周围，肌肉组织中含量甚少。不同鱼种脂肪含量有较大差异，如鳕鱼脂肪含量在 1% 以下，而河鳗脂肪含量高达 10.8%。鱼类脂肪多由不饱和脂肪酸组成，一般占 60% 以上，熔点较低，通常呈液态，消化率在 95% 左右。

③碳水化合物：鱼类碳水化合物的含量较低，在 1.5% 左右。有些鱼不含碳水化合物，如鲳鱼、鲢鱼、银鱼等。

④矿物质：鱼类矿物质含量为 1% ～ 2%，其中锌的含量极为丰富，此外，钙、钠、氯、钾、镁的含量也较多，其中钙的含量多于禽肉，但钙的吸收率较低。海产鱼类富含碘，有的海产鱼每千克含碘 500 ～ 1 000 μg，而淡水鱼每千克含碘量仅为 50 ～ 400 μg。

⑤维生素：鱼油和鱼肝油是维生素 A 和维生素 D 的重要来源，也是维生素 E（生育酚）的常见来源，多脂的海鱼肉也含有一定数量的维生素 A 和维生素 D。鱼类中维生素 B_1、维生素 B_2、烟酸等的含量也较高，而维生素 C 含量则很低。一些生鱼制品中含有硫胺素酶和催化硫胺素降解的蛋白质，因此大量食用生鱼可能造成维生素 B_1 的缺乏。

（2）鱼类的合理利用

①防止腐败变质。鱼类因水分和蛋白质含量高，结缔组织少，较畜禽肉更易腐败变质，特别是青皮红肉鱼，如鲐鱼、金枪鱼，组氨酸含量高，不饱和双键极易氧化破坏，产生脂质过氧化物，对人体有害。因此打捞的鱼类需及时保存或加工处理，防止腐败变质。保存处理一般利用低温或食盐来抑制组织蛋白酶的作用和微生物的生长繁殖。低温处理有冷却和冻结两种方式：冷却是用冰使鱼体温度降到 −10 ℃左右，一般可保存 5 ～ 15 天；冻结是使鱼体在 −40 ～ −25 ℃的环境中冷冻，此时各组织酶和微生物均处于休眠状态，保藏期可达半年以上。以食盐保藏海鱼，用盐量不应低于海鱼质量的 15%。

②防止食物中毒。有些鱼含有极强的毒素，如河豚，其虽肉质细嫩，味道鲜美，但卵、卵巢、肝脏和血液中含有极毒的河豚毒素，若不正确加工处理，会引起急性中毒甚至致人死亡。

2）软体动物类

软体动物按形态不同，可以分为双壳类软体动物和无壳类软体动物两大类。双壳类软体动物包括蛤类、牡蛎、贻贝、扇贝等；无壳类软体动物包括章鱼、乌贼等。

软体动物含有丰富的蛋白质和微量元素，某些软体动物还含有较多的维生素 A 和维生素 E，但脂肪和碳水化合物含量普遍较低。蛋白质中含有全部的必需氨基酸，其中酪氨酸和色氨酸的含量比牛肉和鱼肉都高。贝肉中还含有丰富的牛磺酸，贝类中牛磺酸的含量普遍高于鱼类，其中海螺、毛蚶和杂色蛤中含量最高，每 100 g 新鲜可食部中含有 500 ～ 900 mg。软体动物中的微量元素以硒最为丰富，其次是锌，此外还含有碘、铜、锰、镍等。

水产动物的肉质一般都非常鲜美，这与一些呈味物质有关。鱼类和甲壳类的呈味物质主要是游离的氨基酸、核苷酸等。软体类动物中，乌贼的呈味物质也是氨基酸，尤其是含量丰富的甘氨酸；贝类的主要呈味成分为琥珀酸及其钠盐，琥珀酸在贝类中含量很高，干贝含 0.14%，螺含 0.07%，牡蛎含 0.05%。此外，一些氨基酸如谷氨酸、甘氨酸、精氨酸、牛磺酸，以及 AMP、Na^+、K^+、Cl^- 等也为呈味成分。

3.2.4　乳类及乳制品

乳类是指动物的乳汁，经常食用的是牛奶和羊奶。乳类经浓缩、发酵等工艺可制成乳制品，如奶粉、酸奶、炼乳等。乳类及乳制品具有很高的营养价值，不仅是婴儿的主要食物，也是老弱病人的营养食品。

1）乳类及乳制品的营养成分与组成特点

乳类及乳制品几乎含有人体需要的所有营养素，除维生素 C 含量较低外，其他营养素含量都比较丰富。某些乳制品加工时除去了大量水分，故营养素含量比鲜乳更高，但某些营养素受加工的影响，含量相对下降。

（1）乳类

乳类的水分含量为 86% ～ 90%，因此其他营养素总量相对较低。

①蛋白质：牛乳中的蛋白质含量比较恒定，在 3.0% 左右，含氮物的 5% 为非蛋白氮。传统上将牛乳蛋白质划分为酪蛋白和乳清蛋白两类。酪蛋白约占牛乳蛋白质的 80%，乳清蛋白

约占总蛋白质的 20%。牛乳蛋白质为优质蛋白质，生物价为 85，容易被人体消化吸收。

羊乳的蛋白质含量为 1.5%，低于牛乳；蛋白质中酪蛋白的含量较牛奶略低，其中 αs2-酪蛋白在胃中形成的凝乳块较小而细软，更容易消化。婴儿的羊奶消化率可达 94% 以上。牦牛奶和水牛奶的蛋白质含量明显高于普通牛奶，在 4% 以上。

②脂类：牛乳脂肪含量为 2.8% ～ 4.0%。其中磷脂含量约为 20 ～ 50 mg/100 mL，胆固醇含量约为 13 mg/100 mL。水牛乳脂肪含量在各种乳类当中最高，为 9.5% ～ 12.5%。因饲料的不同、季节的变化，乳汁中脂类成分会略有变化。

脂肪是脂溶性维生素的载体，对乳制品的风味和口感起着重要的作用，影响着消费者的体验。脂肪的香气成分包括各种挥发性烷酸、烯酸、酮酸、羟酸、内酯、烷醛、烷醇、酮类等。

③碳水化合物：乳类碳水化合物含量为 3.4% ～ 7.4%，人乳中含量最高，羊乳居中，牛乳最少。碳水化合物的主要形式为乳糖。乳糖可促进钙等矿物质的吸收，也有利于婴儿肠道内双歧杆菌的生长，对婴幼儿的生长发育具有特殊的意义。但部分不经常饮奶的成年人体内乳糖酶活性过低，大量食用乳制品可能引发乳糖不耐受。用固定化乳糖酶将乳糖水解为半乳糖和葡萄糖可以解决乳糖不耐受问题，同时可提高产品的甜度。

④矿物质：牛乳中的矿物质主要包括钠、钾、钙、镁、氯、磷、硫、铜、铁等，大部分与有机酸结合形成盐类，少部分与蛋白质结合或吸附在脂肪球膜上。其中成碱性元素略多，因而牛乳为弱碱性食品。乳中的矿物质含量因品种、饲料、泌乳期等因素而有所差异，初乳中含量最高，常乳中含量略有下降。发酵乳中钙含量高并具有较高的生物利用率，为膳食中最好的天然钙来源。牛乳中钠、钾和氯离子基本上完全存在于溶液中，而钙和磷分布在溶液和胶体两相中。

⑤维生素：牛乳中含有几乎所有种类的维生素，包括维生素 A、维生素 D、维生素 E、维生素 K、各种 B 族维生素和微量的维生素 C。只是这些维生素的含量差异较大。总体来说，牛奶是 B 族维生素的良好来源，特别是维生素 B_2。脂溶性维生素存在于牛奶的脂肪部分中，而水溶性维生素存在于水相。乳清呈现的淡黄绿色便是维生素 B_2 的颜色。脱脂奶的脂溶性维生素含量显著下降，需要进行营养强化。由于羊饲料中青草比例较大，因此羊乳中的维生素 A 含量高于牛乳。羊乳中多数 B 族维生素含量比较丰富，但其中叶酸及维生素 B_1 含量低，容易造成生长迟缓及贫血，所以不适合 1 岁以下婴幼儿作为主食。对成年人来说，由于饮食品种丰富，叶酸及维生素 B_1 有其他来源供应，因此可以放心饮用羊奶。

⑥其他成分：A. 酶类。牛乳蛋白质部分由血液蛋白转化而来，其中含有大量酶类，主要有氧化还原酶、转移酶和水解酶。水解酶中包括了淀粉酶、脂酶、酯酶、蛋白酶、磷酸酯酶等。水解酶可以帮助消化营养物质，对婴幼儿的消化吸收具有促进作用。B. 有机酸。牛乳中核酸含量较低，痛风患者可以食用。牛乳中大部分核苷酸以乳清酸的形式存在，含量约为 60 mg/L，具有降低血液胆固醇浓度和抑制肝脏中胆固醇合成的作用。C. 其他生理活性物质。乳中含有大量的生理活性物质，其中较为重要的有乳铁蛋白、免疫球蛋白、生物活性肽、共轭亚油酸、激素和生长因子等。

（2）乳制品

乳制品主要包括炼乳、奶粉、酸奶等。因加工工艺不同，乳制品营养成分有很大差异。

①炼乳：炼乳为浓缩奶的一种，分为淡炼乳和甜炼乳。鲜奶在低温真空条件下浓缩，除去约2/3的水分，再经灭菌而成的，称淡炼乳。维生素因加工的影响，遭受一定的破坏，因此需要加以强化，按适当的比例冲稀后，营养价值基本与鲜奶相同。淡炼乳在胃酸作用下，可形成凝块，便于消化吸收，适合婴儿和对鲜奶过敏者食用。甜炼乳是在鲜奶中加入约15%的蔗糖后按上述工艺制成的，其中含糖量在45%左右，其利用渗透压的作用抑制微生物的繁殖。因糖分过高，需用大量水冲淡，营养成分相对下降，不适合婴儿食用。

②奶粉：奶粉是鲜奶经脱水干燥制成的粉。根据食用目的，可制成全脂奶粉、脱脂奶粉、调制奶粉等。

全脂奶粉是将鲜奶浓缩除去70%～80%水分后，经喷雾干燥或热滚筒法脱水制成。喷雾干燥法所制奶粉粉粒小，溶解度高，无异味，营养成分损失少，营养价值较高；热滚筒法生产的奶粉颗粒较大，不均匀，溶解度小，营养素损失较多。全脂奶粉的营养成分一般为鲜奶的8倍左右。

脱脂奶粉是将鲜奶脱去脂肪，再经上述方法制成的奶粉。此种奶粉脂肪含量仅为1.3%，脱脂过程中脂溶性维生素损失较多，其他营养成分变化不大。脱脂奶粉一般供腹泻婴儿及需要少油膳食的患者食用。

调制奶粉又称"母乳化奶粉"，是以牛乳为基础，参照人乳组成的模式和特点，进行调整和改善，更适合婴儿的生理特点和需要。调制奶粉主要是减少了牛乳粉中酪蛋白、甘油三酯、钙、磷和钠的含量，添加了乳清蛋白、亚油酸和乳糖，并强化了维生素A、维生素D、维生素B_1、维生素B_2、维生素C、叶酸和微量元素铁、铜、锌、锰等。

③酸奶：酸奶是在消毒鲜奶中接种乳酸杆菌并使其在控制条件下生长繁殖而制成的。牛奶经乳酸菌发酵后游离的氨基酸和肽增加，因此更易消化吸收。乳糖减少，使乳糖酶活性低的成人易于接受。维生素A、维生素B_1、维生素B_2等的含量与鲜奶含量相似，但叶酸含量却增加了1倍，胆碱也明显增加。此外，酸奶的酸度增加，有利于维生素的保护。乳酸菌进入肠道可抑制一些腐败菌的生长，调整肠道菌相，防止腐败胺类对人体的不良作用。

④干酪：干酪也称奶酪，是一种营养价值很高的发酵乳制品，是在原料乳中加入适当量的乳酸菌发酵剂或凝乳酶，使蛋白质发生凝固，并加盐、压榨排除乳清之后的产品。干酪中的蛋白质大部分为酪蛋白，经凝乳酶或酸作用而形成凝块。经过发酵作用，奶酪当中还含有肽类、氨基酸和非蛋白氮成分。除少数品种之外，蛋白质中包裹的脂肪成分多占干酪固形物的45%以上，而脂肪在发酵中的分解产物使干酪具有特殊的风味。奶酪制作过程中大部分乳糖随乳清流失，少量乳糖在发酵时起到促进乳酸发酵的作用，可以抑制杂菌的繁殖。奶酪中脂溶性维生素大多保留在蛋白质凝块当中，而水溶性的维生素有所损失，但含量仍不低于原料乳。原料乳中微量的维生素C几乎全部损失。干酪外皮部分的B族维生素含量高于中心部分。硬质干酪是钙的极佳来源，软干酪含钙量较低。镁在奶酪制作过程中得到浓缩，硬质干酪中镁含量约为原料乳的5倍。钠的含量因品种不同而异，农家干酪因不添加盐，钠含量仅为0.1%；而法国羊奶干酪中的盐含量可达4.5%～5.0%。

此外，成熟奶酪中含有较多的胺类物质。它们是在后熟过程中游离氨基酸脱羧作用形成的产物，包括酪胺、组胺、色胺、腐胺、尸胺和苯乙胺等。其中以酪胺含量最高，例如切达干酪中的酪胺含量达35～109 mg/100 g。

⑤含乳饮料包括乳饮料、乳酸饮料、乳酸菌饮料等，其主要原料为水和牛乳。

乳饮料、乳酸饮料和乳酸菌饮料均为蛋白质含量≥1.0%的含乳饮料。其中，配料为水、糖或甜味剂、果汁、有机酸、香精等。乳酸饮料中不含活乳酸菌，但添加乳酸使其具有一定酸味；乳酸菌饮料中应含有活乳酸菌，为发酵乳加水和其他成分配制而成。

总体来说，乳饮料的营养价值低于液态乳类产品，蛋白质含量约为牛奶的1/3。但因其风味多样、味甜可口，受到儿童和青少年的喜爱。

2)乳类及乳制品的合理利用

鲜奶水分含量高，营养素种类齐全，十分有利于微生物生长繁殖，因此须经严格消毒灭菌后方可食用。消毒方法常用煮沸法和巴氏消毒法。煮沸法是将鲜奶直接煮沸，设备要求简单，可达消毒目的，但对鲜奶的理化性质影响较大，营养成分有一定损失，多在家庭使用。大规模生产时采用巴氏消毒法。巴氏消毒常用两种方法，即低温长时消毒法和高温短时消毒法，前者将牛奶在63 ℃下加热30 min，后者在90 ℃加热1 s。巴氏消毒法对鲜奶的组成和性质均无明显影响，但对热不稳定维生素如维生素C将损失20%～25%。

此外，鲜奶应避光保存，以保护其中的维生素。鲜牛奶经日光照射1 min后，B族维生素很快消失，维生素C也所剩无几。即使在微弱的阳光下，经6小时照射后，B族维生素也仅剩一半，而在避光器皿中保存的牛奶不仅没有损失维生素，还能保持牛奶特有的鲜味。

【知识链接】

动物肝脏营养好但胆固醇高，到底能不能吃?

动物肝脏富含优质蛋白质，以猪肝为例，每100 g含19.3 g蛋白质。肝脏含有丰富的铁，每100 g猪肝中含22.6 mg铁，而且主要是血红素铁，容易被吸收利用，有助于预防或改善缺铁性贫血。肝脏中维生素A含量高，每100 g猪肝中高达4 972 μg，远高于其他动物性食物。维生素A具有促进生长发育，维持正常视力、防治夜盲症，保持皮肤健康，以及增强机体免疫力等作用。肝脏含有丰富的维生素B_2，每100 g猪肝中含有2.08 mg。维生素B_2参与体内生物氧化与能量代谢，维持蛋白质、脂肪和碳水化合物的正常代谢过程，促进机体的生长发育，维护皮肤和黏膜的完整性。

动物内脏的胆固醇含量都比较高，肝脏也不例外，每100 g猪肝含288 mg胆固醇。患有高胆固醇血症及其他相关心脑血管疾病的人应该限量食用。

肝脏是动物的主要解毒器官，某些有毒有害物质可能残留在肝脏中，食用肝脏会摄入这些毒素。过量使用的药物如抗生素等，也可能蓄积在肝脏中。

总体而言，适量食用肝脏利大于弊。肝脏中所含的胆固醇和可能存在的有害物质，只要不大量食用，我们的身体完全有能力处理，无需担心。

任务3.3 调味品和其他食品的营养价值

【任务目标】

1. 了解调味品类原料的营养价值。
2. 了解食用油脂类原料的营养价值。
3. 了解其他食品类原料的营养价值。

【引例】

食物中的"隐形盐"

盐是百味之先，对人体的健康有着至关重要的影响。盐摄入过低，会导致神经肌肉兴奋性减弱，严重的甚至危及生命；盐摄入过多，会给身体带来很多危害，很多慢性疾病如高血压等都与盐摄入过量有着直接联系。

根据《中国居民膳食指南（2016）》的推荐量，成人每天食用盐的摄入量应低于6 g，但我国目前人均盐摄入量在10 g以上，部分地区甚至在14～16 g以上，普遍存在盐摄入过剩的问题。

究其原因，主要还是中餐在烹饪过程中用盐过多。而且，食品企业出于各种原因（主要是口味），也会在食品中过量添加食用盐，这些"隐形盐"在潜移默化中影响着居民的健康。

市面上，"隐形盐"来源有很多，最常见的如方便面（面饼、调料包）中的含钠总量就已经满足人一天的钠需要量。又如大多数火腿肠中除了食用盐含有钠之外，食品添加剂如谷氨酸钠（味精）、焦磷酸钠、海藻酸钠、苯甲酸钠中也都含有很多钠。这些火腿制品平均100 g所含的钠加起来往往占人一天总钠需要量的58%甚至更高。除此之外，拉面、豆腐乳、咸菜、酱油也都是生活中常见盐的隐形来源。

高钠的饮食长久以往，不仅对自己的身体健康不利，还会影响下一代健康饮食习惯的养成。

因此，我们在烹饪食物时，应控制食用盐的摄入量，每人每天的盐摄入量尽量维持在6 g以下（实际4 g即可满足身体需要）。清淡饮食的生活习惯，对自己，对家人，对孩子未来的成长发育都有很大帮助。

调味品、食用油脂、茶、酒、糖果和巧克力等其他食品，不仅可以满足食物烹调加工以及人们饮食习惯的需要，而且也是补充人体营养素的一个重要途径，其中有些食品还具有重要的保健功能。了解这些食品的组成特点和营养价值等，对合理选择和利用这些食品具有重要意义。

3.3.1 调味品及其营养价值

调味品是指以粮食、蔬菜等为原料，经发酵、腌渍、水解、混合等工艺制成的各种用于烹调调味和食品加工的产品以及各种食品添加剂。

1）调味品分类

目前，我国调味品大致可分为 6 个大类。

①发酵调味品，这一类是以谷类和豆类为原料，经微生物的酿造工艺而生产的调味品，其中又包括酱油类、食醋类、酱类、腐乳类、豆豉类、料酒类等多个门类，其中每一门类又包括天然酿造品和配制品。

②酱腌菜类，包括酱渍、糖渍、糖醋渍、糟渍、盐渍等各类制品。

③香辛料类，以天然香料植物为原料制成的产品，包括辣椒制品、胡椒制品、其他香辛料干制品及配制品等。大蒜、葱、洋葱、香菜等生鲜蔬菜类调味品也属此类。

④复合调味品类，包括固态、半固态和液态复合调味料，也可以按用途划分为开胃酱类、风味调料类、方便调料类、增鲜调料类等。

⑤其他调味品，包括盐、糖、调味油，以及水解植物蛋白、鲣鱼汁、海带浸出物、酵母浸膏、香菇浸出物等。

⑥各种食品添加剂，这一类是指为改善食品品质和色、香、味以及防腐和加工工艺的需要而加入食品中的化学合成物质或天然物质，包括味精、酶制剂、柠檬酸、甜味剂、酵母、香精香料、乳化增稠剂、品质改良剂、防腐剂、抗氧化剂、食用色素等。

2）主要调味品的特点和营养价值

调味品除具有调味价值外，大多也具有一定的营养价值和保健价值。其中有部分调味品因为使用量非常少，其营养价值并不十分重要；但也有部分调味品构成了日常饮食的一部分，对维持健康起着不可忽视的作用。同时，调味品的选择和食用习惯往往对健康也有着相当大的影响。

（1）酱油和酱类调味品

酱油和酱是以小麦、大豆及其制品为主要原料，接种曲霉菌种，经发酵酿制而成的。酱油品种繁多，可以分为风味酱油、营养酱油、固体酱油三大类。风味酱油中的日式酱油加入了海带汁、鲣鱼汁，中式风味酱油加入了鸡精、鱼露、香菇汁、香辛料等，不仅增加鲜味，也使营养价值有所提高。营养酱油起步较晚，主要包括减盐酱油和铁强化酱油两类。铁强化酱油中添加了 EDTA 铁。固体酱油是将酱油真空浓缩后再加入食盐和鲜味剂制成的产品。酱类包括了以豆类和面粉、大米等为原料发酵制成的各种半固体咸味调味料，按照原料的不同，可分为以豆类为主制成的豆酱（大酱）、豆类和面粉混合制作的黄酱、以面粉为主的甜面酱、以蚕豆为主的蚕豆酱和豆瓣酱、大豆和大米制成的日本酱等。此外，在酱中加入其他成分可以制成各种花色酱，如加入肉末和辣椒的牛肉酱等。豆、麦等经过微生物和酶的作用，原料中的蛋白质降解生成氨基酸、多肽等含氮物质；淀粉分解为双糖和单糖；部分糖类发酵产生醇和有机酸，并进一步生成具有芳香气味的酯类；氨基酸与糖类通过美拉德反应生成芳香物质和类黑素，使其具有较深的颜色。酱油和酱的营养素种类和含量与其原料有很大的关系。

①蛋白质与氨基酸：酱油和酱的鲜味主要来自含氮化合物，含量高低是其品质的重要标志。优质酱油的总氮含量多为 1.3% ～ 1.8%，氨基酸态氮 ≥ 0.7%。其中谷氨酸含量最高，其次为天门冬氨酸，这两种氨基酸均具鲜味。此外，增鲜酱油中添加了 0.001% ～ 0.1% 的 5'-肌苷酸钠和 5'-鸟苷酸钠，使氨基酸的鲜味阈值更低，鲜味更加鲜明和自然。酱油因发酵工艺不同而表现出不同的香气和色泽。低盐固态发酵法酱油的氨态氮含量低，鲜味不足，香气不浓，色泽较浅；先固后稀醪淋浇浸出法可改善酱油风味，酱油色泽红褐、香味浓郁而鲜美。高盐稀醪淋浇浸出法可生产酱香浓郁、色浅味鲜的酱油。日本高盐稀醪发酵法产出的酱油具有醇香浓郁、氨基酸含量高、口味鲜美、汁液澄清的特点。以大豆为原料制作的酱，蛋白质含量比较高，为 10% ～ 12%；以小麦为原料的甜面酱蛋白质含量在 8% 以下；若在制作过程中加入了芝麻等蛋白质含量高的原料，则蛋白质可达 20% 及以上。其氨基酸态氮与酱油中的含量大致类似，黄酱在 0.6% 以上，甜面酱在 0.3% 以上。

②碳水化合物和甜味物质：酱油中含有少量还原糖以及少量糊精，它们也是构成酱油浓稠度的重要成分。甜味成分包括葡萄糖、麦芽糖、半乳糖以及甜味氨基酸，如甘氨酸、丙氨酸、苏氨酸、丝氨酸、脯氨酸等。糖的含量差异在不同品种间较大，低者在 3% 以下，高者在 10% 左右。黄酱中还原糖很少，以面粉为原料的甜面酱，糖含量可高达 20%，高于以大豆为原料的大酱。以大米为主料的日本酱的碳水化合物含量在 19% 左右。

③维生素和矿物质：酱油中含有一定数量的 B 族维生素，其中维生素 B_1 含量在 0.01 mg/100 g 左右，而维生素 B_2 含量较高，可达 0.05 ～ 0.20 mg/100 g，烟酸含量在 1.0 mg/100 g 以上。酱类中维生素 B_1 含量与原料中含量相当，而维生素 B_2 含量在发酵之后显著提高，含量为 0.1 ～ 0.4 mg/100 g，烟酸含量也较高，达 1.5 ～ 2.5 mg/100 g。此外，经过发酵产生了植物性食品中不含的维生素 B_{12}，对素食者预防维生素 B_{12} 缺乏症具有重要意义。酱油和酱类中的咸味来自氯化钠。酱油中所含的氯化钠为 12% ～ 14%，是膳食中钠的主要来源之一。减盐酱油氯化钠含量较低，含盐量约为 5% ～ 9%。酱类的含盐量通常为 7% ～ 15%。

④有机酸和芳香物质：酱油中有机酸含量约 2%，其中 60% ～ 70% 为乳酸，还有少量琥珀酸，其钠盐也是鲜味的来源之一。酱油的香气成分主体为酯类物质，包括醋酸己酯、乳酸乙酯、乙酸丙酯、苯甲酸丙酯、琥珀酸乙酯等约 40 种酯类，此外还有醛类、酮类、酚类、酸类、呋喃类、吡啶类等 200 余种呈香物质。其中酱油的特征香气成分被认为是 4-羟基 -2（5）-乙基 -5（2）-甲基 -3（2H）-呋喃酮，含量仅在 0.02% 左右。酱类含有多种有机酸，包括柠檬酸、琥珀酸、乳酸、乙酸、焦谷氨酸等。酱类乙醇含量为 0.1% ～ 0.6%，此外还含有少量异戊醇、丁醇、异丁醇和丙醇等。这些成分与微量的脂肪形成酯类，形成乙酸丁酯、乙酸己酯、乙酸异戊酯、乳酸乙酯等。各种脂肪酸与乙醇成酯，也有助于改善酱的香气和口感。此外，醛类也是酱香气的主要来源，包括乙醛、异戊醛、异丁醛等。熟化的时间越长，酱的香气物质产生量越多，质量也越好。

（2）醋类

醋是一种常用的调味品，按原料可以分为粮食醋和水果醋；按照生产工艺可以分为酿造醋、配制醋和调味醋；按颜色可以分为黑醋和白醋。目前大多数食醋都属于以酿造醋为基础调味制成的复合调味酿造醋。粮食醋的主要原料是大米、高粱、麦芽、豆类等加上麸皮。蒸煮使原料的淀粉糊化，在霉菌分泌的淀粉酶作用下转变为小分子糊精、麦芽糖和葡萄糖，再经酵母发酵，转变成酒精，再经醋酸发酵产生有机酸。其中加入少量盐、糖、鲜味剂和各种香辛料，可以制成调味醋。与酱油相比，醋中蛋白质、脂肪和碳水化合物的含量都不高，但却含有较为丰富的钙和铁。

粮食醋的主要酸味来源是醋酸，但醋酸菌发酵还可产生多种有机酸，包括乳酸、丙酮酸、苹果酸、柠檬酸、琥珀酸、酮戊二酸等。发酵过程中未被氧化成酸的糖类，包括葡萄糖、蔗糖、果糖、鼠李糖等，以及甘氨酸、丙氨酸、色氨酸等氨基酸可提供甜味。在醋的储藏后熟期间，羰氨反应和酚类氧化缩合产生类黑素，使醋的颜色逐渐加深。各种有机酸与低级醇类产生多种酯类物质，辅以少量醛类、酚类、双乙酰和3-羟基丁酮等，构成醋的复杂香气。

水果醋的主要原料是苹果、葡萄、柠檬、菠萝、柿子、香蕉、草莓等水果，其中的糖分经过乙醇发酵、醋酸发酵而产生各种有机酸类。苹果醋中除了醋酸之外，还含有柠檬酸、苹果酸、琥珀酸、乳酸等成分；葡萄醋还含有酒石酸、琥珀酸和乳酸。

（3）味精和鸡精

鲜味是引起强烈食欲的可口滋味。食品中鲜味的主要来源是氨基酸、肽类、核苷酸和有机酸及其盐类，如肉类中的谷氨酸、肉汤和鱼汁里的5'-肌苷酸、甲壳类和软体类水产品中的5'-腺苷酸、香菇等菌类中的5'-鸟苷酸、蕈类中的口蘑氨酸和鹅膏蕈氨酸、海贝类中的琥珀酸和竹笋中的天门冬氨酸等。其中味精是最主要的鲜味调味品，它是咸味的助味剂，也有调和其他味道、掩盖不良味道的作用。

目前市场上销售的"鸡精""牛肉精"等复合鲜味调味品中含有味精、鲜味核苷酸、糖、盐、肉类提取物、蛋类提取物、香辛料和淀粉等成分，调味后能赋予食品以复杂而自然的口味，增加食品鲜味的浓厚感和饱满度，消除硫磺味和腥臭味等异味。需要注意的是，核苷酸类物质容易被食品中的磷酸酯酶分解，最好在菜肴加热完成之后再加入这类含有鲜味核苷酸的调味品。

（4）盐

咸味是食物中最基本的味道，而膳食中咸味的来源是食盐，也就是氯化钠。钠离子可以提供最纯正的咸味，而氯离子为助味剂。钾盐、铵盐、锂盐等也具有咸味，但咸味不正而且具有一定苦味。

食盐按照来源可以分为海盐、井盐、矿盐和池盐。按加工精度，可以分为粗盐（原盐）、洗涤盐和精盐（再制盐）。粗盐中含有氯化镁、氯化钾、硫酸镁、硫酸钙以及多种微量元素，因而具有一定的苦味。粗盐经饱和盐水洗涤除去其中杂质后称为洗涤盐，经过蒸发结晶可制成精盐。精盐的氯化钠含量在90%以上，色泽洁白，颗粒细小，坚硬干燥。精制食盐经过调味或调配，可以制成各种盐产品。我国自1996年起推广加碘食盐，每kg食盐中加入20～50 mg碘，可有效预防碘缺乏。低钠食盐中加入1/3左右钾盐，包括氯化钾和谷氨酸钾等，可以在基本不影响调味效果的同时减少钠的摄入量。加入调味品制成的花椒盐、香菇盐、五香盐、加鲜盐等产品的营养价值与普通食盐基本一致。盐每日必用，使用数量基本恒定，是营养强化的绝佳载体之一。目前已经开发出来的营养型盐制品包括钙强化营养盐、锌强化营养盐、硒强化营养盐、维生素A盐及复合元素强化盐等，还有富含多种矿物质的竹盐。食盐不仅提供咸味，也是食品保存中最常用的抑菌剂。在食品加工中，单独食用的食物食盐浓度较低，与主食配合食用的食物则相对较高；低温或常温环境食用的食物食盐浓度较低，高温环境食用的食物食盐浓度较高。此外，食盐浓度也需要与甜味剂、酸味剂、鲜味剂的浓度相协调。健康人群每日摄入 6 g 食盐即可完全满足机体对钠的需要。食盐摄入过量，与高血压病的发生具有相关性。

由于我国居民平均摄盐量远高于推荐数值，因此在日常生活中应当注意控制食盐摄入量，已经患有高血压病、心血管疾病、糖尿病、肾脏疾病和肥胖症的患者应当选择低钠盐，并注意调味清淡。一个需要注意的问题是，咸味和甜味可以相互抵消。在浓度的 1% ~ 2% 食盐溶液中添加 10% 的糖，几乎可以完全抵消咸味。因而在很多甜咸两味的食品中，食盐的浓度要比感觉到的水平更高。另一方面，酸味可以强化咸味，在浓度的 1% ~ 2% 食盐溶液中添加 0.01% 的醋酸就可以使咸味更强，因此烹调中用醋调味可以减少食盐的用量，从而减少钠的摄入。

（5）糖和甜味剂

食品中天然含有的各种单糖和双糖都具有甜味，其中以果糖最甜，蔗糖次之，乳糖甜度最低。食糖主要成分为蔗糖，是食品中甜味的主要来源。蔗糖可以提供纯正愉悦的甜味，具有调和百味的作用，为菜肴带来醇厚的味道，在炖烧菜肴中还具有促进美拉德反应，增色增香的作用。

食品用蔗糖主要分为白糖、红糖两类，其中白糖又分为白砂糖和绵白糖两类。

白砂糖纯度最高，在 99% 以上；绵白糖纯度为 96% 左右，此外含有少量还原糖类，吸湿性较强，容易结块。红糖蔗糖含量为 84% ~ 87%，其中水分含量为 2% ~ 7%，有少量果糖和葡萄糖，以及较多的矿物质。其褐色来自羰氨反应和酶促褐变产生的类黑素。除蔗糖外，很多小分子碳水化合物都能够提供甜味，广泛地应用于食品中。其中果糖和葡萄糖的甜味有清凉感，这是由于它们具有较大的负溶解热，可以带走口腔中的能量。果糖、葡萄糖、乳糖、麦芽糖等具有和蔗糖相等的热量值。其中果糖甜度高于蔗糖，同样甜度的果糖能量低于蔗糖。木糖醇、山梨醇、甘露醇等糖醇类物质由糖类加氢制成，是保健型甜味剂，不升高血糖，不引起龋齿，并保持了糖类的基本性质，已经广泛应用于糖尿病病人、减肥者的食物以及口香糖等食品当中。现代食品工业经常使用淀粉水解生产的淀粉糖代替蔗糖提供甜味，其中主要包括淀粉糖浆和果葡糖浆。淀粉糖浆也称玉米糖浆，是淀粉不完全水解的产物，其中含有糊精、麦芽糖、葡萄糖；果葡糖浆是淀粉糖浆中一部分葡萄糖异构为果糖所得的产品。

此外，一些低聚糖也常作为食用甜味剂的一部分，如帕拉金糖、低聚果糖、低聚麦芽糖等。

3.3.2 食用油脂

食用油脂可分为植物油和动物油。常见的植物油包括豆油、花生油、菜籽油、芝麻油、玉米油等；常见的动物油包括猪油、牛油、羊油、鱼油等。

1）油脂的组成特点与营养价值

油脂是甘油和不同脂肪酸组成的酯。植物油不饱和脂肪酸含量较多，熔点低，常温下呈液态，消化吸收率高；动物油以饱和脂肪为主，熔点较高，常温下一般呈固态，消化吸收率低于植物油。

植物油脂肪含量通常在 99% 以上，此外含有丰富的维生素 E，少量的钾、钠、钙和微量元素。如，每 100 g 菜籽油中含有 99.9 g 脂肪，60.89 mg 维生素 E，2 mg 钾，7 mg 钠，9 mg 钙，3.7 mg 铁，0.5 mg 锌，9 mg 磷。

豆油由大豆经溶剂浸出而获得，其主要脂肪酸组成比例为亚油酸 50%～55%，油酸 22%～25%，棕榈酸 10%～12%，亚麻酸 7%～9%。大豆毛油富含维生素 E，但是经过脱臭处理后，大部分维生素 E 以脱臭馏出物的形式被分离除去。每 100 g 精炼豆油中维生素 E 的含量为 60～110 mg。精炼豆油的不饱和脂肪酸含量更高，极易氧化酸败。精炼豆油在储存过程中会出现色泽加深的现象，这种现象比其他油脂更加明显。

菜籽油取自油菜籽，其脂肪酸的组成受气候、品种等因素的影响较大，如寒带地区芥酸含量较低，亚油酸含量较高，气温较高的地区则相反。国内部分地区传统菜籽油的脂肪酸组成比例为棕榈酸 2%～5%，硬脂酸 1%～2%，油酸 10%～35%，亚油酸 10%～20%，亚麻酸 5%～15%，芥酸 25%～55%，花生四烯酸 7%～14%。传统菜籽油的芥酸含量较高，一般为 20%～60%，此外还含有芥子苷，含量 1%～2%。尽管芥酸对人体的有害作用缺乏充足的科学依据，但仍应谨慎对待。目前已有不含芥酸或低芥酸的菜籽品种。传统菜籽油中存在一定量的硫氰化合物，这些化合物一般都有较大的毒性，大部分的有毒含硫化合物留在了菜籽饼粕中，因此菜籽饼粕要经过脱毒才可作饲料使用。精炼菜籽油是一种性能良好的烹调油、煎炸油。

花生油具有独特的花生气味和风味，一般含有较少的非甘油酯成分，色浅质优，可直接用于制造起酥油、人造奶油和蛋黄酱，也是良好的煎炸油。花生油的脂肪酸组成比较独特，含有 6%～7% 的长碳链脂肪酸（二十烷酸、二十二烷酸、二十四烷酸），因此花生油在低温下一般呈固体或半固体，它的熔点为 5 ℃，比一般的植物油要高。花生油具有良好的氧化稳定性，是良好的煎炸油。但花生油中含有少量磷脂，若不去除，煎炸食品时易引起泡沫导致溢锅。

棉籽油是皮棉加工的副产品，其整籽含油量为 17%～26%，籽仁含油量在 40% 左右。精炼的棉籽油又称为棉清油。

棉籽油的主要脂肪酸组成比例为棕榈酸 22%，油酸 18%，亚油酸 56%，与花生油相似，与其他油的不同之处是棉籽油中含有 0.1%～0.3% 的环丙烯酸，一般认为环丙烯酸对生物体有不利作用。高级棉籽烹调油中不含有环丙烯酸。棉籽油中有 16%～23% 的饱和脂肪酸，与其他食用油脂如葵花籽油、豆油等相比，含量稍高，其熔点也较高，因此棉籽油在较低温度下有浑浊分层现象，有固体析出。制造棉籽色拉油必须经过冬化处理，冬化分离出的固态脂是制造人造奶油及起酥油的很好原料。棉籽仁含有 1% 左右的棉酚，棉酚有抗氧化作用，但是游离的棉酚对非反刍动物有抗生育效能。棉籽油精炼后棉酚的含量降至 0.01% 左右，维生素 E 的含量同时也会降低。因此，精炼棉籽油的货架寿命很短，一般要添加抗氧化剂延长保存期。

玉米油又称为玉米胚芽油、粟米油。玉米胚芽占全玉米粒质量的 7%～14%，胚芽含油时为 36%～47%。玉米胚芽油的脂肪酸组成中饱和脂肪酸占 15%，不饱和脂肪酸占 85%，不饱和脂肪酸包括油酸及亚油酸，其比例约为 1∶2.5。玉米油的脂肪酸组成一般比较稳定，亚油酸含量为 55%～60%，油酸含量 25%～30%，棕榈酸 10%～12%，硬脂酸 2%～3%，亚麻酸含量极少（不足 2%），其他脂肪酸如豆蔻酸、棕榈油酸、花生酸等含量极微或不存在。玉米不同部分提取的油脂，脂肪酸组成略有差别，如胚芽油的亚油酸含量较高，饱和酸含量较低。玉米油的亚油酸含量高，其降低血清胆固醇的功效优于其他油脂。玉米油富含维生素 E，虽然不饱和程度高，但热稳定性较好。

葵花籽油又叫向日葵油，东北和华北地区产量较大。向日葵的籽仁含油量为 20%～40%。向日葵油饱和脂肪酸含量在 15% 左右，不饱和脂肪酸含量为 85%。向日葵油不饱和脂肪酸中油酸和亚油酸的比例约为 1∶3.5，是为数不多的高亚油酸油脂之一。因此，有人将它与玉米油称为"健康保健油脂"。我国北部地区向日葵油的主要脂肪酸组成为棕榈酸 6%～8%，硬脂酸 2%～3%，油酸 14%～17%，亚油酸 65%～78%。向日葵油一般呈淡琥珀色，精炼后与其他油相似，呈淡黄色。向日葵油是良好的食用油，但它不宜单独用于煎炸食品。向日葵油富含维生素 E（100 mg/100 g），还含有绿原酸（水解可生成咖啡酸，具有抗氧化作用），因此向日葵油的氧化稳定性很好。

芝麻油是我国最古老的食用油之一。芝麻品种众多，有白、褐、黄、黑等种类。各类芝麻平均含油量约为 45%～58%。目前有不同工艺加工芝麻油，方法不同，其色、味也不同。压榨法提取的油，色泽浅，香味不浓；水代法制备的芝麻油（常被称作为小磨香油），色泽深，香味浓；采用浸出法提取的芝麻油，经过碱炼、脱臭等工艺处理后，其香味几乎完全消失。芝麻中的香味成分主要来自 C4～C9 直链的醛及乙酰吡嗪等。芝麻油的主要脂肪酸组成与花生油和棉籽油相似，饱和脂肪酸含量为 20%，不饱和脂肪酸中油酸和亚油酸基本相当。芝麻油的脂肪酸组成比较简单，典型的组成为棕榈酸 9%，硬脂酸 4%，油酸 40%，亚油酸 46%，亚麻酸、花生酸等含量较少。油脂制取方式对芝麻油脂肪酸组成影响不大。芝麻油的维生素 E 的含量不高（50 mg/100 g），但是它的稳定性很高，保质期很长。这是因为芝麻粗油中含有 1% 左右的芝麻酚、芝麻素等天然抗氧化剂。芝麻油一般不作为烹调油使用，通常作为凉拌菜用油，也适合制取人造奶油、起酥油及煎炸油。

动物油的脂肪含量在未提炼前一般为 90% 左右，提炼后，也可达 99% 以上。动物油中维生素 E 的含量不如植物油高，但含有少量维生素 A，其他营养成分与植物油相似。

猪油是我国动物油脂中食用量最大的一种。猪油包括内脏蓄积脂肪（猪杂油）及腹背部等皮下组织中的脂肪（猪板油）。内脏蓄积的脂肪一般较硬，腹背部等皮下组织中的脂肪较软；前者的熔点高（35～40 ℃），后者的熔点低（27～30 ℃）。提取猪油的方法，一般有干法和湿法两种。干法是在 120 ℃熬煮；湿法是加少量水，在较低温度（105 ℃左右）下熬煮。湿法提取的油质量比干法提取的要好。采用湿法得到的油通常称为优质蒸煮猪油。猪油中饱和脂肪酸的含量很高，具有独特的风味，一般无需精制。猪油具有独特的香味，在我国主要用于烹调食用。在西方，猪油早期主要作为煎炸油和糕点起酥油使用。每 100 g 猪油中含有 100 mg 左右的胆固醇，精制猪油中胆固醇的含量只有一半。

此外，猪油中天然抗氧化剂的含量很低，保质期很短，但是可以添加维生素 E 等抗氧化剂来延长它的储存期。

2）油脂的合理利用

植物油是必需脂肪酸的重要来源，在膳食中的占有量不应低于总脂肪来源的 50%。动物油的脂肪组成以饱和脂肪酸为主，长期大量食用，会引起血脂升高，增加心脑血管疾病的危险性，因此高血脂病人要控制食用。

植物油因含有较多的不饱和脂肪酸，易发生酸败，产生对人体有害的物质，因此不宜长时间存储（表 3.15）。动物油脂虽然不易发生酸败，但存储时间也不宜过长，存储温度在 0 ℃时，一般可保存 2 个月左右；在 −2 ℃时，可保存 10 个月左右。

表 3.15　每 100 g 常见油脂中饱和脂肪酸与不饱和脂肪酸含量表

食物名称	饱和脂肪酸/g	不饱和脂肪酸/g	食物名称	饱和脂肪酸/g	不饱和脂肪酸/g
菜籽油	12.6	79.9	芝麻油	13.4	81.8
豆油	15.2	79.4	色拉油	13.7	82.3
花生油	17.7	75.6	猪油(炼)	41.1	54.1
玉米油	13.8	80.1	牛油	54.4	33.9
棉籽油	23.2	68.4	羊油	48.1	34.9
向日葵油	13.4	83.6	鸭油	27.9	67.4

3.3.3　其他食品

1）酒

酒有着悠久的历史渊源，至少有五千年的酿造饮用史。酒和人类的社会生活密切交融，形成了独特的酒文化。在有些国家和地区，酒已成为生活必需品。

（1）酒的分类

酒类品种繁多，分类方法也不一致，一般按酿造方法、酒度、原料来源、总糖含量、香型、色泽、曲种等进行分类。

（2）酒的成分

①酒的能量和营养成分。

a. 酒的能量：所有酒都含有不同数量的乙醇、糖和微量肽类或氨基酸，这些都是酒的能量来源。每克乙醇可提供 29 kJ（7 kcal）的能量，远高于同质量的碳水化合物和蛋白质。

蒸馏酒的能量主要来自乙醇，能量密度通常在 962 kJ（230 kcal）/100 mL 以上，高的可达 1 673 kJ（400 kcal）/100 mL。发酵酒的能量也相当高，这类酒的能量一方面来自乙醇，另一方面来自碳水化合物及其他成分。每升啤酒可提供 1 680 kJ（400 kcal）左右的能量，相当于 200 g 面包，或 500 g 土豆，或 45 g 植物油，或 60 g 奶油。而每升甜葡萄酒和黄酒提供的能量是啤酒的 1.5 倍以上。酒类的能量来源都是一些小分子物质，如乙醇、葡萄糖、蔗糖、麦芽糖、糊精，及氨基酸、挥发酸、高级醇等，极易被机体吸收利用，提供的能量高效迅速。因此运动员经过较长时间的比赛或训练之后，可适当饮用一些啤酒。

b. 酒中的营养成分：糖是发酵酒类的主要营养成分，也是这类酒能量的主要来源。酒中的糖不仅具有营养作用，也影响和决定酒的口味。酒中糖的种类很多，主要有葡萄糖、麦芽糖、麦芽三糖、麦芽四糖、糊精等；另外还含有阿拉伯糖、木糖、鼠李糖、棉籽糖、蜜二糖、半乳糖等。

酒中的蛋白质主要以其降解产物如氨基酸和短肽的形式存在，因酒的配料和酿造方法不同，含量相差较大。黄酒、葡萄酒、啤酒等发酵酒类中，氨基酸和短肽的含量较多，葡萄酒等果酒中氨基酸含量较少，蒸馏酒类则几乎不含氨基酸。

酒中矿物质的含量与酿酒的原料、水质和工艺有着密切的关系。葡萄酒、黄酒和啤酒中矿物质含量最多，其中钾的含量较为丰富（0.3 ~ 0.8 g/L），其他矿物质包括钠、镁、钙、锌等。

啤酒和葡萄酒中还含有各种维生素。啤酒和葡萄酒内含有维生素 C 及多种 B 族维生素，如维生素 B_1、维生素 B_2、维生素 B_6、维生素 B_{12}、烟酸、泛酸、叶酸、生物素等，每升葡萄酒中还含有 220 ~ 730 mg（平均值为 436 mg）的肌醇。啤酒中维生素 B_1 的含量不同，但维生素 B_2、烟酸含量丰富。

②酒中其他成分。酒类除了上述常见营养成分外，还有很多其他成分，虽然含量较少，但这些成分一方面赋予了酒类不同的色泽、香型、风味、口感等特性，从而决定了酒的种类、档次和质量；而另一方面，这些成分也影响和决定了酒的营养作用、保健作用和其他生理作用。

a. 有机酸：发酵酒、蒸馏酒都含有很多种类的有机酸，它们是酿酒过程中糖类和氨基酸分解产生的。许多有机酸可以和乙醇一同蒸馏出来，是赋予蒸馏酒特殊香型和口味的物质之一。有机酸具有营养价值，也是供能物质。

酒中的有机酸分为挥发和不挥发两种。不挥发酸是发酵酒类中不随水蒸气挥发的有机酸。如天然存在于葡萄汁中的酒石酸、苹果酸和柠檬酸，发酵过程中产生的琥珀酸、乳酸等。酒石酸是葡萄酒中含量较多的酸，占总酸的 1/3 ~ 1/4，其含量是 1.5 ~ 4.0 g/L；琥珀酸系酒精发酵副产物，在葡萄酒中含量为 0.2 ~ 0.5 g/L；乳酸在发酵过程中产生，一般在葡萄酒中为 0.5 ~ 1.8 g/L。挥发酸是能随水蒸气而挥发的脂肪酸，如乙酸、甲酸、丁酸、丙酸等，不包括用水蒸气蒸馏的乳酸、琥珀酸和山梨酸。挥发酸对各类酒的香味和滋味有很大的影响。

b. 酒中的酯类：酯类是酒中的重要香气成分，也是口味的构成物质，酒中含量较少。酯的种类和含量取决于酒的品系、成分与年限。新酒一般含量较少，如新鲜葡萄酒含量为 176 ~ 264 mg/L；老酒含量有所增加。酒中的酯可分为中性酯与酸性酯。酒中的酯类种类很多，仅白酒中发现的就多达 99 种，主要的酯类有乙酸乙酯、乳酸乙酯、琥珀酸乙酯、酒石酸乙酯、酸性酒石酸乙酯等。乙酸乙酯为最主要的酯，含量低于 200 mg/L 时有很好的香味，超过则会产生酸败味。

c. 酒中的醇：乙醇是酒类的主要成分，是形成酒类特有口感的物质基础。乙醇在烈性白酒中的含量为 50% ~ 60% vol，在黄酒中为 10% ~ 20% vol，在啤酒中为 3% ~ 6% vol。乙醇是小分子化合物，部分乙醇可在胃中被直接吸收，很快进入血液循环，80% 以上在小肠内被吸收。

乙醇除了产生能量外对人体还有多方面的影响。适量饮酒有一定的精神兴奋作用，可以产生愉悦感，对心血管健康有一定的保护作用，但过量饮酒，特别是长期过量饮酒对健康有多方面的危害。

血液中的乙醇浓度在饮酒后 1 ~ 1.5 h 达最高峰，之后逐渐下降，分布在全身各组织中的乙醇，大部分（约90%）在肝脏中氧化分解，只有很少一部分在其他组织中分解，约10%的乙醇直接由肺呼出或从尿中排出。每100 mL血液内乙醇含量在40 mg以下时，尿液及脑脊液中含量未见明显变化；尿液及脑脊液中皆含有大量乙醇时，将对身体产生不良影响，见表3.16。

表 3.16　体液乙醇含量与身体状况关系表

每 100 mL 体液中乙醇含量 /mg			身体状况
血　液	尿　液	脑脊液	
20	—		头胀,愉快而健谈
40	—	—	精神振作,说话流利,行动稍笨,手微震颤
60 ～ 80	100	70 ～ 90	谈话絮絮不休,行动笨拙
80 ～ 100	100	100 ～ 120	情感冲动,自言自语,反应迟钝,步履蹒跚
120 ～ 160	135 ～ 250	130 ～ 175	嗜睡,呈明显酒醉状态
200 ～ 400	250 ～ 500	220 ～ 440	意识模糊,言语含糊,大多数呈木僵状
400 ～ 500	500 ～ 700	450 ～ 550	深度麻醉,少数情况甚至可致人死亡

血液中酒精浓度在40 mg/100 mL以下，有一定的兴奋作用，100 mg/100 mL以上则有明显的抑制甚至麻醉作用，故应避免醉酒。另外，少数人对酒产生过敏反应，应当避免饮酒。

酒中除乙醇外，还有许多其他一元醇类，如甲醇、丙醇和各种杂醇油等。此外某些酒中还有一些多元醇。

d. 酒中的醛和酮：酒中的羰基化合物种类也不少，对酒的香味和口味影响也较大，酒中的醛和酮是在发酵过程由糖和氨基酸等转变而来的，啤酒中的乙醛被认为主要来自麦芽汁煮沸时的美拉德反应（糖氨反应）。酒中的醛类主要为甲醛、乙醛、糠醛、丁醛、戊醛、乙缩醛等。

e. 酒中的酚类化合物：酒中含有一定量的酚类，并且多数是多酚化合物。许多多酚物质具有很强的抗氧化性，如黄酮类，具有预防心血管疾病的功能。酒中的酚类含量很不一致，葡萄酒的酚类物质最为丰富。葡萄酒中的酚类通常被分为色素物质（包括黄酮类）和单宁两部分。

③酒类的嫌忌成分和毒副作用。

a. 甲醇：蒸馏酒中的甲醇主要由酿酒原料中的果胶物质分解而来，而甲醇几乎可以完全被蒸馏到成品酒中。薯干类酒中的果胶质含量高，因此甲醇含量也较高。葡萄酒中的甲醇不由发酵产生，是葡萄中的果胶质受甲酯酶的作用而产生的。葡萄中的果胶质大部分集中在果皮上，带皮发酵的红葡萄酒中的甲醇含量高于不带皮发酵的白葡萄酒。甲醇的另一个来源是甘氨酸脱羧。我国白酒卫生标准中规定，谷类为原料的白酒中甲醇含量应≤ 0.04 g/100 mL（0.4 g/L），以薯干等果胶物质含量高的原料酿造的白酒中甲醇含量应≤ 0.12 g/100 mL（1.2 g/L）。

甲醇在人体的氧化分解很慢，可经呼吸道、胃肠道吸收或排出。甲醇在水等液体中的溶解度极高，当甲醇被人体吸收后，可迅速分布在机体组织内。组织中的甲醛含量与该组织的含水量成正比，甲醇在脑脊液、血液、胆汁和尿液中含量最高，骨髓和脂肪组织中含量低。由于甲醇氧化分解慢，从体内排出也慢，因此在人体内作用时间长。甲醇具有明显的麻醉作用，故在体内蓄积时呈现出的中毒症状比乙醇大得多。甲醇中毒严重时，脑部血管扩张或痉挛，引起出血，导致脑组织功能紊乱甚至组织病变，诱发局部瘫痪、深度麻痹、体温下降、衰竭死亡。眼部眼房和玻璃体的含水量在99%以上，易积蓄甲醛。甲醇中毒后，甲醇转化为甲醛，甲醛影响视网膜上的糖原酵解酶，抑制视网膜的氧化磷酸化过程，使膜内不能合成三磷酸腺苷，细胞发生退行型变化，引起视网膜及视神经病变，最后导致视神经萎缩。此外，甲醇氧化后，还可转变为甲酸，也会使视网膜受损。

b. 甲醛：酒中如含有甲醛，则对人体有害。甲醛和甲酸都是甲醇氧化后的产物，含有毒性。甲醛为无色可燃气体，有辛辣窒息臭味，对黏膜有强烈刺激性。甲醛毒性比甲醇高。甲醛轻度中毒将引起烧灼感、头晕、意识丧失等症状。

c. 杂醇油：杂醇油是较高级的醇类化合物，包括异戊醇、正丁醇、异丁醇、丙醇、异丙醇等。因其以油状出现，所以称作杂醇油。在酒精发酵过程中，杂醇油除由糖类产生外，也能由氨基酸分解产生。

杂醇油含量及各种醇的组成比例，直接影响白酒的风味。除了异戊醇微甜以外，异丁醇、正丙醇、正丁醇等都是苦的。适量的杂醇油是酒类的香味物质，但白酒中的杂醇油不能过高，否则带有较重的苦涩味，若缺少杂醇油，酒的味道则淡薄。故酒中醇与酯的比例非常重要。一般高级醇与酯的比值应小于1。酸、酯、高级醇比例为1∶2∶1.5时较为适宜。杂醇油的毒性比乙醇大，其中丙醇的毒性相当于乙醇的8.5倍，异丁醇毒性为乙醇的8倍。杂醇油能抑制神经中枢，饮后有头痛、头晕症状，对人有害。蒸馏酒及配制酒的杂醇油含量（以异丁醇和异戊醇计）应≤0.2 g/100 mL。不同酒类中，蒸馏酒的杂醇油含量最高，如中国白酒、白兰地、威士忌等。

2）茶叶

茶是世界三大饮料之一，已有数千年的历史。中国是茶树的原产地，我国的茶区东起台湾基隆，南沿海南琼崖，西至西藏察隅河谷，北达山东半岛。不同地区，生长着不同类型和不同品种的茶树。

（1）茶叶的分类

茶叶品类的划分尚无规范，以茶叶加工过程中发酵程度的不同，分为发酵茶，半发酵茶和不发酵茶；以茶叶的色泽不同而分为红、绿、青、黄、白和黑等种类；以茶叶商品形式而分为条茶、碎茶、包装茶、速溶茶和液体茶；以采制工艺和茶叶品质特点为主，结合其他条件可划分为绿茶、红茶、乌龙茶、白茶、花茶、黑茶和再加工茶共七大类。

（2）茶叶中的营养与非营养成分

①营养成分：茶叶中的营养成分包括蛋白质、脂质、碳水化合物以及多种维生素和矿物质。茶叶蛋白质含量一般为20%～30%，但大多不能溶于水，被利用的只有1%～2%；所含的多种游离氨基酸约为2%～4%，则易溶于水被吸收利用。脂肪含量为2%～3%，包括磷脂、硫脂、糖脂和各种脂肪酸，其中亚油酸和亚麻酸含量较多，部分可为人体利用。碳水化合物含量为20%～25%，多数是不溶于水的多糖，能溶于水被机体利用的糖类仅占4%～5%。维生素含量丰富，以绿茶为例，一般每100 g中含5 800 μg胡萝卜素，0.02 mg维生素B_1、0.35 mg

维生素 B_2，8.0 mg 烟酸，19 mg 维生素 C，9.6 mg 维生素 E。矿物质有 30 多种，含量约为 4% ~ 6%，包括钙、镁、铁、钠、锌、铜、磷、铁、硒等。每 100 g 绿茶中一般含有 1 661 mg 钾、28.2 mg 钠，325 mg 钙，196 mg 镁，14.4 mg 铁，32.6 mg 锰，4.3 mg 锌，1.7 mg 铜，191 mg 磷，3.2 μg 硒。

②非营养成分：茶叶中的非营养成分较多，主要包括多酚类、色素、茶氨酸、生物碱、芳香物质，皂苷等。

a. 多酚类物质：茶鲜叶中多酚类的含量一般占干重的 18% ~ 36%，包括儿茶素，黄酮及黄酮苷类，花青素和无色花青素类，酚酸和缩酚酸类等，其中儿茶素在茶叶中占干重的 12% ~ 24%，是茶叶中多酚类物质的主要成分。黄酮类也称花黄素，茶鲜叶中可分离出三种主要的黄酮醇，其中山奈素含量为 1.42 ~ 3.24 mg/g，槲皮素为 2.72 ~ 4.83 mg/g，杨梅素为 0.73 ~ 2.00 mg/g。花青素又称花色素，一般在茶叶中占干重的 0.01% 左右，无色花青素又称隐色花青素或 4- 羟基黄烷醇，在茶鲜叶中占干重的 2% ~ 3%。酚酸是具有羧基和羟基的芳香族化合物，而缩酚由酚酸上的羧基与另一分子酚酸上的羟基相互缩合而成，茶没食子素是一类重要的酚酸衍生物，在茶叶中约占干重的 1% ~ 2%，没食子酸占干重的 0.5% ~ 1.4%，绿原酸约占干重的 0.3%。

b. 色素：存在于茶树鲜叶或成品茶中的有色物质称为色素，是构成茶叶外形、色泽、汤色及叶底色泽的成分，其含量及变化对茶叶品质起着重要作用。

c. 嘌呤碱：茶叶中嘌呤碱类衍生物的结构特点是有共同的嘌呤环结构，即由一个嘧啶环和一个咪唑环稠合而成，这类化合物主要有咖啡因、可可碱和茶叶碱。咖啡因是茶叶生物碱中含量最多的，一般为 2% ~ 4%，夏茶比春茶含量高。它与茶黄素以氢键缔合后形成复合物，具有鲜爽味。咖啡因对人有兴奋作用。

可可碱是茶叶碱的同分异构体，是咖啡因重要的合成前体，在茶叶中的含量一般为 0.05%，4 ~ 5 月份时含量最高。茶叶碱在茶叶中的含量只有 0.002% 左右，有利尿作用。

d. 芳香物质：茶叶香气是决定茶叶品质的重要因素之一，但香气物质在茶叶中的绝对含量很少，一般只占干重的 0.02%，在绿茶中占 0.02% ~ 0.05%，在红茶中占 0.01% ~ 0.03%，在鲜叶中占 0.03% ~ 0.05%。茶中含有的香气物质，大部分是在茶叶加工过程中形成的，绿茶中有 260 余种，红茶则有 400 多种，而鲜叶中含有 80 余种。芳香物质的组成包括碳氢化合物、醇类、酮类、酸类、醛类、酯类、内酯类、酚类、过氧化物类、含硫化合物类、吡啶类、吡嗪类、喹啉类、芳胺类等。

脂肪族醇类一般在春茶中含量较高，是新茶香气的代表物质之一。萜烯醇类是茶叶中含量较高的香气物质，醛类在红茶中的含量高于绿茶。芳香族醛类如苯甲醛具有杏仁香气，橙花醛有浓厚的柠檬香，主要存在于红茶中。苯乙酮具有强烈而稳定的令人愉快的香气，存在于成品茶中。β- 紫罗酮与红茶香气关系密切，茉莉酮是构成新茶香气的重要成分。成品茶中羧酸类物质的含量较鲜叶高，尤其在红茶中占精油总量占 30% 左右，绿茶中仅占 2% ~ 3%，这导致了红、绿茶香型的差别。酯类使茶叶具有强烈而令人愉快的花香，其中较重要的是醋酸与萜烯醇形成的萜烯族酯类及醋酸与芳香族形成的芳香族酯类。茉莉内酯具有特殊的茉莉香味，是乌龙茶和茉莉花茶的主要香气成分，其含量的高低与乌龙茶的品质好坏成正相关。含硫化合物主要是二甲硫，具有清香，大量存在于日本蒸青茶中，亦存在于红茶中，是绿茶新茶香气的重要成分。噻唑则具烘炒香。

③茶叶的保健作用：我国饮茶至少有 3 000 多年的历史。李时珍《本草纲目》记载："茶苦而寒，阴之阳，沉也降也，最能降火，火为百病，火降则上清矣。"现代科学研究发现，茶有抗老延年、抗突变、抑癌、降血压、消炎、杀菌等功效。

a. 预防肿瘤。茶有防癌和抗癌作用。茶对口腔癌、咽癌有保护效果，常饮绿茶者食管癌发生率减少 50%，患胃癌危险性降低 20%～30%，胰腺癌和直肠癌发生的危险性降低 40%，结肠癌发生率减少 20%，肺癌发生率降低近 40%。随饮茶量的增多，癌症发生率逐渐下降。

b. 预防心血管疾病。绿茶提取物具有良好的抗血凝、促纤维蛋白原溶解和显著抑制血小板聚集的作用，可帮助抑制主动脉及冠状动脉内壁粥样硬化斑块的形成，从而达到防治心血管疾病的目的。

c. 抑菌、消炎、解毒和抗过敏。茶多酚具有广谱抗菌作用，并有极强的抑菌能力，且不会产生抗药性。茶多酚浓度在 100～1 000 mg/kg 时即可抑制细菌的生长。茶多酚可预防龋齿，能使致龋链球菌 JC-2 活力下降。长期饮茶者患龋齿率较不饮茶或少饮茶者低。儿童每天早晨用绿茶茶汤刷牙，一年后其患龋齿的概率减少约 70%。这可能与茶叶中所含的茶皂苷等物质有关。

d. 其他作用。茶叶中的咖啡因能促进人体血液循环，兴奋中枢神经，强心利尿。而茶多糖有降血糖、降血脂、提高机体免疫力、抗辐射、抗凝血及抗血栓等功能。芳香族化合物则能溶解脂肪，去腻消食；单宁酸可抑制细菌生长及肠内毒素的吸收，可用于防治腹泻。

④茶叶的合理利用：茶叶含有咖啡因，故容易失眠的人睡前不宜饮浓茶。咖啡因能促进胃酸分泌，增加胃酸浓度，故患溃疡病的人饮茶会使病情加重。营养不良的人也不宜多饮茶，因茶叶中含茶碱和鞣酸，可影响人体对铁和蛋白质的吸收，对缺铁性贫血患者尤其不宜。茶叶苦寒，宜喝热茶，喝冷茶会伤脾胃。体形肥胖者宜多饮绿茶，体质瘦弱者宜多饮红茶和花茶。夏季饮绿茶，可清热去火降暑；秋冬季节最好饮红茶，以免引起胃寒腹胀。青壮年时期，以饮绿茶为佳；老年时期，因脾肾功能趋于衰退，以饮红茶和花茶为宜。正确的泡茶方法是将沸水稍凉后（90 ℃左右）冲入壶或杯中，5 min 后即可饮用，但不可一次饮干，应保留 1/3 的茶液作底，以便续水之后能保持一定浓度。

3）糖果和巧克力制品

糖果是以砂糖和液体糖浆为主体，经过熬煮，配以部分食品添加剂，再经调和、冷却、成型等工艺制成，是具有不同物态、质地和香味的精美而耐保藏的甜味固体食品。巧克力是一种由可可脂、可可质和结晶蔗糖组成的，添加乳固体或香味料，具有独特色泽、香气、滋味和精细质感，精美而耐保藏，具有很高热值的甜味固体食品。糖果和巧克力的主要成分：

（1）糖果的主要成分

①甜味剂。甜味剂是糖果中的主要成分。常用的甜味剂有各种糖类、糖浆等，属于天然甜味剂，亦称营养甜味剂。人工甜味剂用得较少，只在特殊用途的糖果中应用。

②转化糖。转化糖与蔗糖有关，在糖果中广泛应用。蔗糖可被酸或酶水解为两种单糖——葡萄糖和果糖。

③玉米糖浆。玉米糖浆是含有葡萄糖、麦芽糖、高糖和糊精的黏性液体，也称为淀粉糖浆，它们是用酸或酶水解玉米淀粉制成的。

④糖的代用品。蔗糖会导致龋齿并且具有较高的能量，因而在一些糖果中需要使用蔗糖代用品，包括填充甜味剂和高强度甜味剂两种。填充甜味剂是糖的醇类衍生物，由蔗糖化学还原成醇而制成。糖醇不会被口腔中的细菌发酵，因此不会导致龋齿。常用的糖醇有山梨糖醇、木糖醇和甘露糖醇。

⑤糖果中的其他成分。为了使糖果具有人们期望的色泽、香气、滋味、形态和质构，还需向糖果中添加其他辅料。例如为了增加糖果的韧性和弹性而添加明胶和树胶，为增加稠度而添加淀粉及改性淀粉，为增加润滑性和搅打性而添加蛋清和油脂。加入其他食品，如牛奶、水果、坚果、巧克力、可可、茶等，可以增加糖果的花色并改善糖果的风味。同时这些成分也影响糖果的营养价值，如奶糖含有较多的蛋白质和钙，加入坚果可提供脂肪、蛋白质和多种矿质元素。

加工过程中还可能用到乳化剂、发泡剂、着色剂、香精/香料、防腐剂、抗氧化剂、缓冲剂、保湿剂、强化剂等其他成分。

（2）巧克力的主要成分

巧克力是一种营养成分比较全面的食品，能量比较高，特别适合儿童的生长发育，也能为成年人补充营养素和能量，见表3.17。

此外，巧克力中还含有1.2%的可可碱和0.2%的咖啡因，具有一定的提神和兴奋神经的作用。

表 3.17　每 100 g 黑巧克力和牛奶巧克力中的营养成分含量表

营养成分（单位）	营养成分含量		营养成分（单位）	营养成分含量	
	黑巧克力	牛奶巧克力		黑巧克力	牛奶巧克力
能量 /kcal	479.00	513.00	维生素 C/mg	0.00	0.40
能量 /kJ	2 004.00	2 146.00	维生素 B_1/mg	0.06	0.08
蛋白质 /g	4.20	6.90	维生素 B_2/mg	0.09	0.30
总脂 /g	30.00	30.70	烟酸 /mg	0.43	0.32
碳水化合物 /g	63.10	59.20	泛酸 /mg	0.11	0.42
总纤维 /g	5.90	3.40	维生素 B_6/mg	0.034	0.04
总糖 /g	56.90	52.00	叶酸 /μg	3.00	80
钙 /mg	32.00	191.00	维生素 B_{12}/μg	0.00	0.39
铁 /mg	3.13	1.39	维生素 A/IU	21.00	182.00
镁 /mg	115.00	60.00	维生素 A/μgRE	6.36	55.12
磷 /mg	132.00	216.00	维生素 E/mg	1.19	1.24
钾 /mg	365.00	385.00	饱和脂肪酸 /g	17.75	18.48
钠 /mg	11.00	82.00	单不饱和脂肪酸 /g	9.97	9.59
锌 /mg	1.62	1.38	多不饱和脂肪酸 /g	0.97	1.06
铜 /mg	0.70	0.39	胆固醇 /mg	0.00	22.00

续表

营养成分(单位)	营养成分含量		营养成分(单位)	营养成分含量	
	黑巧克力	牛奶巧克力		黑巧克力	牛奶巧克力
锰 /mg	0.80	0.30	咖啡因 /mg	62.00	26.00
硒 /μg	3.10	3.90	可可碱 /mg	486.00	169.00

【知识链接】

食品种类越多，健康寿命越长

食品多样性越高的国家和地区，人们健康寿命越长。健康寿命是指人处于健康状况下的生存时间。一个地方人们的健康寿命，比平均寿命更能反映人们的生存质量。

2010 年食品多样性得分第一的是新西兰，日本和西班牙分列第二和第三。在健康寿命方面，日本以 73.6 岁位列第一，西班牙以 71.9 岁排在第二，瑞士和意大利以 71.7 岁排在第三。虽然食品多样性得分和健康寿命排名并非完全一致，但总体上，在食品多样性越高的国家和地区，人们健康寿命越长。这是因为食品种类较少的话，人们摄取的营养容易不均衡。食品多样化不仅可以为人体提供充足的营养，也有助于预防疾病。

【项目 3 小结】

本项目阐述了植物性食物、动物性食物以及常用调味品的概念、营养价值、对人体的功效，介绍了营养素对人体的贡献、不同食品中的含量和烹调要求等。

通过本项目的学习，学习者应掌握常见的植物性食物和动物性食物的营养素组成，知道常见食物的分类，学会判断食物质量好坏和营养价值的高低，能将不同种类的食物进行搭配。

【课后作业】

一、主要概念

豆制品　水果类食品　坚果　肉类　蛋类　软体动物类　乳饮料　调味品

二、主要观念

酒对人体健康的影响　茶叶的合理使用　如何提高豆制品的营养价值

三、基本训练

（一）选择题

1. 大豆蛋白质含量为（　　　）。

　　A. 10% ～ 20%　　　　B. 15% ～ 20%　　　　C. 20% ～ 30%　　　　D. 30% ～ 50%

2. 大米、面粉中蛋白质的限制氨基酸是（　　　）。

　　A. 亮氨酸　　　　　B. 精氨酸　　　　　C. 色氨酸　　　　　D. 赖氨酸

3. 加工精细的米面保留最多的是（　　）。

　　A. 淀粉　　　　　B. 蛋白质　　　　　C. 维生素　　　　　D. 矿物质

4.动物内脏中（　　）是含各种维生素和矿物质最丰富的器官。

    A.心脏　　　　　　　B.肝脏　　　　　　　C.脾脏　　　　　　　D.肾脏

5.从含量和生理价值来看，（　　）是天然食物中最好的蛋白质来源。

    A.肉　　　　　　　　B.奶　　　　　　　　C.蛋　　　　　　　　D.鱼

6.肉类脂肪含（　　）较多。

    A.饱和脂肪酸　　　　B.不饱和脂肪酸　　　C.必需氨基酸　　　　D.非必需氨基酸

7.奶及奶制品是人体所需（　　）的主要来源。

    A.钙　　　　　　　　B.铁　　　　　　　　C.磷　　　　　　　　D.蛋白质

8.植物油比动物脂肪（　　）的含量高得多。

    A.维生素E　　　　　B.维生素A　　　　　C.维生素D　　　　　D.胡萝卜素

9.下列几种食物中亚油酸含量最多的是（　　）。

    A.豆油　　　　　　　B.牛油　　　　　　　C.鸡油　　　　　　　D.鲤鱼

（二）简述题

1.简要阐述谷类的营养价值。

2.简要阐述豆类的营养价值。

3.简要阐述蔬菜水果的营养价值。

4.简要阐述畜禽肉的营养价值。

5.简要阐述奶类的营养价值。

6.简要阐述蛋类的营养价值。

7.简要阐述水产品的营养价值。

项目 4

合理烹饪与平衡膳食

【项目概述】

本项目主要介绍常用的烹饪方法，各种烹饪方法对营养素的保存情况和优缺点，合理烹饪的概念与意义，合理烹饪的措施，烹调用具的选择。从而帮助学习者了解不同烹饪方法对原料营养价值的影响，掌握合理烹饪及平衡膳食的概念，使他们能够根据食物成分表进行简单的配餐，可以指出日常生活中不合理的烹调以及配餐方式的危害并进行科学调整，进而掌握世界各地居民和我国居民的膳食结构特点，在实践中利用所学知识针对地区特色调整膳食结构。

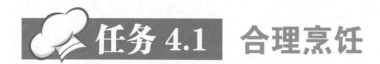

任务 4.1　合理烹饪

【任务目标】

1. 了解合理烹饪的概念及意义。
2. 理解不同的烹调方法对不同营养素的影响。
3. 掌握不同烹调方法的操作标准。
4. 能够根据不同原料选择合理的烹饪加工方法。
5. 熟悉常用的中餐烹调方法。

【引例】

外国政要"吃鸡秀"

2005 年 10 月 13 日，土耳其总理埃尔多安打破斋月期间白天不进食的惯例，在公众面前"表演"进食鸡肉沙拉。罗马尼亚总统伯塞斯库也在 10 月 14 日告诉公众，可以放心进食鸡肉，并说他妻子正在厨房里炸鸡。

由于禽流感暴发，欧洲鸡肉销量骤降。欧盟卫生官员出面向欧洲消费者保证，吃鸡肉不会带来危险。世界卫生组织动物健康专家瓦拉也证实，仅仅在超市接触加工过的生鸡肉，感染禽流感的可能性几乎为零。

外国政要如此大胆"吃鸡"，为什么不怕禽流感呢？

一是因为他们食用的鸡肉确实未被污染；二是鸡肉通过高温油炸，也即经过合理烹饪，安全性很高。合理烹饪的概念、意义和在烹饪中的应用就是本项目将要介绍的内容。

4.1.1　合理烹饪

合理烹饪是对食物原料进行合理的选择搭配、整理清洗，采用合理的刀工和烹调方法，使制成的饮食成品尽可能多地保留原有的营养素，合乎卫生要求，具有色、香、味、形等良好的感官性状，维持或提高食物的营养价值和食用价值，达到刺激食欲、促进消化吸收，满足就餐者的生理需求和心理需求的目的。概括地说，合理烹饪就是通过烹调使食物满足卫生、营养、美感三方面要求，是实现营养平衡的基本措施之一。

1）合理烹饪的意义

（1）杀灭有害生物

在烹饪过程中，洗涤或加热会去除原料中的寄生虫卵和其他有害生物。

（2）减少有害化学物质

合理的烹饪方法，会减少某些对人体有害的农药、激素等化学物质，而且可以去除某些酶类和生物碱，避免中毒。

（3）改善食物口感，促进消化和吸收

食物在烹饪的过程中发生的变化十分复杂，包括物理变化和化学变化。蛋白质在烹饪的过程中会分解为肽和氨基酸，淀粉会转化为糊精，从而有利于人体消化和吸收。

（4）保护营养素

某些不稳定的营养素在烹饪的过程中会因加热等因素失去活性，无机盐和水溶性维生素也会在洗切的过程中丢失，因此，合理的烹调手法对保护营养素至关重要。

2）科学的烹饪加工措施

烹饪原料中的营养素会因烹调手法的不当而损失，为避免这一问题，我们应根据食物的种类合理选择烹调方法。

（1）洗涤

烹饪原料经过洗涤能减少表层微生物的数量，除去寄生虫卵和泥沙等杂物。例如，米在淘洗前应先挑出沙子、石子等杂物，淘洗次数不宜过多，一般以 2 ～ 3 次为宜。又如，蔬菜应先洗后切，减少维生素和无机盐的损失。

新鲜的原料富含各种营养素，营养随着储存时间的延长而流失。蔬菜和水果是维生素 C、胡萝卜素和矿物质的主要来源，应及时烹食。

（2）切配

蔬菜应先洗涤后切配，减少水溶性维生素的损失，而且原料切块不宜太小，避免某些营养素与空气充分接触而被氧化。

不同切配方法下，小白菜中维生素 C 的损失情况见表 4.1。

表 4.1　小白菜切配方法与维生素 C 损失情况

切配方法	切后立即测定	切后冲洗 2 min	切后浸泡 5 min	切后浸泡 30 min
损失情况	0	8.4%	14.1%	23.8%

（3）沸水烫料

烹调特殊蔬菜时，如原料本身含有草酸或存在异味，可进行焯水，溶解 80% 以上的草酸，从而提高钙的生物利用率。但蔬菜中的不耐热维生素如维生素 B_1、维生素 B_2 以及维生素 C 等会因此遭受严重破坏。小白菜中的维生素 C 经开水焯烫后，损失率达 51.9%。开水烫料时，一定要火大水沸，加热时间不宜太长。

大锅菜常用水漂焯，焯菜时要用旺火沸水，菜量大则分批下水，尽量减少入水时间，时间宜短不宜长，菜入水后，水温不宜低于 85 ℃，最好沸进沸出，最大限度地保留胡萝卜素与维生素 C。

原料烫煮后，不要挤出汁水，以防止损失水溶性维生素。如白菜切后煮 2 min 再捞出，若挤出汁水，水溶性维生素损失率将达到 77%。

动物性原料的烹制，如煮鱼炖肉，宜水沸后下锅，肉遇热水，表面的蛋白质迅速凝固，保护了原料内部的营养素不会溶解，同时能防止呈鲜成分过多渗出，从而保证口感鲜香，营养成分保存完整。若冷水下锅，动物性原料的营养会大量溶解丢失。

（4）上浆、挂糊、勾芡

烹饪原料用淀粉或鸡蛋上浆挂糊后，表面会形成一层保护外壳，阻止原料中的水分和其他营养素外溢，保护营养素不被氧化。勾芡可使汤汁浓稠且与菜肴融合，改善口感，保护营养素。

采用高温煎炸等方法烹制富含蛋白质的食物时，最好在食物外层挂糊上浆，利益于间接传热，蛋白质不会因直接高温而过度变性，可以防止食物焦糊，控制有害物质的产生。上浆时使用的淀粉中谷胱甘肽所含的硫氢基对维生素 C 具有保护作用，既可减少营养素的损失，又可改善口感，提高食物的消化吸收率。

需过油的原料尽可能上浆或挂糊，可以避免原料直接与热油接触。炒制含水量较高的蔬菜时，勾芡可以把汤汁变浓，使汤中的水溶性维生素等营养物质吸附在菜肴上，减少营养素的溶解渗出。

（5）适当使用调味品，并注意投放时机

为了促进人体对钙的吸收，动物性原料在烹制前可以先加醋，使原料中的钙被醋酸溶解或将骨头敲碎，促进钙的溶解。

很多维生素在酸性环境中较为稳定，因此，烹制菜肴时适当加醋可以保护维生素，减少氧化。在煮粥时加醋可以增加黏稠度，而且能保护其中的营养素不被破坏。

加盐不宜过早，过早加盐会增大渗透压导致原料中的水分和水溶性营养物质溶出、丢失。盐对食物有强大的渗透作用，可加速蛋白质变性凝固。因此，烹饪蛋白质丰富的肉类原料时，为了肉质鲜嫩，宜等原料八成熟快起锅时再放盐。蔬菜烹饪有两种情况可以早点放盐：一是烹调根茎类蔬菜，因其质地紧密，纤维素含量高，早放盐可以使之更快入味；一是烹炒叶菜类蔬菜，提前放盐既能更好固定蔬菜的基本形状，又能有效缩短蔬菜的成熟时间，减少营养的损失。凉拌类菜肴在调味时为避免营养素随水分浸出、流失，宜在食用前加盐。

维生素 C 与 B 族维生素在酸性介质中比较稳定，不易流失；钙、镁在酸性条件下易被分解，有利于吸收。所以，烹调某些菜时，可适量放醋，不仅可以调味，还有助于保存营养素，如炒土豆丝、炒绿豆芽、糖醋白菜、红烧鱼、糖醋排骨等。煮骨头汤、带骨鸡汤、鱼汤时，加少许柠檬汁或食醋，有助于钙从骨和鱼刺中释出溶解到汤中，使汤品的含钙量增加 64%。烤肉时涂上一层厚厚的含醋酱汁，也能明显地帮助钙的吸收。

味精使用时应注意以下几点：不宜过早或在温度很高时投入味精，味精（谷氨酸钠）在温度过高时会变成焦谷氨酸钠，不仅没有鲜味，反而会产生轻微的毒素，对人体健康不利。味精最好在菜肴出锅前投放，若菜肴需勾芡，则在勾芡之前放味精。味精在碱性环境下会发生化学变化，产生一种具有不良气味的谷氨酸二钠，失去调味作用，所以在烹制碱性原料如碱发鱿鱼，碱发海参等时不宜放味精。

煮饭、熬粥、煮豆、炒菜时不宜放碱，但在制作玉米面粥、玉米糊、窝窝头等含玉米的制品时，可少量加碱。因为玉米中含有的结合型烟酸不易被人体吸收，长期食用很可能出现皮炎、腹泻、痴呆、皮肤粗糙及皱纹等症状。加碱可以使结合型烟酸变成游离型烟酸，从而被人体吸收利用。面粉中的维生素 B_1 在酸性环境中比较稳定，在碱性环境中容易被破坏，加碱过多或使用苏打等碱性发面剂，会破坏面团中大部分的维生素 B_1，并且中和胃酸，影响消化。酵母富含 B 族维生素，用纯酵母发酵效率高，还能避免因加碱造成的营养损失。

我国传统蒸制馒头常用老面发酵，老酵面内含有许多杂菌，其中主要是醋酸菌，当面团内温度达到 33 ℃时，醋酸菌随酵母菌的发酵而大量繁殖并分泌氧化酶，氧化酶将面团中稀薄的酒精氧化成醋酸和水，使面团产生强烈的酸味。苏打可与面团中的醋酸发生生化反应，生成醋酸钠、二氧化碳和水，从而中和酸味，但加碱仍需适量，避免营养损失。

（6）旺火快炒

原料经过旺火快炒，缩短了烹饪时间，减少了维生素受高温分解破坏的机会。蔬菜类宜用旺火急炒、快速焯水等方法，不宜用煮、炖、焖等长时间低温加热的烹调方法，旺火快炒蔬菜，维生素 C 的平均保存率为 60%～70%，胡萝卜素的保存率为 76%～96%。但要注意有些蔬菜（如四季豆），需要煮熟、煮烂直至原有的生绿色消失，从而防止其中的皂苷和植物血凝素引起中毒。

（7）控制油温

油温的高低会影响烹饪原料中营养素的保存率，烹调时的适宜油温是 150～200 ℃，温度过高，会导致烹饪原料中的维生素大量损失，还会使肉中的蛋白质焦化，增加致癌物苯并芘的含量。

表 4.2　烹调肉类时 B 族维生素的损失率

温　　度	损失率	
	维生素 B_1	维生素 B_2
150～200 ℃	9.4%	0
350～360 ℃	46.5%	71.1%

（8）合理选择烹具

铁锅是烹饪食物的最佳器具，它传热快散热慢，能充分加热菜肴。铁锅烹饪的菜肴可以给人体补充一部分铁元素，可满足人体一日所需并减少菜肴中营养素（特别是维生素）的流失。铁锅炒菜时维生素的保存率比铜锅炒菜时高 6 倍左右。

肉类不宜高温煎、炸、熏、烤，蒸或用以水作为传热介质的烹饪方法更为合适。对所有食物而言，煎、炸、熏、烤都是最不可取的方法。若为追求口味，最好同时烹饪富含维生素C等抗氧化剂的食物。科学烹调还应注意食物成分间的化学变化，高钙食物不宜与高草酸含量食物搭配，蛋白质食物不宜与含鞣酸食物搭配，等等。

【知识链接】

煲汤时间越长，汤就越有营养？

长期以来，人们认为"煲汤时间越长，汤就越有营养"。那么，这种说法有科学依据吗？

针对这个说法，同济大学医学院营养与保健食品研究所进行了实验研究。他们选择了3种比较有代表性的煲菜，即蹄膀煲、草鸡煲、老鸭煲。检测发现：蹄膀的蛋白质和脂肪含量在加热1 h后明显增高，之后逐渐降低；草鸡肉的蛋白质和脂肪含量在加热0.5 h后逐渐升高，蛋白质加热1.5 h，脂肪加热0.75 h时达到最大值；鸭肉的蛋白质含量在加热1 h后基本不变，脂肪含量在加热0.75 h时升至最高值。这3种煲汤中的营养与煲汤时间并不成正比，尤其是草鸡煲和老鸭煲，煲汤时间越长，蛋白质含量反而越低。

长时间加热会破坏煲类菜肴中的维生素，加热1～1.5 h，即可达到比较理想的营养峰值，此时的营养价值比例较佳。

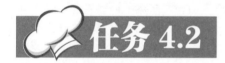

任务4.2 不同烹饪加工方法对原料营养价值的影响

【任务目标】

1. 了解合理烹饪的概念。
2. 掌握蛋白质、糖类、脂类、维生素和无机盐在烹饪过程中的变化。
3. 学会合理处理烹饪原料，避免营养素流失。
4. 了解不同烹饪方法对原料营养素保存率的影响。

【引例】

高温烹饪危害大 "洋葱皮测试法"可控油温

使用爆炒、油炸、油焖等方式烹饪食物，可以获取更好的食物口感，但过高的油温会使食物的营养大打折扣，甚至带来健康风险。

烹饪时，很多人往往等锅里的油冒烟了才放菜，这样的做法其实是不值得提倡的。油锅冒烟的时候，油温往往已经在200 ℃以上，此时把菜下锅，会产生致癌物。这种条件下，蔬菜中的很多营养素将被破坏。此外，在这种温度下，油中所含的脂溶性维生素和人体必需脂肪酸受到破坏，油的营养价值降低。

虽然油温过高危害不小，但还是有很多人难以舍弃经过高温烹饪出来的美味佳肴，为了营养与美味兼得，烹饪时一定得控制好油温。下面，我们介绍一种"洋葱皮测试法"：将葱皮扔进油锅里，葱皮接触热油后会起油泡，可以通过油泡判断油温。葱皮周围的油泡很少，说明油温还不够；葱皮很快变黄，油的温度就可能太高；葱皮颜色未变，同时边上还陆续冒着小油泡，温度就是合适的。

除了要控制好油温，日常烹饪时最好轮换使用不用种类的油。如炒菜或炖煮用大豆油、葵花籽油、花生油等，凉拌可以用芝麻油、橄榄油、亚麻籽油等，油炸食物就用椰子油和棕榈油。这样混合使用，能够取长补短，达到营养平衡，更有益健康。

4.2.1 蛋白质在烹饪过程中的变化

1）蛋白质的变性

蛋白质变性是指在某些理化因素的作用下，蛋白质分子内部原有的高度规则的排列发生变化，导致蛋白质的理化性质发生改变并使蛋白质丧失原有生物功能的现象。

引起蛋白质变性的因素主要有物理因素和化学因素。物理因素主要有加热、加压、脱水、搅拌、震荡等，是烹饪中引起蛋白质变性的主要因素。化学因素即酸、碱的作用等，相对来讲，影响较小。

温度是影响蛋白质变性的最重要因素，加热和冷冻均可以使蛋白质变性。其中，蛋白质受热后分子的空间结构发生改变，产生变性现象。如蛋清在加热时凝固，瘦肉在烹调时收缩变硬。

不同的蛋白质变性温度不同，一般为 45 ℃时变性开始，55 ℃时变性加快，温度再升高便会发生变性凝固。然而，过度加热会降低蛋白质的营养价值，比如强高温或持续的高温作用会使蛋白质焦化，生成人体难以吸收的含酰胺键的化合物，同时产生杂环胺类致癌物。

2）蛋白质的水解

在各种烹调加工过程中，蛋白质可能发生不同程度的水解。蛋白质可水解为脲、胨、肽、氨基酸及相应的非蛋白物质，如糖类、色素、脂肪等。胨是轻微水解的产物，它仍具有高分子的特性，如黏度大，溶解度小，甚至可加热凝固。肽是小分子产物，易溶于水，胶体性弱。

在烹饪中，长时间煮、炖骨头汤时，动物肌肉中的蛋白质发生水解反应，让不溶性蛋白质变成低分子可溶成分（如肌肽），肉汤由此产生鲜美的滋味，而且这些低分子水解产物还能进一步发生反应，使菜肴风味更加多样。例如，肉皮冻的制作，就是利用了胶原蛋白能水解生成明胶的性质。再如，肉类结缔组织（筋、肉膜、韧带）中的胶原蛋白，蒸煮熟软后，变为溶于热水的胶质使汤汁变黏，且胶质中含有数种人体所需的氨基酸，尤以赖氨酸数量最多，可以提高蛋白质的消化率。

3）美拉德反应

美拉德反应广泛存在于烹饪过程中，是羰基化合物（还原糖类）和氨基化合物（氨基酸和蛋白质）之间的反应，最终生成棕色物质或拟黑素。美拉德反应对食品的影响主要有：

①产生香气和色泽。美拉德反应能产生漂亮的棕黄色或红褐色，同时散发出令人愉悦的香味，这些是亮氨酸与葡萄糖在高温下发生反应的产物。

②降低营养价值。美拉德反应发生后，氨基酸与糖结合后造成营养成分的损失，蛋白质与糖在高温作用下结合，引起食物的褐变，其产物不易被酶利用，营养成分不易消化。

③产生抗氧化性。美拉德反应产生的褐变色素生成醛、酮等还原性中间产物，对油脂类自动氧化表现出抗氧化性。

④产生有毒物质。美拉德反应控制得当可使食物产生漂亮的棕黄色或红褐色，但蛋白质遇高温易发生焦化，生成难以被人体吸收的含酰胺键的化合物及杂环胺类致癌物等有毒物质。烤面包在即将成熟时散发出一种特有的香味；制作红烧肉和烤鸭时，诱人的色泽和香味一并呈现，这些现象都是美拉德反应引起的。

4）影响蛋白质变性的主要因素

（1）水的作用

蛋白质对热变性的敏感性取决于多种因素，如温度、蛋白质自身的性质、蛋白质浓度、水分、pH 值等。水能促进蛋白质的热变性，在烹饪中增加食物水分可降低蛋白质变性温度，不容易发生化学反应，从而有利于保留食物的营养成分。

（2）酸和碱的作用

在烹饪过程中，利用蛋白质的酸变性凝固作用可制作酸奶、凝乳；在烹饪上可用醋酸、白醋和鲜柠檬作为酸味调味品解腻、增香、增色、去腥，同时抑制、杀灭微生物和寄生虫。

利用碱的作用可制作皮蛋，促进蛋白质变性。但在碱性条件下，蛋白质中的半胱氨酸或羟基氨酸将发生理化变化，产生脱氢丙氨酸残基。该残基可与赖氨酸反应，生成对人体不利的赖丙氨酸，降低可利用的赖氨酸含量，降低蛋白质的营养价值。

（3）盐的作用

盐对蛋白质的作用表现为盐析，即在蛋白质中加入大量中性盐可以破坏蛋白质的胶体性，使蛋白质沉淀析出。腌咸鸭蛋时，盐对蛋白和蛋黄的作用并不相同，食盐可使蛋白的黏度逐渐降低而变稀，使蛋黄的黏度增加而变稠凝固，蛋黄中的脂肪逐渐集聚，蛋黄因此出油。

盐还可以使蛋白质的热变性速度加快。蒸蛋羹时加盐，蛋白质变性较快，比较容易蒸熟。煮肉汤、炖肉通常要后加盐，可以避免肉类表面蛋白质迅速变性凝固，形成一层保护膜，影响热的渗透和含氮浸出物的浸出。烹鱼时，先用盐码味，使鱼肉表面的水分渗出，加热时蛋白质的变性速度将加快，鱼肉因此不易散碎，且有利于咸味的渗透。和面时在面团中加入少量盐，可以增加面团筋力，煮食时不易糊烂。

（4）机械力的作用

强烈的机械力如碾磨、搅拌或剧烈震荡可使蛋白质变性。用筷子或打蛋器搅打蛋清，在强烈的搅拌过程中，气体充入，蛋清的蛋白质变性伸展成薄膜状，将混入的空气包裹起来形成泡沫，有一定的强度，从而保持泡沫一定的稳定性，蛋糕利用这一原理，从而蓬松、可口。

制作戚风蛋糕，主要利用清打法的物理搅拌作用，包括物理震荡作用和化学作用。清打法的物理搅拌作用主要针对蛋清，其 pH 值约 7.6，呈碱性，而蛋清在偏酸性的环境下，即 pH 值约 4.6～4.8 时才能形成稳定的泡沫，此时加入塔塔粉（酒石酸钾）能达到较好效果，也可用酸性原料如柠檬汁、橘子汁或白醋等代替。

4.2.2 糖类在烹饪过程中的变化

1)淀粉在烹饪过程中的变化

淀粉作为人类膳食结构中最丰富的糖类，广泛存在于植物的根、茎、果实和种子中，在烹饪中具有多方面的用途。淀粉一般由直链淀粉和支链淀粉两部分组成，两种淀粉在冷水中都不溶解，直链淀粉能在热水中分散成胶体溶液，支链淀粉在热水中仅膨胀而不溶解。淀粉的来源影响两者的含量比例，淀粉的性质变化也因此不同，在烹调过程中，应根据不同的需要选择合适的淀粉。

淀粉在烹调过程中，经过热作用，发生许多物理变化和化学变化，其中影响最大的变化是淀粉糊化现象以及淀粉老化现象。

（1）淀粉糊化

淀粉在水中加热，淀粉粒逐渐吸水膨胀，然后分散、破裂，互相黏结，当加热至60～80 ℃时，淀粉粒破裂形成半透明的具黏性的糊状胶体溶液，此即淀粉的糊化。淀粉糊化的性质有：

①热黏度。淀粉达到完全糊化后的黏度称为热黏度。热黏度高，有利于菜肴的成型。

②黏度的热稳定性。淀粉糊化达到最高黏度后，继续加热，黏度下降。黏度下降得越多，其稳定性越差。黏度热稳定性好的淀粉糊能将芡汁较好地粘在主料上，有利于菜肴的成形。

③透明度。淀粉透明度越高，菜肴越明亮光泽，不同种类的淀粉透明程度不同。

④糊丝。淀粉糊化形成的糊状体，黏性和韧性较大的，能拉出糊丝，并易与菜肴相互黏附。

淀粉糊化对菜肴质量的影响：

①提高食物的消化吸收率。淀粉糊化后，多糖分子吸水膨胀、氢键断裂，容易被淀粉酶水解，继续加热会使淀粉水解为糊精，部分淀粉进一步分解成葡萄糖，更易被人体吸收。一般含有淀粉的食物原料，在烹饪中都要使淀粉糊化后才能食用。方便米饭、方便粥、速溶吉士粉就是利用淀粉糊化的方法使生淀粉通过物理变性的方法获得 α - 淀粉（预糊化淀粉），在烹饪中遇冷水迅速糊化，黏结力强、黏韧性高、食用方便，口感和消化率均有提高。

②用于菜肴的挂糊。要炸制的原料一般先要挂糊处理，挂糊后的原料表面是一层淀粉糊，较上浆要厚得多，在高温作用下，淀粉发生剧烈变化，水分迅速蒸发，淀粉分子间氢键断裂并急速糊化生成糊精，其中的大部分糊精又因高温发生氢键断裂，失去水分子发生糖分的焦化作用，形成焦淀粉。焦淀粉具有脆、酥、香的特点，使原料外壳韧脆，口感香酥。

③用于菜肴的上浆。上浆的原料表面均匀地裹着一层薄淀粉糊，当其划油受热时，高温影响下，淀粉分子间的结合力被破坏，原来紧密的结构逐渐变得疏松，分子间氢键断裂，淀粉急速糊化，形成糊状胶体并达到较高的黏度，在原料表面形成一层具有黏结性的薄层，使原料不直接与高温油接触，油不易浸入原料内部，水也不易蒸发，原料不仅能保持良好质感，而且表面色泽光润，形态饱满，有效保存原料中的水分和营养。

④用于菜肴的勾芡。烹饪中的芡汁，其基本原料是淀粉，淀粉在一定温度下发生糊化，淀粉颗粒吸水膨胀，形成黏性高的芡汁，与菜肴混为一体，相互黏附，色泽透亮，口感滑润。

（2）淀粉老化

淀粉老化是淀粉糊化的逆过程，指糊化后的淀粉处在较低温度下，或淀粉凝胶经长时间放置，会凝结成不透明状或产生沉淀现象。淀粉老化的最适温度为 2～4 ℃。

①原理。老化的淀粉黏度降低，使食品由松软变为发硬，口感变差。而且老化的淀粉使酶的水解作用受到阻碍，从而影响了消化率。淀粉类食物如面包、糕点及各种面食，在存放过程中会随着时间延长发生一系列变化。除了微生物导致腐败外，淀粉老化是另一个导致淀粉类食物变质的原因。避免淀粉发生老化现象，主要在于设法阻止已经糊化的淀粉分子间重新形成氢键。一般可降低水分含量，进行瞬时脱水干燥处理，或者添加抗老剂、油脂、蔗糖、乳化剂等，控制淀粉的老化速度。分子蒸馏单甘酯可与蛋白质和淀粉形成综合物，直链淀粉形成的不溶性综合物可防止淀粉冷却后重新结晶，避免淀粉老化回生，从而使面包、蛋糕、薯条等食品长时间保持松软。

②淀粉老化在烹饪中的应用。粉丝、粉皮、龙虾片等，是利用淀粉经高温糊化后又在一定的温度下发生老化现象这一原理加工制成的。直链淀粉含量高、老化程度较好的豆类淀粉（如绿豆淀粉）为最佳原料。淀粉在适当温度下糊化，再降至适宜低温加工，老化后具有较强韧性，表面产生光泽，加热后不易断碎，并且口感筋道。在制作年糕、元宵、汤圆、麻圆等糕点时，要选用支链淀粉含量高、不易老化、易吸水膨胀、易糊化、有较高黏性的淀粉，如糯米粉。

2）蔗糖在烹饪过程中的变化

蔗糖加热到 150 ℃即开始熔化，继续加热将形成一种微黄色的黏稠熔化物，挂霜拔丝菜肴的制作就是利用这一特性。糖类加热（熔点以上）后，若存在氨基化合物，糖类的羰基与氨基可结合形成褐色物质，即羰氨反应（美拉德反应）；若不存在氨基化合物，糖类会变为深色物质，即发生焦糖化，从而具有诱人的焦香味。当加热到 160 ℃时，糖类迅速脱水缩合，形成一种可溶于水的黑色分解产物和一类裂解产物，同时引起酸度增高和色度加深。碱性条件下，这种变化会加速。

3）饴糖在烹饪中的变化

饴糖的主要成分是麦芽糖和糊精，麦芽糖占 1/3。麦芽糖的熔点为 102～108 ℃，温度升高时，容易发生缩合形成焦糖色素，在相应的温度下，易与氨基酸发生聚合、缩合反应，形成类黑色素，其色泽也会随着加热温度的不断升高而发生浅黄—红黄—酱红—焦黑的变化特征。同时，麦芽糖与氨基酸在高温下也可发生降解反应，生成呈香味物质，可以清除鹅、鸭的腥味，形成独特风味。因此，麦芽糖用于烘烤食品时，能起呈色、提香和保湿的作用。烹调中利用麦芽糖的这一特性给烤鹅、烤鸭的表皮上糖色，表皮涂抹一层饴糖后，由于麦芽糖分子不含果糖，烤制后食物的相对吸湿性较差，因此耐脆度更好。同时，由于饴糖中糊精黏度较大，可以紧裹在原料的表面，经过烧、烤后，糊化脱水形成硬壳，防止脂肪及内部水分外溢，使菜肴的滋味更加浓郁，风味突出。

4）膳食纤维在烹调中的变化

纤维素包裹在谷类和豆类外层，它能妨碍体内消化酶与食物内营养素的接触，影响营养的吸收。但是经烹调加工后，食物的细胞结构发生变化，部分纤维素变成可溶状态，原果胶变成可溶性果胶，增加了体内消化酶与植物性食物中营养素接触的机会，从而提高营养物质的消化率。此外，蔬菜中的果胶质在加热时也可吸收部分水分而变软，有利于蔬菜的消化吸收。

4.2.3 食用油脂在烹饪过程中的变化

油脂作为食物中重要的营养成分，可作为传热介质并能提高菜肴的风味品质，在烹饪过程中因温度的影响也会发生各种变化，从而影响食物的营养价值。

1）脂肪热水解

脂肪在水和热力作用下将发生热水解现象，最终产物是甘油和游离脂肪酸。部分动物性油脂悬浮于肉汤表面，使汤汁具有肉香味，并有利于消化吸收。例如，清水煮炖动物性原料，汤汁表面多见油花，而此时肉汤滋味鲜美。

2）酯化反应

在烹饪动物性原料的过程中，料酒、醋等常作为调味品使用，脂肪分解后产生的脂肪酸与乙醇、醋酸发生酯化反应，生成的酯类物质具有芳香气味，极易挥发，酯化反应对烹饪加工具有重要意义。例如，在烹制红烧肉时，烹调师会适时加入料酒、香醋，使菜品挥发出促进食欲的芳香气味。

3）油脂的热分解

油脂在高温条件下，脂溶性维生素和人体必需脂肪酸遇热损失，营养价值降低。当温度上升到一定程度时，油脂会发生热分解，产生一系列低分子物质。热分解产物中的丙烯醛具有刺激性，能刺激鼻腔并有催泪作用。

油脂的热分解程度与加热的温度有关。不同种类的油脂，其热分解的温度（即发烟点）不同，黄油、人造黄油的发烟点为 $140 \sim 180$ ℃，牛脂、猪脂和多种植物油的发烟点为 $180 \sim 250$ ℃。发生热分解的油脂，不仅味感变劣，而且丧失营养价值，甚至产生毒性。所以在烹饪过程中，油炸的温度不宜过高，应保持在 180 ℃以下。

4）油脂的热氧化聚合

油脂热分解后继续加热，其分解产物还会进一步发生氧化聚合，生成具有不良气味的醛类、酮类和低分子有机酸类，如己二烯环状单聚体、二聚体、三聚体和多聚体等聚合物，这些物质不仅是油脂哈喇味的主要来源，而且在人体内被吸收后将与酶结合，使酶失去活性，引起生理异常现象，有害人体健康。油脂热氧化聚合的速度和程度与油脂的种类有关，亚麻油最易聚合，大豆油和芝麻油次之，橄榄油和花生油则不易聚合。

5）油脂的老化

在高温下炸制过食品的油脂，色泽变深，黏度变稠，泡沫增加，发烟点下降，这称为油脂的老化现象。

油脂的纯净度和油脂的酸败程度都会影响油脂的发烟点。老化油脂中所含杂质越多，酸败程度越严重，发烟温度下降的幅度越大。发烟点明显降低的油脂，在烹饪过程中更容易冒烟，影响菜肴的色泽和风味。脂肪热氧化的产物为脂质过氧化物自由基，而自由基被认为是使人衰老和罹患肿瘤、心脑血管疾病的元凶。因此，烹饪最好选用发烟温度高、煎炸过程中烟点变化缓慢的油脂，从而加速蛋白质的变性，保证产品的营养和风味。

油炸用油应尽量避免长时间高温加热。油炸用油不宜反复使用，最好不要超过 3 次。例如，反复使用的油脂在进行油炸时，制品不易上色，且油烟很大，刺激人的眼、鼻、咽喉。

4.2.4 维生素在烹饪过程中的变化

1) 维生素损失的原因

在烹饪过程中，维生素虽然没有像蛋白质变性、脂肪水解、碳水化合物糊化等那样复杂的理化改变，但会因上述高分子营养素的复杂变化而变为游离态，从而受到高温、氧化、光照等不同因素的影响而被破坏。维生素损失的原因主要有以下几个方面。

（1）氧化反应

对氧敏感的维生素有维生素 A、维生素 E、维生素 K、维生素 B_1、维生素 B_2、维生素 C 等，它们在食品的烹饪过程中，很容易被氧化破坏。其中维生素 C 对氧很不稳定，特别是在水溶液中更易被氧化，氧化的速度与温度关系密切。脂溶性维生素只能溶解于脂肪中，因此用水冲洗原料的过程和以水作传热介质烹制时，不会流失，但用油作传热介质时，部分脂溶性维生素会溶于油脂中。

（2）热分解作用

水溶性维生素对热的稳定性较差，脂溶性维生素对热较稳定，但易氧化的除外。如维生素 A 不接触空气时，对热较稳定，但在空气中加热时流失程度会随时间延长而增加，尤其是油炸烹饪，因油温较高，会加速维生素 A 的氧化分解。

（3）酶的作用

某些存在于动植物性原料中的酶对维生素具有分解作用，如蛋清中的抗生物素酶能分解生物素，果蔬中的抗坏血酸氧化酶能加速维生素 C 的氧化。这些酶在 90 ~ 100 ℃环境下经 10 ~ 15 min 的热处理，就将失去活性。

2) 维生素在烹饪过程中的损失

（1）洗涤和焯水引起的损失

在烹制之前的洗涤或焯水过程中，绝大多数烹饪原料中的水溶性维生素，如维生素 B_1、维生素 B_2、维生素 B_3、维生素 PP、维生素 C 和叶酸等，将有一部分溶于水中造成维生素损失。

（2）烫漂和沥滤引起的损失

果蔬在食品加工中常需要烫漂以满足卫生要求。烫漂时维生素和无机盐的损失较大，多发生在食物的切面或其他易受影响的表面，水溶性维生素的氧化和加热破坏是主要原因。

（3）烹调加热过程中引起的损失

食物在烹调时要经受高温，并在加热条件下与氧气、酸、碱和金属炊具接触，许多维生素因此被氧化与破坏，造成不同程度的损失。

①水溶性维生素的损失。水溶性维生素易溶于水，在烹饪过程中，加水量越多或汤汁溢出越多，溶于菜肴汤汁中的维生素也就越多。汤汁溢出的程度与烹调方法有关，一般采用蒸、煮、炖、烧等烹制方法时水溶性维生素在汤汁中含量较大；采用炒、滑、熘等烹调方法，成菜时间短，原料勾芡后下锅，汤汁溢出不多，因此水溶性维生素析出量不多。

维生素 B_1 在干燥时较稳定，但在有水环境下，将变得不稳定。谷类中的维生素 B_1 经蒸或烤约损失 10%，水煮则损失 25%，若有高温和碱的影响，损失更大，如炸油条时维生素 B_1 几乎全部被破坏。

维生素 B_2 对热比较稳定,水煮、烘烤、冷冻时损失都不大,在水溶液中短时间高压加热也不被破坏,但在碱性或光照条件下容易被破坏。

维生素 PP 易溶于水,食物在高温油炸或碱性条件下,游离型的维生素 PP 约损失50%。

维生素 C 不仅热稳定性差而且容易氧化,许多蔬菜、水果一旦切开并暴露在空气中,维生素 C 将被氧化破坏。在烹制中,加热时间越长,维生素 C 的损失就越严重,如蔬菜旺火快炒 2 min,损失率为30%～40%,延长 10 min,损失率为50%～80%。酸性介质中,维生素 C 较稳定。

②脂溶性维生素的损失。脂溶性维生素对热比较稳定,也不会溶解在水中导致损失,但容易被氧化分解,特别是在高温条件下以及与酸败的油脂接触时,氧化速度会明显加快。脂溶性维生素能溶于脂肪,因此在炸制食品时,部分维生素会溶于油中而损失。而与脂肪一起烹制则可大大提高脂溶性维生素的吸收利用率。

短时间的烹调对食物中的维生素 A 和胡萝卜素影响不大,损失率不超过10%,在水中加热,损失一般也不超过30%。

维生素 D 对热、氧、碱均较稳定,但对光很敏感。

维生素 E 容易被氧化,尤其是在高温、碱性介质和有铁存在的情况下,其破坏率可达到70%～90%。使用酸败的油脂,维生素 E 的破坏率更高,即使不能被品尝出来的酸败油脂,也会对维生素 E 产生明显破坏。

4.2.5　无机盐在烹饪过程中的变化

无机盐的化学性质十分稳定,不会像维生素那样受热、光、氧的作用而分解氧化,但在烹饪过程中,各种无机盐的实际损失率取决于烹煮时用水量的多少、切块大小、烹煮时间长短和温度的高低等因素。

1)原料清洗和涨发

原料在清洗和涨发时,无机盐的损失与下列因素有关:

（1）水量

水量越大,无机盐的损失就越多。因此,在淘米、洗菜、水发时要注意水的流速和水量。例如浸泡 1 kg 盐干海带用水不超过 3 kg,1 kg 淡海带不超过 5 kg,以减少碘的溶出。

（2）原料的比表面积

原料的表面积越大,无机盐的损失率越高。

（3）水温

水温的增加,可加速水溶性矿物质的渗透和扩散作用,因此水温越高,无机盐的损失率越大。如涨发海带时,用冷水浸泡,清洗 3 遍,90% 的碘将浸出;用热水洗一遍,95% 的碘将浸出。

（4）作用时间

原料与水作用的时间越长,无机盐的浸出率越高,所以长时间的浸泡会加大无机盐的损失,如反复搓洗和浸泡的大米,无机盐的损失率高达 70%。

2）无机盐在烹饪过程中的变化

（1）溶解渗出导致损失

动植物食品都含有无机盐，受热后会随组织内部的水分一同溢出。在溢出的汁液中含有大量的营养物质，其中包括相当数量的游离态无机盐。瘦肉于水中加热到 63 ℃时，将有相当量的肉汁流出，肉块因此收缩。肉汁的溢出量随温度的升高而增加，肉成熟时，肉汁的溢出量在 50% 左右，而其中含有许多游离无机盐。在炖鸡时，鸡肉和骨架中的可溶性无机盐也纷纷溶解在鸡汤里。骨头炖煮后，其可溶性的钙、磷、钠、钾等无机盐，大部分溢入汤中。在烹制排骨时，可适当放食醋，钙、镁在酸性条件下易被析出，骨中的钙与醋酸形成可溶于水的醋酸钙进入汤汁中，可提高钙的吸收率。

（2）干扰无机盐吸收的因素

有些烹饪原料富含草酸、植酸、磷酸和其他有机酸，在烹调中这些有机酸能与无机盐离子，如锌、铁、钙、镁等，结合形成难溶于水的化合物，不仅影响这些原料中无机盐的吸收，也妨碍其他食物中无机盐的吸收。因此，有机酸含量较多的烹饪原料在烹制之前应先经过焯水，去掉这些有机酸，减少在烹饪过程中无机盐的结合损耗，从而提高无机盐的吸收利用率。

4.2.6　不同烹饪加工方法对原料营养价值的影响

中式烹调方法有几十种，不同的方法可烹制出不同的菜肴，而原料中的营养素在烹调过程中会发生一系列变化，烹调后的菜肴与原料的营养价值会产生一定的差异。下面介绍不同烹饪加工方法对原料营养价值的影响。

1）炸

炸是以大量食用油为传热介质的烹调方法，旺火加热，油温较高，原料挂糊与否及油温高低可使炸制品具备不同的风味。原料初加工处理后不经挂糊就投入油锅，在炸制过程中原料的水分迅速汽化，成品具有酥、脆、稍硬的特点，如干炸丸子、干炸鱼。在这个过程中，所有营养素都有不同程度的损失。

蛋白质因高温炸焦而严重变性，消化吸收率降低，一些必需氨基酸如赖氨酸、色氨酸也被破坏。脂肪会因炸制发生一系列反应，使营养价值降低。蔬菜油炸要比煮损失的维生素多，胡萝卜素很容易发生氧化和聚合反应而被破坏。炸熟的肉会损失 B 族维生素。油炸过程中原料水分蒸发后留下的空隙被煎炸油填满，这使食物的能量增加。在油炸过程中，维生素 E 由于氧化反应而被破坏，所以在反复使用过的油中只存在微量的维生素 E。

另外，油炸引起的食品安全问题也越来越被人们重视。高温加工的淀粉类食品（如油炸薯片和油炸薯条等）中丙烯酰胺含量较高，其中薯类油炸食品中丙烯酰胺平均含量高出谷类油炸食品 4 倍。我国居民油炸食品食用较多，暴露量较大，长期低剂量接触，有潜在危害。

原料经过初加工处理后挂糊或上浆，再下油锅，糊、浆在热油中很快形成一层脆性的保护层，使原料不与热油直接接触，减少原料中的蛋白质、维生素损失，同时防止原料内部水的汽化，减少油脂的吸附，而且使原料所含汁液、鲜味不外溢，形成外层酥脆、内部软嫩的质感，这种处理方式，有利于营养素的保护，如软炸大虾、香酥鸭等。

2）炒、爆、熘

采用炒、爆、熘等方法制作的菜肴，都以食用油为传热介质，除植物性原料外，一般都事先进行挂糊或上浆，然后用旺火热油使菜肴速成，保持菜肴滑嫩香脆的特点。如用炒的方法成菜的有：清炒虾仁、炒芙蓉鸡片、滑炒鸡丝等；用爆的方法成菜的有：油爆双脆、酱爆鸡丁、葱爆羊肉、芫爆里脊等；用熘的方法成菜的有：滑熘虾仁、煎熘豆腐、焦熘丸子、糟熘肉片等。由于操作迅速，加热时间很短，水分及其他营养素不易流失。有的在制作时用淀粉勾芡，使汤汁浓稠，而淀粉中含有谷胱甘肽，其中的巯基（—SH）具有保护维生素 C 的作用。干炒法对营养素保存较差，除维生素外，蛋白质因受干热而严重变性，会影响消化，降低吸收率，如干炒黄豆、干煸牛肉丝等。

3）煎、贴

煎、贴是以少量的食用油遍布锅底作为传热介质的烹调方法。煎，一般把原料做成扁形或厚片形，两面都要先用小火煎成金黄色，制作时火力不大，不易使原料中的水分汽化，成菜色黄味醇，外酥里嫩，如煎虾饼、煎茄夹。原料有的上浆或挂糊，即使不上浆挂糊，由于制作火力不大，所以维生素虽会损失但不严重，其他营养素损失也不大。贴菜的原料大多挂糊，所以用贴的方法制作的食物营养素损失也不多。

4）蒸

蒸以水蒸气为传热介质，主食加工往往采用蒸的方法。比较典型的蒸制菜肴有粉蒸肉、清蒸鱼等。由于原料与水蒸气基本上处于同一个密闭的环境中，原料在饱和热蒸汽下成熟，因此可溶性物质的损失比较少，但由于需要较长的烹调时间，会引起 B 族维生素、维生素 C 流失。

表 4.3 马铃薯条蒸（煮）后维生素的保存率

烹饪方法	维生素保存率				
	维生素 C	维生素 B$_1$	维生素 B$_2$	烟 酸	叶 酸
蒸	89%	90%	97%	93%	93%
煮	69%	88%	77%	78%	66%

数据来源：葛可佑《中国营养科学全书》，人民卫生出版社 2006 年版。

5）炖、焖、煨

炖、焖、煨以水为传热介质，原料体积均较大，为了使调料更好地进入原料内部，汤与菜的比值小于涮或汆。为增大调料的浓度，采用的火力一般都是小火或微火，烹制所需的时间比较长，因而大量的可溶性物质溶解于汤中。此外，因加热的温度较低，原料中蛋白质变性温和，易消化吸收，不溶的、坚韧的胶原蛋白在与热水的长时间接触中转变成了可溶性的明胶。炖时，生料一般直接加水，用旺火烧开，用文火长时间炖制，直至软烂出锅，如炖肉、清炖甲鱼、清炖鸡等。煨与炖相似，不同之处在于煨用慢火、小火，时间更长，成菜更酥烂汁浓。焖是盖严锅盖，用微火将原料慢慢焖烂，中间不加汤水，不揭锅盖的烹调方法，如焖肚丝、红焖羊肉、黄焖鸡等。

用炖、焖、煨制成的菜肴较易消化，而且把炖、焖、煨熟后的汤液用来作调味剂或汤，可以避免烹调水中营养素的损失，而且汁液保留有食物失去的香味脂肪酸以及酯、醇等香味物质。加热时间的长短，影响原料中维生素的保存量．其中 B 族维生素、维生素 C 等容易因长时间加热而分解。

6）煮与烧

煮与烧都是采用较多的汤汁作为传热介质的烹调方法，原料一般先用大火烧开，再用小火煮熟。煮多用生料，加水或汤，成菜不勾芡，有汤有菜，如奶汤鲫鱼、水煮牛肉等。烧的原料生熟均可，旺火烧开后小火烧至主料适度软烂入味后出锅，也可勾芡或旺火收汁，如红烧牛肉、葱烧海参、干烧岩鲤等。汤汁中存在相当多的水溶性营养素（如维生素 B 族、维生素 C、钙、磷等），糖类及蛋白质在加热过程中部分水解，而脂肪无显著变化。煮沸时间的长短、煮沸前原料的处理方法对营养素的保存也有影响。

7）涮与氽

涮与氽以水为传热介质，所用原料体积较小，前者加工为薄片，后者加工为片、丝、条或制成丸子。汤或水均用大火烧开，汤多菜少，原料在单位时间里能获得较多的热量而成熟。如涮羊肉，肉片在沸水中停留时间很短，因而肉中的可溶性营养素损失较少。

8）烤与熏

烤利用热辐射和热空气的对流传热，把热源产生的热量传递给原料，除了微波加热外，热量传递的顺序由表及里，因此在原料表面首先获得热量的同时，表面的水分子也获得热量而蒸发，导致表面失水，使原料内部和表面水分子密度不同。内部水分尚未传至表面，表层因蛋白质变性已形成一层薄膜，或淀粉糊化后又失水形成一层硬壳（如烤面包），这样原料中的水分就难以向外蒸发，导致烤制品表皮水分含量低、内部水分含量高。烤制原料多以肉类为主，可先腌渍入味，也可烤后蘸食。成菜酥脆醇香、口味浓厚，深受大众喜爱。但由于烤制方法、烤具的不同，营养物质损失情况也不相同。若以柴、炭、煤气为燃料，明火直接烤制，因火力分散导致烤制时间较长，从而使维生素 A、维生素 B 族、维生素 C 和脂肪受到很大损失，同时，还会产生致癌物质 3,4- 苯并芘，所以从营养卫生的角度出发，不提倡过多食用明火烤制的食品。

熏制品也有类似的特点，因用料不同，有多种熏制方法，熏法可使食品具有独特的风味，并可防止微生物滋生，有利于储存。但鱼、肉等经熏制以后，会产生一些对人体有害的物质，其中脂肪的不完全燃烧、淀粉的不完全分解，都可产生致癌物 3,4- 苯并芘，而营养素损失最大的是维生素 C。

【知识链接】

沥米饭营养价值更高?

沥米饭没有糯性口感，而且从营养角度讲，水溶性维生素 B 族在沥水的过程中损失较大。

稻米中的淀粉分为两种：直链淀粉和支链淀粉，使米具有糯性口感的是支链淀粉。籼米、粳米、糯米 3 种常见的稻米中，支链淀粉含量依次增加，黏性、糯性也依次增大。

沥米饭是川渝地区特有的一种做饭方法，首先将米用水煮至半熟，再将米捞起沥干，置于竹或木制的筒内，之后上锅蒸熟，称为"甑子饭"。制作费时，且米汤一般没有食用。如今，用电饭煲煮米饭克服了沥米饭营养损失的缺点，成为大众的选择。

任务 4.3 平衡膳食

【任务目标】

1. 了解平衡膳食的概念。
2. 了解平衡膳食的要求、平衡膳食的制度。
3. 掌握膳食指南的定义、中国居民平衡膳食宝塔的内容及应用。
4. 学会简单的配餐，并能根据食谱科学更换食物种类。
5. 了解世界各地居民的膳食结构及我国居民的膳食结构的优缺点。

【引例】

膳食结构不合理致营养失调

《中国食物与营养发展纲要（2014—2020 年）》指出，营养不足与营养过剩问题在我国同时存在。一方面，农村儿童和青少年生长迟缓、缺铁性贫血的发生率仍需降低；另一方面，城镇儿童和青少年超重、肥胖增长态势亟需遏制。

营养不足是过去常说的"吃不饱"，营养过剩则是"吃多了"。除去经济因素的影响，这对矛盾还有一个共同点：膳食结构不合理导致的营养不平衡。按照中国成人超重与肥胖判定标准，2010 年我国 18 岁及以上居民超重率为 30.6%，肥胖率 12%，城市居民超重率和肥胖率均高于农村。

1989—2009 年，我国城市居民畜肉类动物性食物（以猪肉为主）摄入量从人均每天 80 g 增至 140 g，超过人均每天 75 g 的推荐摄入量。人们从食物中摄入的热量、营养素超过了身体所需，再加上运动不足，从而导致超重和肥胖患病率上升，同时膳食摄入不合理导致高血压、血脂异常、糖尿病等慢性病也急剧增加。这类人群要合理饮食、吃动平衡，从根本上调节能量及营养物质的摄入水平，保证身体的生理需求和健康体重。

国家扶贫标准认为每人每天最低能量需求为 2 100 kcal，与《中国食物与营养发展纲要（2014—2020 年）》推荐的目标值（2020 年人均每日摄入能量 2 200～2 300 kcal）相比，基准值偏低。贫困人口和低收入人群食物摄入量不足，生长迟缓、低体重、贫血的发生率仍然较高。

实际上，营养过剩人群同样存在"营养不足"的问题，如营养不平衡导致缺乏维生素及人体必需的矿物质。城市居民动物性食物摄入较多，部分人群害怕发胖不吃主食，杂粮摄入得更少，20 年前人均每天 62.7 g 缩水至现在的 14 g，膳食纤维和矿物质摄入不足，影响国民的身体素质。

4.3.1　平衡膳食

平衡膳食指膳食中热量和各种营养素含量充足，种类齐全，比例适当，即膳食中供给的营养素与机体的需要两者之间保持平衡。膳食的结构要合理，既应满足机体的生理需要，又应避免引起不必要的机体负担。人体需要42种以上的营养物质，包括各类蛋白质、脂肪、碳水化合物、各种维生素、各种矿物质和水。自然界中，没有任何一种食物能提供人体所需的全部营养素，任何偏食、挑食等情况，都会影响人体健康。

平衡膳食的基本要求是满足身体对各种营养的需求，如有足够的热量维持体内外的活动；有足量的蛋白质促进生长发育和身体组织的修复更新，维持正常的生理功能；有充分的无机盐参与构成身体组织并调节生理机能；有丰富的维生素保证身体的健康，维持身体的正常生长发育，并增强身体的抵抗力；有适量的膳食纤维，维持正常的排泄并预防某些肠道疾病；有充足的水分保证体内各种生理活动的正常进行。

平衡膳食应符合以下条件：

1）膳食构成多样化

现代营养学认为，每日合理膳食的食物构成，应含有5类基本食物。

（1）谷薯类

谷类包括米、面、杂粮，薯类包括马铃薯、甘薯、木薯等，主要提供碳水化合物、蛋白质、矿物质、膳食纤维及B族维生素，是热量的主要来源。人体每日摄入量与热量需求、生活（劳动）强度有关，也受副食供给量的影响。

（2）动物性食物

动物性食物包括肉、奶、蛋等，主要提供蛋白质、脂肪、矿物质、维生素A和B族维生素。

（3）豆类及豆制品

豆类包括大豆及其他干豆类，主要提供蛋白质、脂肪、膳食纤维、矿物质和B族维生素。

（4）蔬菜水果类

蔬菜包括鲜豆、根茎、叶菜、瓜茄等，主要提供蛋白质、膳食纤维、矿物质、维生素C和胡萝卜素。蔬菜能满足身体对某些维生素和无机盐的需要，并提供膳食纤维。成人每天最好摄入300～500g蔬菜。

（5）纯热能食物

纯热能食物包括动植物油、淀粉、食用糖和酒类，主要提供能量。此外，植物油不但能增加食物的香味，还可提供维生素E和必需脂肪酸，并促进脂溶性维生素的吸收。

2）合理的膳食制度

平衡膳食要合理安排每日餐次，两餐的间隔时间和每餐食物的数量、质量，使进餐与日常生活和生理状况相适应，使进餐与消化吸收过程协调一致。合理的膳食制度，可以提高劳动和工作效率。按照我国人民的生活习惯，正常情况下，一日三餐比较合理，两餐的间隔以4～6h为宜。各餐食物数量的分配要适应劳动需要和生理状况，用膳时间应和生活工作制度相配合。合适的膳食安排和科学的烹饪方法，能促进消化，增强食欲。同时，膳食存储和烹饪要保证清洁卫生，防止食物被污染，并减少营养素的损失。

4.3.2　膳食指南

膳食指南是依据营养素标准制定的，具有科学性，是针对一般健康人群的营养计划的基础。营养素标准根据现有的科学知识估计健康人群生理需要的必需营养素的平均每日摄入量，即支持生长、维持体重和预防营养缺乏病所需营养素的量。

1989—2016 年，我国共发布 4 个版本的中国居民膳食指南。《中国居民膳食指南 2016：科普版》分为两个部分，对应一般人群和特定人群。其中，一般人群指健康的成年人；特定人群包括备孕期妇女、妊娠期妇女、哺乳期妇女、6 个月内婴儿、7~24 月龄婴幼儿、学龄前儿童、学龄儿童及老年人。此外，还有素食人群膳食指南。

1）一般人群膳食指南

（1）食物多样，谷类为主

每日膳食应包括谷薯类、蔬菜水果类、畜禽鱼蛋奶类、大豆坚果类等食物。每人每天平均摄入 12 种以上食物，每周 25 种以上。

每天摄入谷薯类食物 250 ～ 400 g，其中全谷物和杂豆类 50 ～ 150 g，薯类 50 ～ 100 g。食物多样、谷类为主是平衡膳食模式的重要特征。

（2）吃动平衡，健康体重

各年龄段人群都应天天运动，保持健康体重。食不过量，控制总能量摄入，保持能量平衡。坚持日常身体活动，每周至少 5 天进行半小时中等强度身体活动，累计运动 150 min 以上。此外，最好每天运动 6 000 步，减少久坐时间，每小时起来动一动。

（3）多吃蔬果、奶类、大豆

蔬菜水果是平衡膳食的重要组成部分，奶类富含钙，大豆富含优质蛋白质。餐餐有蔬菜，即保证每天摄入 300 ～ 500 g 蔬菜，其中深色蔬菜应占 1/2。天天吃水果，即保证每天摄入 200 ～ 350 g 新鲜水果，果汁不能代替鲜果。每天应摄入相当于 300 g 液态奶的奶或奶制品。此外，常吃豆制品，适量吃坚果。

（4）适量吃蛋、肉

每周吃鱼 280 ～ 525 g，畜禽肉 280 ～ 525 g，蛋类 280 ～ 350 g，平均每天摄入 120 ～ 200 g 蛋、肉。肉类优先选择鱼和禽，吃鸡蛋不弃蛋黄，少吃肥肉、烟熏和腌渍类肉制品。

（5）少盐少油，控糖限酒

培养清淡饮食习惯，少吃高盐和油炸食品，成人每天摄入盐分不超过 6 g，每天烹调油用量为 25 ～ 30 g。控制糖的摄入量，每天摄入不超过 50 g，最好控制在 25 g 以下。每日反式脂肪酸摄入量不超过 2 g。足量饮水，成人每天 7 ～ 8 杯（1 500 ～ 1 700 mL），提倡饮用白开水和茶水，不喝或少喝含糖饮料。一般人群若饮酒，男性每天酒精摄入量不超过 25 g，女性不超过 15 g。

（6）杜绝浪费，兴新食尚

珍惜食物，按需备餐，提倡分餐不浪费。选择新鲜卫生的食物和适宜的烹调方式。食物制备生熟分开，熟食二次加热要热透。学会阅读食品标签，合理选择食品。多回家吃饭，享受食物和亲情。传承优良文化，兴饮食文明新风。

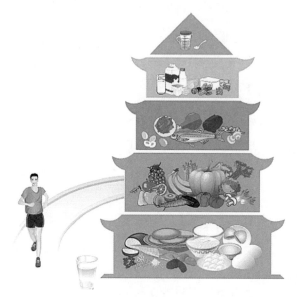

盐	<6 g
油	25~30 g
奶及奶制品	300 g
大豆及坚果类	25~35 g
畜禽肉	40~75 g
水产品	40~75 g
蛋类	40~50 g
疏菜类	300~500 g
水果类	200~350 g
谷薯类	250~400 g
全谷物和杂豆	50~150 g
薯类	50~100 g
水	1 500~1 700 mL

图 4.1　中国居民平衡膳食宝塔

2）中国居民平衡膳食宝塔

中国居民平衡膳食宝塔是根据中国居民膳食结构的现状设计的。宝塔把平衡膳食的原则转化为各类食物的重量，确定居民每天各类食物的平均摄入量。宝塔建议的各类食物摄入量一般是指食物的生量。塔中每一类食物的重量不是指某一种食物的重量。

宝塔将我们主要食用的 5 类食物相应地分成 5 层，各类食物在膳食中的地位及应占比重由宝塔位置和面积的不同来表示。第一层（最下层）代表谷类、薯类及杂豆，是膳食中能量的主要来源，每日推荐摄入 250～400 g，每周 5～7 次粗粮，每次 50～100 g。第二层代表蔬菜、水果，是膳食中维生素和矿物质的主要来源，每日推荐摄入蔬菜 300～500 g（深色蔬菜最好占一半以上），水果 200～350 g。第三层代表肉、蛋等动物性食物，主要提供优质蛋白质、脂类、维生素与微量元素，每日推荐摄入畜禽肉 40～75 g，水产品 40～75 g、蛋类 40～50 g。第四层代表奶类、大豆和坚果类，主要提供优质蛋白质、脂类、矿物质和维生素，每天推荐摄入鲜奶 300 g，相当于酸奶 360 g，奶粉 45 g，每日推荐摄入大豆 25～35 g，其中 30 g 大豆相当于 60 g 豆腐干、90 g 北豆腐、180 g 南豆腐或 480 g 豆浆。第五层代表烹调油和盐，每日推荐摄入烹调油 25～30 g、盐小于 6 g。由于我国居民现在食糖平均摄入量还不多，宝塔并未提供食糖的推荐摄入量。

3）平衡膳食宝塔的应用

（1）以宝塔为依据，合理确定食物组成

宝塔建议的每人每日各类食物适宜摄入量范围适用于一般人群，但需要根据年龄、性别、体重、身高、劳动强度、季节的不同进行适当调整，年轻人、劳动强度大的人能量需求高，应适当多吃些主食；老人、活动少的人能量需求低，可少吃些主食。不同个体的劳动强度不同，应合理确定食物组成，见表 4.4。

表 4.4　不同能量需求下各类食物参考摄入量

食　物	每天参考摄入量 /g		
	低能量需求 （约 1 800 kcal）	中等能量需求 （约 2 400 kcal）	高能量需求 （约 2 800 kcal）
谷类	300	400	500
蔬菜	400	450	500
水果	100	150	200
肉、禽	50	75	100
蛋类	25	40	50
鱼虾	50	50	50
豆类及豆制品	50	50	50
奶类及奶制品	100	100	100
油脂	25	25	25
面包	100	150	200

（2）同类互换，调配丰富多彩的膳食

食物的多样化不仅可以让人们获得均衡的营养，还可以使饮食更加丰富多彩，满足人们的味觉享受。宝塔中包含的每类食物都有许多品种，各品种所含的营养素基本上相近，在膳食搭配中可以相互替代。

平衡膳食宝塔的应用可以把营养与美味结合起来，按照同类互换、多种多样的原则调配一日三餐。同类互换要求以粮换粮、以豆换豆、以肉换肉，可以全量互换，也可以分量互换，具体见表 4.5 至表 4.8。多种多样就是选用品种、形态、颜色、口感多样的食物，通过变换烹调方法，烹制不同种类的食物，满足人们的营养需要。

表 4.5　相当于 100 g 米（面）的谷类食物互换表

食　物	质量 /g	食　物	质量 /g
大米、小米、糯米	100	烧饼	140
富强粉、标准粉	100	烙饼	150
玉米面、玉米糁	100	馒头、花卷	160
挂面	100	窝头	140
面条（切面）	120	鲜玉米	750 ～ 800

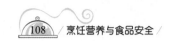

表 4.6　相当于 40 g 大豆的豆类食物互换表

食　物	质量 /g	食　物	质量 /g
大豆（黄豆）	40	豆腐干、熏干、豆腐泡	80
腐竹	35	素肝尖、素鸡、素火腿	80
豆粉	40	素什锦	100
青豆、黑豆	40	北豆腐	120 ～ 160
膨化豆粕（大豆蛋白）	40	南豆腐	200 ～ 240
蚕豆（炸、烤）	50	内酯豆腐（盒装）	280
五香豆豉、千张豆腐丝	60	豆奶、酸豆奶	600 ～ 640
豌豆、绿豆、芸豆	65	豆浆	640 ～ 800
豇豆、红小豆	70	—	—

表 4.7　相当于 100 g 鲜奶的乳类食物互换表

食　物	质量 /g	食　物	质量 /g
鲜牛奶	100	酸奶	100
速溶全脂奶粉	13 ～ 15	奶酪	12
速溶脱脂奶粉	13 ～ 15	奶片	25
蒸发淡奶	50	乳饮料	300
炼乳（甜）	40	—	—

表 4.8　相当于 100 g 生肉的肉类食物互换表

食　物	质量 /g	食　物	质量 /g
瘦猪肉	100	瘦牛肉	100
猪肉松	50	酱牛肉	65
叉烧肉	80	牛肉干	45
香肠	85	瘦羊肉	100
大腊肠	160	酱羊肉	80
蛋青肠	160	鸡肉	100
大肉肠	170	鸡翅	160
小红肠	170	白条鸡	150
蒜泥肠	180	鸭肉	100
猪排骨	160~170	酱鸭	100
兔肉	100	盐水鸡	110

（3）合理分配三餐食量

我国多数地区习惯一日三餐，每日三餐食物量的分配及间隔时间应与作息时间和劳动状况相匹配。一般混合型膳食的胃排空时间约为 4 ~ 6 h，因此，两餐间隔也应为 4 ~ 6 h。全天各餐食物能量分配比例为：早餐 30%，午餐 40%，晚餐 30%。

（4）因地制宜充分利用当地资源

我国幅员辽阔，各地的饮食习惯及物产不尽相同，只有因地制宜充分利用当地资源才能有效地应用平衡膳食宝塔。例如，牧区奶类资源丰富，可适当提高奶类摄入量；渔区可适当提高鱼类及其他水产品摄取量；山区则可利用山羊奶以及花生、瓜子、核桃、榛子等资源。同时，豆类可以替代乳类、肉类，蛋类可以替代鱼、肉等，不得已时花生、瓜子、榛子、核桃等干果类也可替代肉、奶等动物性食物。

（5）长期坚持

膳食对健康的影响是长期的结果，应用平衡膳食宝塔需要养成习惯，并坚持不懈，才能充分体现其对健康的促进作用，从而保持身体的健康和营养的均衡。

4.3.3　科学调配膳食

1）科学调配膳食的原则

（1）了解用餐者的具体情况

科学调配膳食的最终目的是满足不同性别、年龄、劳动强度的用餐者的营养需求。合理配膳的前提是弄清用餐者的身体情况。

（2）选料丰富、多样

人体正常的生理活动及工作学习离不开足够的热量及全面的营养素。不同的食物所含营养素各不相同，只有注意原料的多样性，才能保证足够的能量及营养素的摄入，但各种营养素不是孤立地发挥生理作用，它们之间存在着互相依赖、互相制约的关系，当某种营养素过多或过少时，都会对人体产生危害，因此，各种营养素的适量配合尤其重要。例如，糖类和脂肪对蛋白质有节约作用；当维生素 B_1 缺乏时，维生素 B_2 在人体的正常利用就会受到影响；等等。

（3）科学配菜，合理烹调

配菜直接决定菜肴中各种营养素的含量，因此，配菜时不仅要注意色、香、味、形整体的合理搭配，更要根据所选原料的营养价值、理化性质进行科学搭配。例如，动物肝脏中含有丰富的铁，蔬菜中含有丰富的维生素 C，两者一起烹调，维生素 C 可以使不易吸收的有机铁还原为二价铁，便于人体吸收利用。又如，肉和蔬菜合吃，蛋白质的消化吸收率可提高 10% ~ 20%。

（4）适应季节特点

不同的季节，气温不同，气温既可以影响人们对营养素的需要，也可以影响人们的食欲。因此，不同的季节对膳食的质量和感官也有不同要求。

春季，为缓解"春困"现象，应注意增加维生素 B 族和维生素 C 的摄入量，选料时可增加豆制品、新鲜蔬菜和山间野菜。夏季，出汗多，人体维生素、无机盐等易流失，同时人们的食欲普遍下降，饭菜宜清淡爽口，保证蛋白质充足摄入，并多配给蔬菜水果，烹饪方法以拌、炝为主，也可适当选用辛辣、酸味食品，以刺激食欲。秋季，人们的食欲往往大大增强，可适当增加厚味食物，如肉类等。冬季，天气寒冷，热量消耗多，易饥饿，此时的饭菜应以浓厚、味重、温热为原则，多供给热量较高的动物性食品，同时注意补充维生素 C。

（5）符合卫生要求

所有食物应符合卫生要求，避免因卫生不合格而降低营养价值和食用价值。

2）食谱编制

食谱编制是为了满足合理营养需要，对膳食进行计划调配的方法。食谱将一日或一周膳食中的各餐主、副食品的名称、数量、烹调方法等内容列成一张表格。编制食谱可明显地反映出膳食质量的好坏及食物的配制是否平衡；可以指导采购人员合理采购烹饪原料并为成本核算提供依据；可以指导烹饪工作者充分利用烹饪原料，有计划地配膳并采取合理烹调方法，食谱可按日或周进行编制。

（1）食谱编制的方法

①由热量需求算出产热营养素的推荐摄入量。根据用餐者的生理状态和劳动强度确定所需热量，再由适当的百分比算出糖类、脂肪和蛋白质的供给量。如进餐者每日需 2 700 kcal 的热量，以糖类占 65%，脂肪占 23%，蛋白质占 12% 计算，则有：

$$糖类供给量为 2\ 700 \times 65\% \div 4 = 439（g）$$
$$脂肪供给量为 2\ 700 \times 23\% \div 9 = 69（g）$$
$$蛋白质供给量为 2\ 700 \times 12\% \div 4 = 81（g）$$

②由糖类算出主食摄入量。95% 的糖类由粮食提供，5% 可由单糖、双糖或点心、水果等提供。以粮食含糖量为 70% 计算，则有：

$$主食摄入量为 439 \times 95\% \div 70\% = 596（g）$$

③由主食中蛋白质含量与推荐摄入量的差额算出优质蛋白食物供给量。粮食中的蛋白质含量约为 10%，则 596 g 主食（每日 2 700 kcal 需求，此时蛋白质需求为 81 g）提供的蛋白质约为 59.6 g，差额为 21.4 g，大约可由 50 g 鸡蛋、250 g 鲜奶、100 g 豆腐来提供，也可由 50 g 瘦肉、100 g 鱼虾来提供。一般应由几种食物混合配膳来补充差额，不提倡大量食用同一种食物。

④由食物中脂肪含量与推荐摄入量的差额计算烹调用油等纯油脂的用量。一般主食中脂肪含量少，按 1% 计算约提供 6 g；动物性食品中含量较多，但不同品种食物的具体含量差别较大，可提供 20～50 g。食物中既有鸡蛋又有肉类、奶类等动物性原料时，烹调用油应适当减少，一般为 20～30 g。

⑤由维生素 C 及其他维生素的含量计算蔬菜、水果的供给量。各种蔬菜、水果中所含维生素 C 及其他维生素的数量有一定的差别，一般情况下每日蔬菜、水果的总供给量为 500～700 g，方可满足维生素的推荐摄入量。

⑥估计无机盐的供给量。在每日膳食中蛋白质、脂肪、糖类、维生素供给量得到满足的情况下，无机盐是不会缺少的，因此不需要单独进行计算。若有特殊需要，可重点选用某种无机盐含量多的食物。如为改善缺钙，可选择奶类、鱼虾类和豆制品等；为改善贫血，可选瘦肉、肝脏、蛋类、海产品、豆制品、大枣、桂圆等。

⑦选料。根据食谱编制的原则，三餐膳食中的各种营养素应保持较为合理的比例，从而提高各种营养素的利用率。

（2）食谱案例

根据《中国居民膳食营养素参考摄入量》中的推荐摄入量，14～18周岁男生每日所需热能约为 2 900 kal（12.13 MJ），见表 4.9。表中膳食可提供约 450 g 糖类、约 80 g 脂肪、约 90 g 蛋白质，分别占热量总数的 63%，24.7%，12.3%，基本符合要求。除能量外，还可获得约 1 100 mg 钙、约 20 mg 铁、约 100 mg 维生素 C，其他营养也基本能满足该阶段生长发育、学习及体育运动等方面的需要。

表 4.9　14～18 周岁男生的一日食谱

餐　别	食　谱	原　料	质量 /g	说　明
早餐	热牛奶	鲜牛奶	250	葱、姜、蒜、味精等调味品适量使用，少许水果可增进食欲
	豆沙包	白糖	5	
		面粉、豆沙	150	
	煎鸡蛋	鸡蛋	100	
		花生油	8	
	咸菜	辣榨菜丝	10	
课间	巧克力或小吃	—	5~10	若早餐没喝牛奶，可增加酸奶或其他奶制品
午餐	米饭	大米	200	葱、姜、蒜、味精等调味品适量使用，水果适量
	炒大白菜 炸鸡腿 番茄鸡蛋汤	大白菜	150	
		豆腐,瘦肉	50,20	
		鲜鸡腿	100	
		番茄	50	
		鸡蛋	30	
		花生油、猪油	15	
晚餐	馒头	面粉	150	葱、姜、蒜、味精等调味品适量使用，水果适量
	海米焆芹菜	鲜芹菜	150	
		虾米	10	
	红烧鲅鱼	鲜鲅鱼	50	
		花生油	13	
	稀饭	大米	50	
	咸菜	酱萝卜丝	5	

（3）设计宴席

宴席，是人们为了一定的社交目的，根据接待规格和礼仪程序编制的一整套带有规格化和聚餐化特点的"菜品组合艺术"。

我国的传统宴席是高脂肪（占 40%～60%）、高蛋白（占 40%～50%）、低糖类（不足20%）的不合理膳食。精细食品过多，重荤轻素，追求山珍海味，注重菜品的味与形等感观要求，忽视菜肴的营养平衡，造成宴席膳食营养素调配不够平衡，某些营养过剩，而另一些营养素又不足，违反平衡膳食的原则。因此，设计宴席时应遵循以下原则：

①注重选料的多样性。原料的多样性不仅可以丰富宴席的菜品，更重要的是能保证人体摄取所需的各种营养素。

②重视蔬菜水果在宴席中的作用。受我国传统宴席及烹调技术的影响，宴席中某些维生素和矿物质往往数量不足，达不到平衡膳食的要求，而蔬菜、水果中钾、钙、铁等矿物质和胡萝卜素、维生素 B_1、维生素 B_2 等维生素含量较丰富。同时，良好的色、香、味、形等感官特点以及丰富的纤维素、果胶、有机酸等成分都对人体具有重要意义。

③注重荤素搭配。除了一些具有特色的菜肴使用单一原料外，宴席中尽量多提供荤素结合的菜肴，有利于提高和改善菜肴的营养价值。

④满足宴席菜肴色、香、味、形、卫生等要求，并注重宴席菜肴季节性。

⑤宴席中各种菜肴的比例关系大致为如下：一般宴席冷盘约占 10%，热炒菜约占 40%，大菜与点心占 50%；中档宴席冷盘约占 15%，热炒菜约占 30%，大菜与点心约占 55%；高档宴席冷盘约占 20%，热炒菜约占 30%，大菜与点心占 50%。

4.3.4 世界各地居民的膳食结构

目前，一般根据人均粮食占有量、粮食安全指数、人均摄入热能供需比以及恩格尔系数等经济指标将膳食结构划分为 4 种类型。

第一种类型为贫困温饱型膳食结构。恩格尔系数超过 50%，其他指标都较低，居民的营养状况不良，可描述为"吃饱求生存"的膳食结构。

第二种类型为嗜好型膳食结构。恩格尔系数在 50% 左右，其他指标较高，肉蛋奶的消耗剧增。在这个阶段，人们追求美味佳肴，可描述为"好吃求口味"的膳食结构。

第三种类型为营养过剩型膳食结构。恩格尔系数在 50% 左右，其他指标较高，动物性食品供应丰富，以高热能、高脂肪、高蛋白饮食为特点。

第四种类型为合理营养型膳食结构。植物性与动物性食物并重，蛋白质、热量基本符合人体的需要。

世界上各个国家和地区在自然环境、社会历史、文化背景、民风民俗、经济发展水平等方面存在差异，因此不同国家或地区的膳食营养结构及饮食习惯也各不相同。目前，世界饮食结构模式大致可以分为欧美模式、发展中国家模式和日本模式。

1)欧美模式

欧美各国由于经济发达，农、畜、牧和食品工业的发展为居民提供了大量丰富多样的食物。食物消费具体表现为以畜禽肉、乳及乳制品，以及鱼类等动物性食物为主，蔗糖和酒类消费量大，淀粉及纤维类食物相对较少。如美国人均日摄入约 3 200 kcal 热量，100 g 左右蛋白质，130～150 g 脂肪，是典型的"高热量，高脂肪，高蛋白"的膳食结构，属于营养过剩型膳食模式。由于摄入的多数食物经过精细加工，加之谷物、蔬菜食用量少，粗纤维摄入量不足，膳食脂肪及含糖量较高，因此很容易引起肥胖症、高血压、心脑血管疾病等，肿瘤发病率也因此上升。

2）发展中国家模式

发展中国家模式属热量与蛋白质不足型。多数发展中国家，如泰国、印度尼西亚等都属于这一类型。该类型膳食结构植物性食品消费量大，动物性食品消费量低，虽然热量能够满足人体需要，但蛋白质、脂肪摄入量不足，尤其是缺乏动物性食品，还有相当一部分人连温饱问题都未能解决。发展中国家三大生热营养素供给量占总热量的比例分别为：蛋白质 10%，脂肪 11.7%，碳水化合物 78.3%。因此，发展中国家属于贫困温饱型膳食模式。这些国家要想达到平衡膳食，还需要付出很大的努力。

3）日本模式

日本的膳食营养结构是在日本传统的素食基础上，融合西方膳食中合理部分后形成的较合理的营养结构。传统的日本饮食以米饭为主，伴以酱菜、咸菜、海鱼。日本政府为了提高国民身体素质，提出了科学的膳食计划，培养了大批营养专业人员，指导国民平衡膳食，提高动物蛋白和豆制品的摄入量，人均身高和人均寿命都有所提高。日本人均每日摄入热量为 $2\,300 \sim 2\,500$ kcal，其中蛋白质约 80 g，脂肪约 70 g。膳食组成中，食品品种多样，整体上蛋白质、脂肪、碳水化合物以及热量的比例均较为理想，属于合理营养型膳食模式。

4.3.5　我国居民的膳食模式

我国目前的膳食结构属于以植物性食品为主，动物性食品为辅的膳食类型。我国烹饪文化源远流长，饮食营养古已有之，"五谷为养，五果为助，五畜为益，五菜为充"的传统饮食思想一直影响着我国居民的膳食。

1）我国传统膳食结构的特点

由于我国人口众多，幅员辽阔，不同地区经济、文化发展不平衡，食物消费现状也存在相当大的差异，即"营养不良与营养过剩同在，贫困病与富裕病并存"。我国居民长期以来形成的以粮为主，适量搭配肉类和蔬菜、水果的膳食结构，还将在今后较长时期存在下去。

（1）优点

我国传统的膳食结构除了色、香、味、美、形俱佳，在避免西方膳食模式带来的"文明病"方面也很有效。我国膳食结构与西方膳食结构相比，其优点为：

①植物性食物为主，动物性食物为辅，荤素搭配，各种营养素的比例较为适宜。

②膳食纤维含量丰富，降低了肠道疾病的发生。

（2）缺点

我国膳食结构虽有很多优点，但也有一些明显的不足，归纳起来有以下几点：

①动物性食物和豆类食物含量较低，少数矿物质和维生素的供应量不足，如钙、铁、核黄素、维生素 A 等。虽然热量和蛋白质的供应量基本满足需要，但蛋白质的利用率不够理想。

②一些不科学、不文明的饮食习惯依然存在，如酒类消费过多等。

③食物消费的不平衡问题突出，营养过剩与营养不良并存的状况有加剧趋势。

2）改进我国传统的膳食结构的几点建议

我们应继承中华民族饮食习惯中的优良传统，吸收国外先进、适用的经验，改革、调整我国的食物结构和人们的消费习惯。具体可以从以下几个方面着手：

①适当增加动物性食品，尤其是乳及乳制品、水产品。在不改变我国居民膳食基本模式的前提下，适当增加而不是过多增加动物性食品，避免西方膳食模式的不足。

②增加豆制品，如豆腐、豆浆及豆奶的摄入量。

③改正不合理的饮食习惯，尤其在宴席中提倡文明餐饮，无论是酒类，还是高脂肪、高蛋白的动物性食品的摄入都应有所节制。

20世纪90年代以来，我国大多数居民的膳食结构已开始向理想的膳食模式转变，其中谷类、薯类和蔬菜的比例明显下降，动物性食品所占比例大大提高。1982—1992年，人均每日摄入量中，谷类和薯类分别减少了58.1 g和76.4 g，畜禽类增加了16.1 g，植物油增加了10.4 g。同时，发达地区的脂肪摄入量超过膳食总量的30%，动物性食物和油脂摄入过多，体重超常者日渐增多，与之相关的一些慢性病（如心脑血管疾病、恶性肿瘤等）的患病率也逐渐升高，应引起重视。而在农村，尤其是贫困地区，因食物简单或不足造成的营养缺乏病仍然存在，同样应引起重视。

【知识链接】

多种多样的新型烹饪原料

随着我国经济的发展，烹饪原料更加丰富多彩，进口烹饪原料与我国传统的烹饪原料都各显其能。烹饪原料从品种、规格、品质、数量等方面都有了很大的发展。传统的烹饪原料如鸡、鸭、鱼、猪、牛、羊等，在人们心目中留下了根深蒂固的印象，近年来新型烹饪原料，如三文鱼、鸭嘴鱼、肥牛、鳄鱼、鸵鸟等，为中餐烹饪的全面发展、推陈出新打开了新局面。

【项目4小结】

通过本项目的学习，学习者应掌握不同种类的食物在烹调中应该注意的事项，以及不同食材的营养素在烹调中的变化。

学习者应能根据不同地区食材的特点，合理搭配，最大程度利用营养素；能够根据中国居民平衡膳食宝塔，进行简单的食谱编制，同时指出一些饮食中的不合理之处，并根据所学知识进行调整。

【课后作业】

一、主要概念

合理烹饪　平衡膳食　美拉德反应　淀粉糊化　淀粉老化　勾芡　酯化反应　油脂老化　食谱编制　平衡膳食　宴席　膳食指南　中国居民平衡膳食宝塔

二、主要观念

1.合理烹饪应如何去做？

2. 每日三餐食物能量分配比以多少为佳?

3. 不同的人群如何根据膳食指南调整生活模式?

4. 科学调配膳食的原则是什么?

5. 进补的时候,大家会不约而同想到煲汤,汤里的营养真的很多吗?

三、基本训练

(一)填空题

1. 中国居民平衡膳食宝塔的倒数第二层是_____。

2. 烹饪食物最佳的器具是_____。

3. 稻米的淀粉可分为_____和_____,其中,使米饭具有黏性的是_____。

4. 合理的膳食制度,两餐的时间间隔以_____小时为宜。

(二)选择题

1. 合理膳食制度建议每天各餐食物能量分配比例为( )。

  A. 早餐30%,午餐40%,晚餐30%   B. 早餐20%,午餐40%,晚餐40%

  C. 早餐30%,午餐50%,晚餐20%   D. 早餐40%,午餐40%,晚餐20%

2. 以下4种烹调方法中,营养素保存率最高的是( )。

  A. 炒   B. 炸   C. 熏   D. 烤

3. 在对烹饪原料的处理中,以下有利于保存营养素的是( )。

  A. 荤素搭配烹调食物

  B. 清洗蔬菜时,为清洗干净,将蔬菜在水中浸泡后再洗

  C. 煮稀饭时加碱

  D. 淘米时用力搓洗,多次淘洗

4. 厨师烹制红烧肉和鱼时,喷洒料酒和香醋以获得食物的香味,根据的是( )。

  A. 酸碱中和反应   B. 美拉德反应   C. 油脂的热分解反应   D. 酯化反应

(三)简答题

1. 什么是平衡膳食?

2. 合理烹饪有哪些意义?

3. 一般人群的膳食指南内容是什么?

项目 5

食品卫生基础知识

【项目概述】

"民以食为天，食以安为先。"食物是人体所需营养素和能量的良好载体，是维持人体健康，满足人体发育和各项生理活动的基本保障。在食品的 3 个基本要素中，营养是目的，良好的口味和口感是条件，而食用的安全性是根本前提。食品中一旦存在有害因素，将会危害人体健康。因此，加强食品卫生管理，严控食品质量，确保食品安全，是保障群众健康的重要举措。

食品卫生学是研究食品的卫生质量，防止食品中出现有害因素影响人体健康的科学。《食品工业基本术语》将"食品卫生"定义为"为防止食品在生产、收获、加工、运输、贮藏、销售等各个环节被有害物质（包括物理、化学、微生物等方面）污染，使食品有益于人体健康、质地优良所采取的各项措施"。

近年来，我国经济迅猛发展，人们的收入水平和生活质量显著提高，这推动了食品行业的快速发展。但仍存在苏丹红工业添加剂事件、三聚氰胺事件、瘦肉精事件等重大食品安全事件，严重威胁着广大人民群众的身体健康。加强食品安全教育，提高人们的食品安全意识，创造一个放心的食品安全市场，既关系着人们的身体健康和生命安全，又关系着国家的发展和社会的长治久安。

本项目主要介绍食品卫生基础知识，阐述食品污染、食品腐败变质、食物中毒的原因及预防措施，介绍一些常见的食品添加剂。

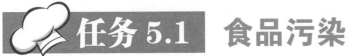 任务5.1 食品污染

【任务目标】

1. 了解食品污染的来源。

2. 熟悉食品污染的分类和危害。

3. 掌握预防食品污染的措施。

【引例】

2019 年 10 月 25 日，德国公益组织"食品观察"（Foodwatch）发布调查报告称，该组织对采购自德国、荷兰、法国药店和超市的 16 款婴幼儿配方奶粉（德国 4 款，法国 8 款，荷兰 4 款）进行检测，结果显示有 8 款含有芳香烃矿物油，涉及 6 大品牌（雀巢、诺优能、悠蓝、英雄宝贝、宝怡乐、佳丽雅）。而欧洲食品安全局（EFSA）认为"芳香烃矿物油"具有潜在的致癌性和致突变性。

食物是保障人类生命和健康的基本要素之一，食品中一般不存在有毒有害的物质。但是，食品在生产（种植、养殖）、加工、运输、贮存、销售、烹调等各个环节中，由于环境或人为因素，可能使食品残留、混入或产生各种危害人体健康的有毒有害物质，导致食品的营养价

值和卫生质量降低，这就是食品污染。

食品污染物的来源十分广泛，主要包括工业三废，农药兽药，食品添加剂，食品包装材料与容器中的有害物质，真菌、细菌等微生物，寄生虫、昆虫及虫卵，以及食品加工过程中产生的有害物质等。

5.1.1 食品污染的分类

根据食品污染物来源和性质的不同，食品污染通常分为三类，即：生物性污染、化学性污染、物理性污染。

1）生物性污染

生物性污染主要包括微生物、寄生虫、昆虫及虫卵等对食品的污染。

（1）微生物污染

微生物是指体形微小、结构简单、肉眼看不到，需要借助显微镜放大后才可以观察到的微小生物，具有分布广泛、增殖迅速等特点。虽然自然界中大部分微生物都是不致病的，甚至对人类是有益的，被广泛用于医药卫生、食品工业、发酵工程、污水处理、石油化工等领域，如常见的酿酒制醋，以及腐乳、豆豉、酸奶等都离不开微生物发酵。但是，自然界中也存在少量能直接导致动植物疾病的病原微生物，如痢疾杆菌、肉毒杆菌、副溶血性弧菌、结核杆菌等，以及在特定条件下能引起动植物疾病的条件致病菌，如葡萄球菌、绿脓杆菌等。病原微生物和条件致病菌接触食物后大量繁殖，会影响食物的卫生质量。

微生物污染主要包括细菌及细菌毒素、霉菌及霉菌毒素。细菌和霉菌污染食品后，在适宜的温度、湿度、pH值等环境条件下大量增殖，将使食品感官性状恶化、腐烂、霉变，散发恶臭，从而降低食品的营养价值或丧失食用价值。某些细菌和霉菌在生长繁殖的过程中，还会产生毒素，即使食品在食用前经过高温灭菌，食品中残留的毒素仍有可能危及人体健康。

（2）寄生虫及虫卵污染

寄生虫是一类不能独立存活，需要寄生于特定宿主，利用宿主营养才能生长繁殖的一类微小软体动物。一些常见的动植物食品常常是寄生虫的中间宿主，或在表面吸附有寄生虫卵或囊蚴。如淡水鱼、虾、蟹、螺体内的肝吸虫、肺吸虫，"米猪肉"中的绦虫，荸荠、茭白、红菱等水生植物吸附的姜片虫等。

常见的污染食品的寄生虫有绦虫、蛔虫、囊虫、姜片虫以及旋毛虫等。寄生虫及虫卵主要通过病人、病畜的粪便污染水源或土壤，进而污染食品。若在食用前未全部杀灭，将严重危害人体健康。如食用未煮熟的猪肉或牛肉，可能患绦虫病或囊虫病；食用未煮熟的淡水鱼、虾、蟹等可能感染肝吸虫、肺吸虫；蔬菜瓜果等易传播蛔虫；水生植物（如茭白、菱）易传播姜片虫。

（3）鼠类和昆虫污染

鼠类不仅直接盗食食物，还携带有细菌、寄生虫和蜱、螨、蚤等病原体及媒介昆虫，在四处活动中污染食品。

污染食品的昆虫主要是螨、蛾、甲虫和蟑螂，以及蝇、蛆等。螨类在食物中滋生时，不仅会加速食物的发霉和变质，使粉类食物结成块状，使种子发芽率降低，还会使人类患病。蟑螂除粪便和虫卵污染食物、餐具或储藏设备外，还能分泌一种有特殊臭味的油状液质，传播某些疾病。蝇常滋生于粪便、垃圾、腐烂的植物和动物尸体中，有进食时呕吐和边吃边排便的习性，很容易将污物和病菌带到食物上，成为病原的携带者与传播者。

当食品贮存条件差，缺少防鼠防蝇防虫设备时，食品很容易受到鼠类和昆虫的破坏，并被污物和病菌污染，导致感官性质恶化，营养价值降低，甚至完全失去食用价值。

2）化学性污染

化学性污染涉及范围极广，具有污染物性质稳定，污染途径复杂多样，不易控制，污染物蓄积性强，受污染食品外观无明显变化等特点。污染物通过食物链的生物富集作用可在人体内达到较高浓度，对人体健康造成多方面的危害。化学性污染一般有以下几种来源。

（1）工业三废

随着经济和工业的发展，大量的工业"三废"（废水、废气、废渣）携带着各种金属和非金属毒物，如铅、汞、镉、砷、硫等元素的化合物，被排放到自然环境中，污染空气、土壤和水源，并随着食物链在生物体内不断富集，食品中含有的污染物比环境中的浓度高数百至数万倍。

（2）农药和兽药

农药是指在农业生产中，人们为保障、促进植物和农作物的成长，施用的杀虫、杀菌、杀灭有害动物（或杂草）类药物的统称，1761年首次运用于农业生产，大量使用的农药现有百余种。农药按化学成分分为有机磷类、有机氯类、有机氮类、有机砷类等；按用途分为除草剂、杀虫剂、杀菌剂、植物生长调节剂、粮仓用熏蒸剂、灭鼠药等；按毒性可分为高毒、中等毒、低毒3类；按药效分为高效、中效和低效3类；按在植物体内残留时长可分为高残留、中残留和低残留3类。

兽药是指用于预防、治疗、诊断动物疾病或者有目的地调节动物生理机能的物质（含药物饲料添加剂）。主要包括抗微生物药物（如抗生素类、呋喃类、磺胺类）、抗寄生虫类药物和激素类药物等。

不按照规定用药，如用药品种、剂量不当，次数过多，不遵守休药期规定，使用违禁或淘汰的药物等，以及土壤中残留的一些早已被禁用的高残留农药，都可通过生物富集作用损伤人体。储存过农药或兽药的容器、车辆，若未充分冲洗干净就用来盛放、运输食品或饲料，也会偶尔发生事故性污染。

（3）食品添加剂

食品添加剂是为改善食品色、香、味等品质，以及因防腐和加工工艺的需要而加入食品中的人工合成物质或者天然物质。目前我国食品添加剂有23个类别，2 000多个品种，包括酸度调节剂、抗结剂、消泡剂、抗氧化剂、漂白剂、膨松剂、着色剂、护色剂、酶制剂、增味剂、营养强化剂、防腐剂、甜味剂、增稠剂、香料等。

由于能改善食品品质，产生较好的经济效益和社会效益，随着食品工业的发展，食品添加剂的种类和数量不断增加，使用范围不断扩大，被誉为现代食品工业的灵魂。但是，食品添加剂大多数为人工合成的化学物质，有的可能带有一定的潜在毒性，滥用食品添加剂或采用不符合国家卫生标准的食品添加剂，均可使有害物质进入食品。此外，诸如三聚氰胺、苏丹红、瘦肉精等一些非法食品添加物也成了食品污染的一大来源。

（4）食品包装材料与容器中的有害物质

随着化学合成工业的迅速发展，食品包装材料和容器的种类不断扩展。除了传统的竹、木、玻璃和不锈钢等材料对人体较为安全外，塑料、橡胶、包装纸、陶瓷等食品包装材料和容器，以及相关涂料、油墨等，制作时使用的原料及辅料，如果质量不良或存在毒性，或成品含有不稳定的有害物质，就有可能在接触食品时把有害物质转移到食品中。如陶瓷、搪瓷、马口铁等可能造成金属盐或金属氧化物的污染；塑料等高分子化合物中未参与聚合的游离单体及裂解物可转移到食品中；包装蜡纸中石蜡所含的 3，4- 苯并芘、彩色油墨纸张中含有的多氯联苯等，均会污染食品。

（5）天然存在于食物中的有毒有害物质

近年来，纯天然食品以不添加任何人工化学物质、无污染、不含激素而受到青睐，但纯天然食物并不意味着安全。有些食物含有的天然成分具有毒性，如河豚鱼所含有的河豚毒素，菜籽油中的芥酸，四季豆中的植物凝血素，木薯和果仁中的氰苷等。有些食物含有的天然成分进入人体后转变成有毒物质，如新鲜黄花菜中无毒的秋水仙碱，在进入人体后会被氧化成有毒的二秋水仙碱。也有些食物会因为贮存不当产生有毒物质污染食物，如表皮变绿或者发芽的土豆，其龙葵素的含量会大幅度增加。如果在烹饪加工过程中没有去掉天然存在于食物中的有毒有害物质，或未完全除去，则可能带来安全风险。

（6）食品加工过程中混入的有害物质

食品在烹调加工过程中，常常因为不合理的加工方式，生成有害物质。如高温油炸或焙烤时，淀粉类食品可产生具有致癌性的丙烯酰胺；肉类、豆制品等富含蛋白质的食物，受到高温作用可产生杂环胺类化合物；油脂在高温下发生裂解与热聚，尤其直接与炭火接触时，可产生多环芳烃化合物；肉类加工制品可能导致 N- 亚硝基化物等致癌物质污染；利用盐酸水解植物蛋白加工而成的酱油、蚝油等调味汁中，可能含有氯丙醇类化合物；食物中的羰基化合物与蛋白质或氨基酸的氨基发生美拉德反应，生成的有一部分棕褐色产物有慢性毒性和致突变性。

3) 物理性污染

物理性污染主要包括异杂物污染和放射性污染两类。

（1）异杂物污染

食品在生产、储存、运输、销售过程中，都有可能因杂物意外混入或因掺杂掺假被污染。杂物意外混入食品比较常见，如粮食在收割时混入杂草茎叶和种子、碎石块；设备掉落的金属碎屑；动物在宰杀时混入血污、毛发、鳞片和粪便；食品储存过程中混入昆虫尸体和老鼠毛发；食品运输过程中混入车辆或装运工具中的异物；以及食品消费各环节中意外混入首饰、头发、指甲、烟头等个人物品等。

食品掺杂掺假是指行为人以谋取利润为目的，故意在产品中掺入杂质或者作假，进行欺骗性商业活动，使产品中有关物质的含量不符合国家有关法律、法规、标准或合同规定的一种违法行为，是一种人为故意向食品中加入杂物的过程。掺杂掺假涉及的食品种类繁多，掺入的杂质或其他物质，都是无价值或低价值的，如牛奶中加入米汤，猪肉中注水，橄榄油中加入葵花籽油，蜂蜜中掺入糖浆等。

（2）放射性污染

放射性物质是指能自动发生衰变，并辐射出人眼看不见的射线的元素，分为天然放射性物质和人工放射性物质。在特殊环境下，放射性物质可因动物或植物富集而污染食品。放射性污染很难消除，射线强弱只能随时间的推移而减弱。

天然辐射源是人类能接触到的最大辐射源，主要来自宇宙射线和地壳中的天然放射性核素，天然食品中也都有微量的放射性物质，在自然状态下，天然放射性物质一般不会给生物带来危害。

人工辐射源主要来自人类医药卫生、工农业生产、国防、能源等方面，如 X 射线等医疗辐射，放射性物质的开采、冶炼、生产，以及核爆炸、核废物排放和核工业意外事故等。环境中存在的人工放射性核素可通过食物链的各个环节污染食品，危害人体健康。

5.1.2 食品污染对人体健康的影响

食品被污染后，不仅影响食品的感官性状，降低营养成分含量和食用价值，还会危害人体健康。污染物的性质、含量、作用部位和作用时间不同，对人体的危害也不相同，常见的有寄生虫病或传染病、食物中毒、慢性中毒、致畸、致突变、致癌等。

寄生虫病或传染病：食品受寄生虫或病原微生物污染可使人患某些寄生虫病或传染病。如我国的两广地区喜食生鱼，传统的生鱼多是淡水鱼，当地群众肝吸虫病高发；福建、台湾等地的居民喜食醉虾醉蟹，容易感染肺吸虫；痢疾杆菌、霍乱弧菌等污染食物则引发相应的传染病。

食物中毒：健康人经口摄入正常数量的含有有毒有害物质的食品所引起的急性或亚急性非传染性疾病，最常见的症状是恶心、呕吐、腹痛、腹泻等胃肠道反应。如夏季不洁的凉拌类菜肴，没有煮熟的四季豆、豆浆，发芽的土豆，以及一些农药污染等都容易引发食物中毒。

慢性中毒：长期接触或反复摄入含有小剂量有毒有害物质污染的食品所引起的机体损伤或病变。有毒金属镉、汞等化合物在体内通常代谢缓慢，反复小剂量摄入时，虽不引起急性中毒，却可以在体内蓄积，引起机体慢性的病理改变。如日本痛痛病是食用含镉污水污染了的稻米、鱼虾引起的，日本水俣病则是食用受汞污染水体中的鱼而引起的。

致畸作用：食品中的一些污染物，如甲基汞等，能通过母体作用于胚胎，引起胚胎异常，导致胎儿畸形、死胎或胚胎发育迟缓。

致突变作用：食品中的一些污染物，如亚硝胺类、苯并（a）芘、甲醛、苯、砷、铅等，能诱导生物细胞遗传物质的结构发生突发的、不可逆的改变，并在细胞分裂过程中遗传给子代细胞。

致癌作用：食品中的一些污染物，如黄曲霉毒素、亚硝胺、二噁英等，能诱发恶性肿瘤。

致畸作用直接危害下一代的正常发育与健康，而致突变、致癌作用的潜伏期长，人们在短期内不容易察觉，潜在的危害大，人体吸收后不可逆转，这也是如今癌症发病率高的原因之一。

5.1.3 食品污染的预防措施

预防食品污染，不断提高食品的卫生质量，需要多措并举。

①严格执行国家颁布的食品安全方面的法律法规，加大对食品生产（种植、养殖）、加工、运输、贮存、销售、烹调等各个环节的监督检查和处罚力度，杜绝未经检验检疫的食品

流入市场。

②加强对食品行业从业人员的食品安全知识培训，宣传食品污染的危害，提高预防食品污染的意识和能力。

③采用高效、低毒、低残留的化学农药或其他生物防治方法，减少农药对环境、食品的污染和在生物体内的富集。在食品烹调加工过程中，采用洗涤（浸泡）、去皮（壳）、控制烹调工艺等方法减少食品中的农药残留。

④践行"绿水青山就是金山银山"的环保理念，加强对工业废弃物和居民生活污染物排放的治理，减少对环境和食品的污染。

⑤加强对食品包装材料和容器的卫生管理，研发新型无毒或低毒包装材料。

⑥严格食品添加剂的生产、管理和使用，杜绝非法添加物进入食品。

⑦加强食品储存期间的卫生管理，做好防尘、防虫、防鼠等工作，避免食品污染或霉变变质。

⑧改进烹调设备和工艺，降低食品被污染的几率。如烘烤时避免食物离火太近；熏制食物时利用熏烟净化装置去除烟中的多环芳烃；制作香肠、火腿、腊肉等肉类制品时，若添加亚硝酸盐作为发色剂和防腐剂，则同时添加适量维生素 C 用于阻断强致癌物亚硝胺的形成。

【知识链接】

远离食物中的丙烯酰胺风险

丙烯酰胺，一种白色、无味的晶体，可通过消化道、呼吸道、皮肤黏膜进入人体，在体内蓄积，对人体的危害主要以神经系统损害为主，被国际癌症研究机构（IARC）列为 2A 类致癌物，即"人类可能致癌物"。

煎、炸、烤制食物广受大众欢迎，但丙烯酰胺主要就是在油炸、焙烤等高温环境下产生的，日常生活中的薯条、薯片、油条、油饼，甚至炒菜等都含有丙烯酰胺。2003 年，美国食品药品管理局（FDA）公布的数据显示，常见食品中丙烯酰胺质量浓度在 $0 \sim 2\,510$ μg/kg。一些高碳水化合物食物（如马铃薯、饼干、咖啡等）经高温（>120 ℃）处理（如烹饪、煎炸、烘烤）后，丙烯酰胺含量最高可达 $2\,300$ μg/kg，严重影响人类的健康。

为了远离食物中的丙烯酰胺风险，我们应该自觉做到平衡饮食，均衡营养，少吃高温油炸、烘烤的食物。烤制（烘焙、烘烤）蛋糕、饼干、土豆和其他根茎类蔬菜时，必须掌握火候，遵守"金黄色原则"，烤至食物呈浅黄或金黄色即可，褐色甚至更深对健康无益。

任务 5.2 食品腐败变质

【任务目标】

1. 了解食品腐败变质的原因和变化。
2. 熟悉食品腐败变质的危害。
3. 掌握防止食品腐败变质的措施。

【引例】

2018 年 9 月，江西万安县多所中小学爆出"营养餐食材发霉、腐烂"的传闻。家长们拍摄的视频显示，长着霉菌的土豆、发臭的猪肉等食材成筐摆在车上，酿豆腐被包裹在塑料袋中发黑发臭，手一碰就烂。

家长反映多所学校的学生均因腹痛就医。9 月 4 日，有 3 名学生被诊断为"食物中毒"，另有 6 人被诊断为"腹痛""腹痛待查"，1 人被诊断为"急性肠胃炎"。截至 9 月 8 日，仍有 12 名学生在医院接受治疗，9 名学生留院观察。

随后，联合调查组对涉事营养餐提供方做出停产、停业行政处罚，公司法人和公司安全生产负责人被依法控制。同时，万安县纪委监委介入，对涉嫌监管不力的相关单位责任人进行立案审查。

食品腐败变质，是指食品在一定环境因素影响下，由于自身酶和微生物的共同作用，导致食物营养成分和感官性质发生改变，从而降低食品卫生质量，甚至丧失食用价值的现象。例如，肉类的腐败，粮食的霉变，水果蔬菜的腐烂，油脂的酸败等，都是日常生活中常见的食品腐败变质现象。

5.2.1 食品腐败变质的原因

食品腐败变质通常是食品自身组成和性质、微生物、环境因素三者之间综合作用的结果。

1）食品自身

食品自身的组成和性质是食品腐败变质的内因。

动植物食品本身含有丰富的营养素、水分（干货类原料除外）和各种酶，在适宜的环境条件（温度、湿度、pH 值等）下，食品自身酶活性增强，促使食品组织内的胶体结构或营养成分被破坏或改变。如动物宰杀后的尸僵阶段，就是因为食品自身酶分解肌糖原产生乳酸形成酸性环境，进而导致肌肉纤维硬化；植物收割后的自然陈化过程，就是因为自身酶分解营养物质。同时，食品中含有的一些不饱和脂肪酸、芳香物质、色素等不稳定物质，在阳光和空气中也极易氧化，引起食品色、香、味、形和营养成分的改变。如鲜奶凝固、水果褐变、油脂酸败等。另外，动植物组织或细胞碎裂，也为微生物的侵入与作用提供了条件，从而加速了食品的腐败变质。

2）微生物

微生物的生长繁殖是食品腐败变质的主要原因。

食品中含有丰富的营养素和水分，微生物通过水源、土壤、空气、用具、器皿、昆虫和人与食品接触后，在适宜的环境条件（如温度 20 ℃左右，pH 值 5.8 ～ 7.0，食品中水分含量较高）下，在食品中大量繁殖，从而导致食品腐败变质。一般情况下，微生物在动物性食物中比在植物性食物中更容易繁殖。由于食品的化学成分不同，引起腐败变质的微生物也不一样。一般以非致病性细菌为主，还有少量的肠道致病菌，霉菌次之，酵母菌又次之。如引起肉类等动物性食物腐败变质产生恶臭或异味的，大多数为能分解蛋白质和脂肪的细菌；引起蔬菜水果腐烂，粮食、花生、辣椒等食物变质的，大多数为霉菌；含碳水化合物较多的食品，容易滋生酵母菌。

3）环境因素

环境因素主要包括温度、湿度、阳光（紫外线）、空气（氧气）、渗透压、pH 值等。环境因素主要通过影响食品自身酶的活性以及微生物的生命活动，从而影响食品的腐败变质。

5.2.2 食品腐败变质的变化

食品腐败变质的变化过程非常复杂，是以食品中蛋白质、糖类、脂肪等营养素为主的分解过程，常因食品种类、微生物种类和数量以及环境因素的影响而异。

食品中蛋白质受食品自身酶以及微生物酶的作用，分解成胨、胨、肽，再经过断链分解为氨基酸。在微生物酶作用下氨基酸通过脱羧基、脱氨基、脱硫作用，产生挥发性的、具有腐臭和毒性的胺类、硫化氢、硫醇、粪臭素等，并使食品的硬度和弹性下降，颜色异常。

食品中脂肪在食品自身酶或微生物产生的降酯酶或阳光（紫外线）、空气（氧气）的作用下，分解为甘油和脂肪酸，脂肪酸继而氧化酸败，产生具有不良气味的酮类和特臭的醛类物质。酸败的特征之一是产生特有的"哈喇"味。

食品中碳水化合物在微生物酶作用下分解为双糖、单糖后，继而氧化成有机酸、醇类、醛类、酮类等，使食品发出酸馊和令人恶心的气味。此过程又称为糖酵解。

食品腐败变质的鉴定一般采用感官、物理、化学和微生物等 4 个方面的指标。

5.2.3 食品腐败变质的危害

食品腐败变质的原因很复杂，危害也是多方面的。

①食品腐败变质使食品出现不良的感官性状变化。如腐败气味、异常颜色、组织溃烂和黏液污秽感。

②随着食品中蛋白质、脂肪、碳水化合物的分解，维生素被破坏，矿物质流失，食品的营养价值降低，甚至丧失食用价值。

③食品腐败变质产生的分解产物可能对人体有直接危害。如青皮红肉的鱼类腐败引起组胺中毒，而且胺类物质还是强致癌物 N- 亚硝基化合物的前体。

④食品腐败变质增加了致病菌和产毒菌存在的概率，有可能引起食物中毒。

5.2.4　食品腐败变质的预防和控制措施

预防食品腐败变质，要从减弱或消除引起食品腐败变质的各种因素着手。

首先，要在食品的生产、加工、运输、贮存和销售等环节保持环境的清洁卫生，尽可能减少微生物污染食品的机会。其次，要控制环境因素，对食品采取抑菌或灭菌处理，抑制酶的活动，达到防止或延缓食品变质的目的。目前常用的预防和控制食品腐败变质的方法主要有低温贮藏法、高温贮藏法、干燥脱水法、酸渍法、盐腌法、糖渍法、化学防腐剂等。

1）低温贮藏法

低温贮藏法是将原料利用低温环境贮藏，降低微生物的生长繁殖速度和食品内酶的活力，抑制食品内部组织和营养成分的变化过程，从而防止食品腐败变质。低温贮藏对食品质量影响较小，适用于大多数食品的贮藏。食品贮藏前应尽量新鲜，品质良好，且贮藏温度要随原料品种和贮藏要求而定，如蔬菜贮藏温度在 2~4 ℃。而肉类冷冻贮藏温度在 –18 ℃左右。为了减少冷冻过程对食品品质的影响，应注意"急冻缓化"的原则。

低温贮藏的食品离开低温环境后，因温度重新升高，食品自身酶的活性恢复，微生物又开始生长繁殖，会导致食品成分与结构迅速发生变化，因此要及时食用。各种类型的冷藏设备，必须有可靠的温度、湿度控制装置，并定期清洁，防止制冷剂外溢污染食品。

2）高温贮藏法

高温贮藏法是利用高温处理食品，杀死食物中绝大部分微生物，破坏食品中的酶类的活性，并结合密闭、真空、冷却等辅助手段，延长食品贮藏时间。高温灭菌效果取决于食物特点、加热方式、温度高低、加热时间，以及微生物种类等。不同的微生物，对高温的耐受力不同，绝大部分在 60 ℃左右只能存活 30 min。

高温贮藏法常用的有高温灭菌法和巴氏消毒法。

高温灭菌法：温度一般在 100 ～ 120 ℃以上，对食品的营养素破坏较大，适用于罐头类食品的杀菌。高温灭菌的目的，是杀灭一切微生物，获得无菌食物，而实际上只是接近无菌状态。

巴氏消毒法：起源于 19 世纪 60 年代法国生物学家路易斯·巴斯德解决酒类变酸问题的实践。目前，国际上通用的巴氏消毒法主要有两种。一种是加热到 60 ～ 65 ℃，保持 30 min；另一种是加热到 75 ～ 90 ℃，保持 15 ～ 16 s，两者杀菌效果相似。巴氏消毒法的特点是可以最大限度地减少加热对食物品质的影响，适用于牛乳、果汁、啤酒和酱油等液体食品的消毒。消毒后的食品应迅速降温，以减少营养素损失。巴氏消毒法能杀灭大部分繁殖型微生物，但不能达到完全灭菌，可能有少数芽孢残留，所以应特别注意食品消毒后的包装和存放条件。

3）干燥脱水贮藏法

食品干燥脱水贮藏是将食品中自由水含量降低到一定限度下，使酶的活性和微生物的生长繁殖受到抑制，从而防止食品腐败变质。适用于水果、蔬菜、鱼、肉、蛋、奶等食品，如果干、脱水蔬菜、干海参、肉松、蛋粉、奶粉等。经过脱水干燥的食品，更便于储存、运输与携带。但干制食品因水分大量脱去，会降低食品原有的营养价值和固有风味。干燥后的食品应储存在相对湿度 70% 左右的环境中，或者采用密封等贮藏手段，以防止脱水后的食品重新受潮而腐败变质。

食品干燥脱水的方法有自然干燥法，如晒干、风干和阴干等；还有人工干燥法，如微波干燥、远红外线辐射和冷冻干燥等。自然干燥法优点在于方法简单，易于操作，成本低廉；缺点在于需要有大面积晒场，干燥缓慢，常会受到气候条件的限制，容易遭受灰尘、杂质、昆虫等污染和鸟类、啮齿动物等的侵袭。人工干燥法优点在于不受气候条件的限制，易于操作，干燥时间显著缩短，产品质量和产品得率也有所提高；缺点在于需要专用设备，干燥费用较大。

4) 酸渍法

各类微生物生长需要适宜的 pH 值范围，酸渍法是向食品中加入酸（多用醋酸），或利用乳酸菌和醋酸菌等分解食物中的碳水化合物产酸，使食品 pH 值降低。当 pH 值低于 4.5 时，能抑制绝大部分腐败菌和致病菌的生长，低 pH 值保持时间较长时，甚至能杀灭蔬菜中的致病菌和寄生虫卵，从而防止食品腐败变质，如酸渍黄瓜、萝卜、泡菜等。

5) 盐渍和糖渍贮藏法

盐渍和糖渍贮藏是利用盐水或糖液高渗透压的作用，使食品内所含水分析出，降低食品中的含氧量和酶的活性，造成微生物菌体原生质收缩、脱水，微生物活动停止或死亡，从而达到延长食物保质期的目的。一般盐渍浓度为 10%，糖渍食品含糖量为 60% ～ 65%，但盐腌和糖渍只是一种抑菌手段，不能杀灭微生物，因此在贮藏过程中应注意防潮，若食品含水量增加，盐、糖的浓度就会降低，从而影响到保存效果。

6) 其他方法

防腐剂贮藏法：防腐剂可以抑制或杀灭食品中的微生物，从而防止食品腐败变质。常见的食品防腐剂有苯甲酸及其钠盐、山梨酸及其钾盐、对羟基苯甲酸酯类、丙酸盐类、双乙酸钠、硝酸盐和亚硝酸盐、二氧化碳、亚硫酸盐等。

电离辐射法：利用放射性核素发射的 γ 射线或电子加速器产生的高能电子束穿透物品进行辐射灭菌的方法。在辐射过程中食品仅有轻微的升温，营养素损失少，故又被称为冷灭菌。

微波杀菌法：采用微波（频率为 300 MHz ～ 300 000 MHz）照射产生的热能杀灭微生物和芽孢的方法，能穿透到介质和物料的深部，适用于加热含水量高以及厚度或体积较大的食品，具有高效、节能、易操作等优点，能保留更多的营养成分和活性物质。

【知识链接】

为什么储存在冰箱里的食物也会腐败变质

众所周知，微生物是导致食品腐败变质的主要因素，而低温能抑制微生物的生长繁殖。因此，很多人认为，食物放入冰箱就能安全储存。但隔一段时间以后拿出来，会惊奇地发现，食物竟然还是会腐败变质。不小心误食后，出现呕吐、腹泻症状的也不在少数。

虽然绝大多数微生物在低温时，新陈代谢减弱，呈休眠状态，但仍有少数嗜冷微生物，能在 10 ℃以下的低温环境生长，从而导致冷藏食品腐败变质。

因此，在利用低温贮藏法储存食物时，应注意以下几点：

①做好冰箱内部的日常清洁，减少微生物滋生。

②合理采用密封的方法，缓解原料表面失水、串味和变色等现象，减少微生物进入食物的可能性。

③尽量选择较低的温度贮藏食物，避免长时间或频繁打开冰箱而造成温度波动，杜绝反复解冻食物。

④避免食物在冰箱中储存时间过长。食物应在保质期内及时食用，并在食用前充分加热。

⑤放置太久或过了保质期的食物，直接丢弃。即使重新加热煮熟，也有可能因为耐热性高的微生物毒素导致食物中毒。

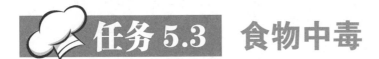

任务5.3 食物中毒

【任务目标】

1. 了解食物中毒的原因和分类。
2. 熟悉食物中毒的特点。
3. 掌握食物中毒的常见原因、症状及预防措施。
4. 掌握食物中毒的一般急救处理方法。

【引例】

2018 年 8 月 25 日，全国计算机辅助设计与图形学学术会议在桂林市召开，多所高校约 500 名会议代表共同用餐。晚宴后，上百名参会者出现上吐下泻、高烧等症状，一位当事人提供的医院病历显示，初步诊断为急性胃肠炎和食物中毒。

截至 8 月 27 日 18 时，共有 159 人到医院接受检查，其中 92 人入院治疗，大部分患者病情好转，无危重及死亡病例。

8 月 30 日，经调查发现，此次集体食物中毒事件是由沙门氏菌引起。在食品留样不全不规范的极端困难条件下，调查人员最终在留样食品"卤味拼盘"及 3 名厨师肛试样品中检出和患者体内同型的沙门氏菌。

5.3.1　食物中毒的概念

食源性疾病，指食品中致病因素进入人体引起的感染性、中毒性等疾病，包括食物中毒。

食物中毒，指食用含有生物性、化学性等有毒有害物质的食物，或把有毒有害物质当作食品食用后出现的急性、亚急性非传染性疾病。

正确理解食物中毒的概念，对病人是否按食物中毒患者急救治疗和引起发病的食品是否按有毒食物进行处理具有重要意义。以下几种情况通常不属于食物中毒：摄取非可食状态的食物，摄取非正常数量食物，或食物非经口进入人体引起的疾病；特异体质摄入食物引发的变态反应性疾病；经食物感染的肠道传染病和寄生虫病等。

5.3.2　食物中毒的特点

虽然食物中毒的种类不同，但通常都具有一些共同特点。

1）潜伏期短，集体爆发

在食用有毒食物后，人们往往在较短时间内同时或相继发病，呈现来势凶猛、集体爆发等特点。

2）病症相似

中毒病人的症状因个体体质的强弱，以及有毒食物的进食数量多少而轻重不同。但其临床表现具有极大的相似性，常以胃肠道症状为主，如腹痛、腹泻、恶心、呕吐等。

3）共同的饮食史

食物中毒的病人都进食了同一种食物，或是进食了在同一环境条件下加工的食物。

4）非传染性

食物中毒的病人对健康人不具有直接传染性。停止有毒食物的供应和食用后，发病人群的数量可以迅速得到控制。

5.3.3　食物中毒的分类

食物中毒按照致病物质的不同，可分为细菌性食物中毒、有毒动植物食物中毒、化学性食物中毒和真菌毒素食物中毒。

1）细菌性食物中毒

细菌性食物中毒，是指人们进食了含有大量活跃细菌或细菌毒素的食物而引起的食物中毒，前者称为细菌感染型，后者称为细菌毒素型。

细菌性食物中毒在各类食物中毒中占多数，发病率较高，病死率较低，具有明显的季节性，多发于气温高、湿度大的夏秋季节（5—10月）。引起中毒的食物以动物性食品（如肉类、鱼类、乳类和蛋类等）为主，少数为植物性食品（如剩饭、糯米凉糕、豆制品、面类发酵食品等）。

（1）沙门氏菌属食物中毒

①中毒原因。沙门氏菌引起的食物中毒，在细菌性食物中毒中最为常见，一般多由鼠伤寒沙门氏菌、肠炎沙门氏菌和猪霍乱沙门氏菌等引起。因沙门氏菌不分解蛋白质，受污染的动物性食物通常没有感观性质上的变化。

沙门氏菌以污染动物性食物为主，有两个主要污染途径：一是宰前感染，特别是病死牲畜肉，常感染大量的沙门菌。二是宰后污染，包括贮藏、运输、加工、销售和烹调等环节中被带有沙门氏菌的水、土壤、天然冰，不洁的容器、炊具，老鼠和昆虫等污染。

②中毒症状。沙门氏菌属食物中毒的潜伏期多为 12 ~ 24 h。主要表现为胃肠型症状。

前期症状有寒颤、头痛、头晕、恶心，继而出现呕吐、腹泻、腹痛，可伴有高烧、恶寒等。每天腹泻可达 7～8 次，主要为水样便，少数带有黏液或血，经对症治疗，病程约 3～5 d。严重者可出现烦躁不安、昏迷、抽搐等中枢神经系统症状，甚至因治疗不及时而危及生命。

③预防措施。严禁食用病死家畜禽肉，严格执行生熟食品分开存放制度，防止食品被沙门氏菌污染。暂不烹调或食用的肉类食物，应低温贮存。肉类食物加工时要充分加热，确保肉类中心在 80 ℃下受热 15 min，彻底杀死沙门氏菌。烹调加工后的食品，常温保存时间应缩短在 6 小时以内，避免食品中沙门氏菌的繁殖。对放置时间较长的熟肉制品，食用前须再次加热。

（2）副溶血性弧菌食物中毒

①中毒原因。副溶血性弧菌是一种嗜盐弧菌，在海水中广泛分布。副溶血性弧菌食物中毒在我国沿海地区发生较多，引起中毒的食品以海产品为主，多发于 6 至 9 月海产品大量上市时，主要是烹调时未烧熟煮透，细菌未被完全杀灭。熟制品污染后未再彻底加热，或其他食品因交叉污染亦可发生副溶血性弧菌食物中毒。

②中毒症状。副溶血性弧菌食物中毒潜伏期多在 10 h 左右，短则 2 h。主要表现为典型的急性胃肠炎症状，发病急，主要症状为恶心、呕吐、腹泻、腹痛、发热，也有头痛、多汗、口渴等症状。大部分病人发病后 2～4 d 恢复正常，少数重症病人可能由于休克、昏迷而死亡。

③预防措施。副溶血性弧菌在 2～5 ℃停止生长，在 10 ℃以下不能繁殖，所以海产品要低温冷藏保鲜。海产品加工前要用淡水充分冲洗干净，对接触海产品的手、容器和用品等，应及时清洗消毒，避免交叉污染。海产品要少生食，烹调时一定要烧熟煮透，防止外熟内生。制作海产品拼盘或凉拌菜时须加入适量食醋，既杀菌又调味。

（3）肉毒杆菌毒素食物中毒

①中毒原因。肉毒杆菌食物中毒的病原体为肉毒梭状芽孢杆菌，芽孢的抵抗力强，需要在 180 ℃干燥环境下加热 5～15 min，或在 100 ℃湿润环境下加热 5 h 才能杀灭。肉毒杆菌主要污染罐头和发酵性食物，如臭豆腐乳、豆瓣酱、面酱、豆豉、豆酱和肉类等。肉毒杆菌在食物中生长繁殖时，会产生毒性很强的外毒素，即肉毒毒素，是一种强烈的神经毒素，对人体消化酶、酸和低温稳定，不耐热，遇碱时被破坏。

②中毒症状。肉毒杆菌食物中毒的潜伏期由数小时至数天不等，多为 12～48 h，最短者 6 h，潜伏期越短，病死率越高。临床表现主要为运动神经麻痹症状。先是头痛、头晕、乏力、走路不稳，眼肌麻痹，出现视力模糊、眼睑下垂、复视、眼球震颤等症状；而后咽肌、胃肠肌麻痹，出现咀嚼吞咽困难、语言障碍等症状；继而发生呼吸肌麻痹，严重时引起呼吸功能衰竭导致死亡。国内多采用多价抗肉毒毒素血清进行治疗。

③预防措施。避免采购破损和胀罐的罐头食品；采购香肠、火腿肉以及各类发酵制成的酱料等食品时，要采购正规厂家的产品，并注意包装完好性及保质期等。自制发酵酱类时，对食品原料应进行彻底的清洁处理，确保原料新鲜卫生，发酵过程安全可靠。加工后的食品应迅速冷却并在低温环境储存。此外，由于肉毒杆菌毒素具有不耐热的特性，食用前应对食物进行充分加热。

其他细菌性食物中毒见表 5.1。

表 5.1　其他细菌性食物中毒的可疑食物及中毒症状表

食物中毒原因	可疑食物	中毒症状
葡萄球菌	乳、蛋及其制品、含乳冷冻食品、熟肉制品等	恶心、喷射状呕吐、上腹痉挛性疼痛、腹泻呈现水样便
病原性大肠埃希氏菌	熟肉制品、蛋及蛋制品、奶、奶酪、蔬菜、水果、饮料等	发热、腹痛、腹泻等
变形杆菌属	动物性食品为主,其次为豆制品和凉拌菜	上腹部刀绞样痛和急性腹泻为主,伴有恶心、呕吐、头痛、发热
单核细胞增多性李斯特菌	禽蛋类、奶、肉及肉制品、水果、蔬菜等	初期为恶心、呕吐、发烧、头疼、腹痛、腹泻症状,重者可表现为败血症、脑膜炎等,有时引起心内膜炎,妊娠期可能出现流产或死胎
志贺氏菌(痢疾杆菌)	含水量高的食品、熟食品,冷盘和凉拌菜等	剧烈腹痛,呕吐和频繁腹泻,水样便混有血样或黏液,寒战、高热

2)真菌毒素食物中毒

真菌毒素食物中毒是指食用被真菌及其毒素污染的食物而引起的食物中毒。真菌毒素大多是由产毒霉菌产生的,产毒霉菌在食物中生长繁殖,使食品营养成分发生变化,产生霉味、霉斑,降低食用价值,并且会产生有毒的代谢物霉菌毒素。

真菌毒素食物中毒发病率、死亡率较高,发病具有地方性、季节性和波动性等流行特点,且一般烹调方法难以破坏真菌毒素。

（1）黄曲霉毒素中毒

①中毒原因。黄曲霉毒素是黄曲霉和寄生曲霉产生的一类结构类似的代谢产物,有 20 余种类型。霉变食物中以黄曲霉毒素 B_1 污染最常见,且其毒性和致癌性在多种黄曲霉毒素中也是最强的。

曲霉主要污染粮食、油料作物及其制品,如花生、玉米、大米和棉籽及其油类制品等,还会引起核桃、杏仁、奶及奶制品、干鱼和咸鱼、干辣椒的霉变。此外,家庭自制发酵类食品也多有黄曲霉毒素污染的报道。如果黄曲霉毒素 B_1 经饲料进入牛的体内,会转化为黄曲霉毒素 M_1,并存在于乳汁中,导致用其加工的奶及奶制品中出现黄曲霉毒素 M_1 污染,但其毒性程度比黄曲霉毒素 B_1 小得多。

黄曲霉毒素在水中溶解度很低,几乎不溶于水;黄曲霉毒素非常耐热,在 280 ℃时才裂解,一般的烹调方法很难破坏,食用残留黄曲霉毒素的食物很容易引发食物中毒。

②中毒症状。黄曲霉毒素有很强的急性毒性,主要损害肝脏组织,易引起肝脏急性病变。中毒症状以黄疸为主,伴有食欲减退、腹胀、呕吐、发热等,重者出现肝腹水、肝脾大、下肢水肿及肝硬化等症状,甚至导致死亡。

黄曲霉毒素还有明显的慢性毒性,长期摄入一定剂量的黄曲霉毒素容易导致生长障碍、体重减轻,出现慢性或亚急性肝损伤,肝功能降低,甚至诱发肝硬化。

此外,黄曲霉毒素还具有强烈的致癌作用,1993 年被世界卫生组织癌症研究机构划定为 1 类致癌物,是目前公认的最强化学致癌物质之一,主要容易诱发肝癌。

③预防措施。预防和减少黄曲霉毒素食物中毒，一方面要防止黄曲霉菌在食物上生长和产毒，另一方面则是要采用合理的方法尽量减少食物中的黄曲霉毒素残留。

黄曲霉生长产毒的最适温度是 25 ～ 33 ℃，最适水分活性 Aw 值是 0.93 ～ 0.98，但其产毒存在迟滞现象。因此，粮食、油料作物等在收获后 2 天内及时干燥，降低水分至安全水分以下（如一般粮粒的水分在 13% 以下，花生仁的水分在 8% 以下），专库存放，并控制贮存库的温度和湿度，能够有效防止食物霉变和产毒。此外，仓库内适当使用一些熏蒸剂杀灭昆虫、老鼠等，也可防止霉菌菌丝和孢子的传播。

黄曲霉毒素多存在于粮食和油料作物籽粒的表面，挑拣出破损、皱皮、变色、虫蛀和霉变的粮食颗粒后，通过碾轧去糠，烹前用水反复搓洗几次，可减少黄曲霉毒素的残留。利用黄曲霉毒素能够与碱发生化学反应形成可溶于水的香豆素钠盐的特点，植物油可以采用加碱后用水洗去毒素的方法进行处理；或利用活性白陶土、活性炭等吸附剂的物理吸附能力去除植物油中的黄曲霉毒素。此外，还可以采用氨气处理法除去谷物和饲料中的黄曲霉毒素，或采用紫外线照射法处理液体食物中的黄曲霉毒素。

（2）赤霉病麦中毒

①中毒原因。赤霉病是粮食作物的一种重要病害，由多种镰刀菌引起，赤霉麦粒呈灰红色，谷皮皱缩，并有胚芽发红等特点。镰刀菌感染麦类、玉米等谷物后，造成粮食大量减产的同时，会产生多种毒素，如单端孢霉烯族化合物、玉米赤霉烯酮、丁烯酸内酯和伏马菌素等。这些毒素耐热且不易溶于水，一般烹调方法难以将它们破坏或去除。

②中毒症状。镰刀菌毒素具有较强的细胞毒性，免疫抑制及致畸作用，部分毒素还有一定的致癌性。赤霉病麦食物中毒潜伏期较短，主要症状有恶心、呕吐、腹痛、腹泻、头昏、头痛、嗜睡、乏力等；少数病人伴有发烧、畏寒等症状；重症病人呼吸、脉搏、体温及血压出现波动，四肢酸软、步态不稳，形似醉酒，故有的地方称为"醉谷病"。一般无须治疗亦可自愈，呕吐症状严重者应注意及时补液。

③预防措施。预防赤霉病麦中毒，首先要选择抗赤霉病的作物品种，做好粮食生产过程中的田间管理，使用高效、低毒、低残留的杀菌剂，收获后及时脱粒、晾干，将水分降低到13% 以下，储藏期间注意通风，适当使用杀菌剂，防止粮食霉变。其次，利用赤霉病麦粒轻、比重小的特点，可以采用比重分离法，如用 1∶18 的盐水漂洗小麦，待病麦粒上浮后除去；也可以利用毒素主要集中在粮食皮层的特点，采用碾磨去皮法减少毒素残留等。

（3）霉变甘蔗中毒

①中毒原因。甘蔗水分含量高，富含蔗糖。新鲜的甘蔗，易遭受节菱孢霉菌的污染，尤其在温度和湿度较高的春季，节菱孢霉菌更容易繁殖，并产生大量毒素，食用这种霉变甘蔗可能引起中毒。民间素有"清明蔗，毒过蛇"的说法。

②中毒症状。节菱孢霉菌产生的毒素是一种强烈的神经毒素，主要损害中枢神经系统。霉变甘蔗中毒的潜伏期为 15 min 至数小时。中毒症状最初表现为消化道功能紊乱，如头晕、头疼、呕吐；未成年人中毒易发展为重症，出现抽搐、昏迷等症状，伴有严重的神经系统后遗症；中毒最严重的情况下，甚至会引起呼吸衰竭导致死亡。

③预防措施。不成熟的甘蔗更容易霉变，因此应待甘蔗成熟后再收割。甘蔗储存时间不宜过长，在储存过程中注意防捂防冻，定期检查感官性状，防止真菌污染和繁殖，变质甘蔗

不得出售和食用。此外，要提高识别变质甘蔗的能力。变质甘蔗外观缺少光泽，有霉斑，质软，切开后剖面呈浅黄色或浅褐色，有轻度霉味或酒糟味。

3）化学性食物中毒

化学性食物中毒是指健康人经口摄入了正常数量、感官无异常，但含有较大量化学性有毒有害物质的食物后，引起的食物中毒。有毒化学性物质主要包括农药和兽药、有毒金属或类金属化合物、N-亚硝基化合物、多环芳烃、丙烯酰胺、氯丙醇等。

化学性食物中毒特点是潜伏期短，发病快，患者中毒程度严重，而病程一般比细菌性食物中毒长。

（1）亚硝酸盐中毒

①中毒原因。硝酸盐和亚硝酸盐是强致癌物亚硝基化合物的前体，广泛存在于人类生存的环境和日常饮食中。其外观与食盐类似，呈白色至淡黄色，粉末或颗粒状，无臭，味微咸，易潮解和溶于水。

蔬菜等植物在生长过程中从土壤吸收硝酸盐，在体内还原成氨，并进一步与光合作用合成的有机酸反应生成氨基酸、蛋白质和核酸等。光合作用不充分时，蔬菜等植物体内可蓄积硝酸盐，亚硝酸盐含量一般较少，但蔬菜贮存和处理过程对亚硝酸盐含量影响很大。贮存时间过久、不新鲜甚至腐烂的蔬菜，腌制时间过短或过长的蔬菜，以及隔夜放置的熟制蔬菜，蔬菜内原有的硝酸盐会在硝酸盐还原菌的作用下转化为亚硝酸盐。

亚硝酸盐能够抑制许多腐败菌和致病菌的生长，且亚硝酸盐分解产生的一氧化氮能够与肌红蛋白结合，形成具有特有红色的亚硝基肌红蛋白，使肉制品色泽更加红润。由于目前没有更好的替代品，硝酸盐和亚硝酸盐仍被作为防腐剂或发色剂，广泛用于肉类制品的加工。食用含有大量亚硝酸盐的蔬菜和加工肉类，以及误食亚硝酸盐时，易引发亚硝酸盐中毒。

②中毒症状。如果短时间内经口摄入（误食或超量摄入）较大量的亚硝酸盐，易引起急性中毒。当摄入量达到 $0.2 \sim 0.5\,g$ 可导致中毒，摄入量超过 $3\,g$ 可致人死亡。

亚硝酸盐食物中毒潜伏期为 $10\,min$（误食纯亚硝酸盐）或 $1 \sim 3\,h$（食用含有大量亚硝酸盐的食物），中毒的典型特征为紫绀，皮肤尤其是口唇、舌等部位青紫。主要症状有头晕、头痛、乏力、胸闷、心悸、烦躁不安、呼吸困难等；可伴有恶心、呕吐、腹疼、腹泻等症状；严重者意识模糊，昏迷、抽筋、呼吸衰竭甚至死亡。

③预防措施。不食用存放过久或变质的蔬菜，饭菜尽量现烹现吃，吃剩的熟菜不可存放过久。腌制蔬菜时要选择新鲜原料，要腌熟腌透。一般来说，腌制初期蔬菜中的亚硝酸盐含量会逐渐升高，随着时间延长亚硝酸盐含量达到高峰后逐渐下降。在肉类制品加工时要控制硝酸盐和亚硝酸盐的使用量，同时要注意保管，避免被当作食盐误食。我国规定肉制品中亚硝酸盐残留量不得超过 $30\,mg/kg$。

（2）砷化物中毒（砒霜中毒）

①中毒原因。砷元素无毒性，但其化合物一般都有剧毒，最常见的为三氧化二砷，俗称"砒霜"。砒霜为白色无臭无味的粉末，存放不当时，容易与食用碱、面粉等混淆而被误食。食品制作过程中使用含砷量过高的食品添加剂，以及滥用含砷农药、鼠药等，也可污染食品引起中毒。

②中毒症状。砷化物中毒潜伏期短，仅为数分钟至数小时。最初表现为急性肠胃炎，如

食管有烧灼感，口内有金属异味，呕吐、腹痛、腹泻、血便；继而出现神经系统症状，如头痛、头昏、乏力、口周麻木、全身酸痛，或伴有中毒性肝损害和出血倾向。重症患者烦躁不安、谵妄、妄想、四肢肌肉痉挛，意识模糊以至昏迷、呼吸中枢麻痹甚至死亡。

长期接触低浓度的砷和砷化物，可引起慢性中毒，皮肤癌、肝癌和肺癌的发病率高于正常人。

③预防措施。严格保管砷及其制品，在其外包装上做好有毒标记，禁止与食物一起存放，以免误食。加强含砷农药使用管理，遵守安全间隔期，防止污染食品。

食品添加剂必须符合卫生质量要求，添加量要严格控制在规定标准内。

（3）有机磷农药中毒

①中毒原因。有机磷农药是我国使用最广泛、品种最多的农药之一。引起有机磷农药中毒的原因主要是水果、蔬菜等食品中的农药残留，以及因农药保管不善、管理不严而误食装过农药的容器、包装袋盛放的食品。

②中毒症状。有机磷农药中毒的潜伏期多在 2 h 以内，发病越急病情越严重。症状主要表现为头晕、恶心、流涎（泡沫样分泌物）、出汗、无力、视力模糊、瞳孔缩小、肌束震颤，严重者会因呼吸中枢衰竭、呼吸肌麻痹或循环衰竭、肺水肿而死亡。

③预防措施。有机磷农药应专人保管，单独储存，器具专用，标识明确。配药拌种要远离家畜圈、饮水源和瓜果地，以防污染。喷洒农药须遵守安全间隔期，喷过农药和播过毒种的农田，要树立标志提示群众。喷药后要用肥皂水洗手、洗脸。蔬菜、水果在食用前必须充分洗净。不要食用因剧毒农药致死的各种畜禽。

其他化学性食物中毒见表 5.2。

表 5.2　其他化学性食物中毒的原因、症状及预防措施

中毒类型	中毒原因	中毒症状	预防措施
锌中毒	镀锌容器或机械的锌溶入食品	恶心、呕吐、腹泻、腹痛，重者可致休克	杜绝使用镀锌容器盛放、煮制和加工酸性食品
铅中毒	铅污染食物	可导致贫血，中枢神经系统损害，肾小管功能障碍甚至损伤，血压升高等	不吃或少吃含铅食品如松花蛋、膨化食品、铁皮罐装饮料、爆米花等
甲醇中毒	饮用假酒、自制酒	早期呈酒醉状态,出现头昏、头痛、乏力、视力模糊和失眠。严重时谵妄、意识模糊、昏迷等，甚至死亡	避免饮用劣质酒类饮料
碳酸钡中毒	碳酸钡是灭鼠药的主要原料,其颜色与食碱相同,易混淆	恶心、呕吐、心悸,以进行性、向心性肌肉麻痹为特点,神志清醒,低血钾,呼吸肌麻痹甚至死亡	将食物、杂物、药物分开放置,避免鼠药污染

4) 有毒动植物食物中毒

有毒动植物食物中毒是指误食体内含有某些天然有毒成分的动植物，或因食用方法、贮存方法不当而引起的食物中毒。

（1）河豚中毒

①中毒原因。河豚又名河鲀、气泡鱼，属无鳞鱼，有上百个品种，我国沿海各地及长江下游均有出产。其肉质细嫩，味道鲜美，营养丰富。但河豚体内含有剧毒的河豚毒素，盐腌、日晒均不能将其破坏，需 100 ℃加热 7 h 或 200 ℃加热 10 min 才能破坏，江浙一带素有"拼死吃河豚"的说法。其毒素含量因鱼的品种、部位和季节不同而异，主要存在于卵巢和肝脏中，其次是肾、脾、血液、眼睛、鳃和皮肤，每年春季为河豚卵巢发育期，毒性最强。洗干净血液的新鲜河豚鱼肉可视为无毒。但河豚若死亡时间较久，内脏毒素会渗入肌肉中。

②中毒症状。河豚毒素是自然界中毒性最强的非蛋白质神经毒素，其毒性比氰化钠强 1 000 倍，只需要 0.5 mg 即可致人死亡。其中毒的特点是发病急速而剧烈，潜伏期多在 0.5 ～ 3 h，最初表现为手指、唇、舌有刺痛、麻木感，然后出现恶心、呕吐、腹痛、腹泻等胃肠道症状，进而四肢无力、发冷，指端麻痹，语言不清。重症患者瞳孔及角膜反射消失，四肢肌肉麻痹，甚至全身瘫痪，最后血压和体温下降，甚至因呼吸衰竭、循环衰竭而致死。目前尚无特效解毒药。

③预防措施。普及所有的野生河豚都带有河豚毒素，鉴于河豚毒素中毒的严重危害性，国家应加强卫生宣传和市场监管，提高消费者识别河豚的能力；禁止没有资质的商家出售、加工和烹饪河豚，由国家批准的单位对河豚进行统一的加工利用或销毁。群众自觉做到不捡食废弃鱼类，不购买不认识的鱼类，不加工和食用河豚。

（2）鱼类组胺中毒

①中毒原因。一些青皮红肉鱼类，如秋刀鱼、金枪鱼、鲐鱼等，鱼体中含有较多的组氨酸，当鱼体不新鲜或腐败变质时，其含有的组氨酸会在细菌的作用下，分解产生组胺及腐败胺类物质，当其超过一定量时，将引起中毒。

②中毒症状。组胺中毒临床表现的特点是发病急、症状轻、恢复快。其潜伏期一般为 0.5 ～ 1 h，最短可为 5 min，最长可达 4 h。组胺能使人体的毛细血管扩张和支气管收缩，主要症状有皮肤潮红，全身不适，眼结膜充血并伴有头晕、头痛、恶心、血压下降、心跳加速等症状，有时出现荨麻疹，个别病例还会出现哮喘、腹痛和腹泻。一般可采用抗组胺药物或对症治疗。

③预防措施。不采购、制作和销售腐败变质的鱼类，凡采购青皮红肉鱼类应注意新鲜度，购后应及时烹调。过敏性疾病患者，应不吃或少吃此类鱼。青皮红肉鱼不能鲜销或需外运销售时应加 25% 以上的盐腌制，保证食用安全。烹调青皮红肉鱼时可采用适当方法减少或去除组胺，如去除内脏，刷洗干净，切成二寸段，用水浸泡 4 ～ 6 h，烹调时可加入适量雪里蕻、红果或食醋。

（3）其他有毒鱼类

除常见的鲀毒鱼类和含组胺鱼类外，有毒鱼类还包括肉毒鱼类、血毒鱼类、胆毒鱼类、卵毒鱼类、肝毒鱼类和刺毒鱼类等，若误食或意外扎伤也会引起中毒，严重者还会危及生命。

①肉毒鱼类。肉毒鱼类是指鱼肉或内脏含有毒素的鱼类，产于我国沿海的有 20 余种，主要是海鳝科、鲹科和鲷科，如花斑裸胸鳝、棕点石斑鱼、侧牙鲈、白斑笛鲷等。肉毒鱼类含毒原因复杂，有些鱼类在某个海域有毒，但到了其他海域却无毒，也有些鱼类仅在生殖期产生毒素，因而极易被人误食。

②血毒鱼类。血毒鱼类是指血液中含有毒素的鱼类。鱼血中的毒素对黏膜有强烈的刺激作用，但毒素能被加热和胃液破坏，所以只有大量生饮鱼血才容易中毒，而煮熟后食用不会中毒。人体黏膜受损或手指受伤时，接触有毒鱼血也可能会引起炎症，化脓，坏疽。我国常见的血毒鱼类有江河产的鳗鲡和黄鳝。民间认为鳝鱼血液能滋补强身，但生饮鳝血者会出现腹泻、恶心、皮疹、呼吸困难等症状。

③胆毒鱼类。胆毒鱼类是指鱼胆有毒的鱼类。民间认为鱼胆有"清热解毒""明目""止咳平喘"等作用，因而吞服鱼胆中毒的情况时有发生。胆毒鱼类以我国四大家鱼（草鱼、青鱼、鲢鱼、鳙鱼），以及鲤鱼为主，其胆汁毒素耐热，故烹调前需完整地除去鱼胆。

④卵毒鱼类。卵毒鱼类是指鱼卵有毒的鱼类。如我国青海湖出产的湟鱼（又称青海湖裸鲤），肉味鲜美，但在繁殖季节，其卵巢和精巢有毒，误食后易腹泻、呕吐。

⑤肝毒鱼类。肝毒鱼类通常是因为鱼肝中含有丰富的维生素 A、维生素 D 和脂肪，食后会引起维生素过多症。同时，鱼肝中也可能含有鱼油毒和麻痹毒，进食将引起中毒，如蓝点马鲛、鲨鱼等。

⑥刺毒鱼类。刺毒鱼类具有毒棘和毒腺，被刺后毒液由毒棘注入人体，导致红肿、疼痛甚至死亡。常见的刺毒鱼有狮子鱼、石头鱼、魟鱼等，其中以魟鱼毒性最强、品种最多、分布最广。

（4）毒蕈中毒

①中毒原因。蕈类属于真菌类，具有大型子实体。蕈类通常分为食用蕈、条件可食蕈和毒蕈三大类。食用蕈滋味鲜美、营养丰富，具有降低胆固醇、降血脂、提高免疫力等保健效果，是广受消费者喜爱的食品原料，有野生和人工培育两类。

我国的蕈类资源十分丰富，分布广泛。已鉴定的蕈类中，有毒蕈类约 100 多种，其中含剧毒可致死的 10 余种，如白毒伞、白毒鹅膏菌等。毒蕈中毒全年均可发生，但以夏秋季蕈类生长繁殖旺盛时最为多见，云南、贵州等省高发。

鉴别野生蕈是否有毒需要专业机构和人员帮助，目前没有简单易行的鉴别方法。民间流传着许多不可靠的鉴别方法，如蕈盖色泽美丽，外观好看；蕈盖上有疣，蕈柄上有蕈环、蕈托；蕈体弄破后会发生明显变色，汁液浑浊如牛乳；不生蛆，不长虫子；有酸、辣、苦、腥、臭味；煮时能使银器或大蒜变黑等。事实上，上述民间方法并不可靠，据此来鉴别不同地方复杂多样的毒蕈具有极大的安全隐患。

②中毒症状。毒蕈的有毒成分较多，如毒肽、毒蝇碱等，也较复杂，不同种的毒蕈毒性不同，中毒者表现出来的症状各异，程度差异也较大，主要分为胃肠毒素型、神经毒素型、血液毒素型、肝肾损害型和类光过敏型等。但只要是毒蕈中毒，都要及时采用催吐、洗胃、导泻和灌肠等方法，迅速地排出尚未吸收的毒素，然后再对症下药进行抢救。

③预防措施。预防毒蕈中毒的最好方法是广泛宣传毒蕈中毒的危害性，提高人们鉴别毒蕈的能力，不随意拣食蕈类，防止误食。饮食业只选用可靠的食用蕈。加强野生蕈类收购、销售时的检验工作，严防毒蕈混入。对条件可食蕈，注意食用方法。如洗净煮沸几分钟后弃去汤汁，忌急火快炒或凉拌食用，同时进食量不宜过大。

（5）氰苷类食物中毒

①中毒原因。氰苷，又称生氰糖苷、氰醇苷，是植物体内一种内源性抗虫成分，保护植

物免受昆虫和食草动物啃食。不同植物氰苷含量不同，其中苦杏仁含量较高，平均值为3%；甜杏仁平均值为0.1%；桃仁、樱桃仁、枇杷仁等其他果仁平均值为0.4%～0.9%。木薯表皮、内皮、薯肉等各部位都含有大量氰苷，以内皮含量最高。氰苷含量较高的植物原料，大多都有苦味，人和动物误食后，在胃和肠道内消化过程中可水解产生氢氰酸，并迅速被黏膜吸收入血引起中毒。

②中毒症状。氰苷类食物中毒潜伏期为半小时至数小时，主要症状为口内苦涩、头昏、头痛、恶心、呕吐、心慌、脉速、四肢无力，继而出现不同程度的呼吸困难、胸闷，严重者意识丧失，全身阵发性痉挛，最后因呼吸麻痹或心跳停止而死亡。此外，还可引起多发性神经炎。

③预防措施。加强宣传教育，不生吃各种苦味果仁。根据氰苷易溶于水和氢氰酸遇热挥发的特点，利用煮熟、炒熟或水浸泡后蒸熟等方法去毒。如食用木薯前要去除木薯皮，用水浸泡薯肉，打开锅盖蒸煮木薯，以便氢氰酸挥发，也可将熟制的木薯再次浸泡后二次蒸煮。

其他有毒动植物食物中毒见表5.3。

表5.3 其他有毒动植物食物中毒的原因、症状及预防措施

导致中毒的食物	中毒原因	中毒症状	预防措施
四季豆	四季豆中含有皂素和植物血球凝集素等有毒物质	吐泻和出血性肠炎	不买、不吃老四季豆；粗加工时去掉毒素含量高的豆角两头和豆筋；烹调时宜将四季豆放在开水中烫泡数分钟，捞出后再炒煮，并确保烧熟煮透
鲜黄花菜	鲜黄花菜中含有秋水仙碱，在体内会被氧化成为剧毒的二秋水仙碱	恶心、呕吐、口渴、喉干、腹泻、头昏等症状	食用鲜黄花菜时，必须经水浸泡或用开水烫泡后除去汁液，再彻底加热
发芽马铃薯	发芽马铃薯中含有龙葵碱毒素	咽喉麻痒、胃部灼痛、胃肠炎症状，伴随瞳孔散大、耳鸣、神经兴奋。严重者抽搐，意识丧失，甚至死亡	贮藏马铃薯应放在干燥、阴凉处，避免日光照射。发芽马铃薯宜丢弃，必须烹煮时，应削皮，挖掉芽和芽眼周围，切小块，适当加醋，并彻底熟透
麻痹性贝类	贝类食入有毒藻类导致石房蛤毒素等蓄积	唇、舌、指尖麻痹，继而腿臂和颈部麻木，运动失调	在贝类生长的水域采取藻类检查，测定捕捞贝类所含的毒素量
动物甲状腺	动物甲状腺中含有的甲状腺素，能扰乱人体新陈代谢	头痛、乏力、抽搐、四肢肌肉痛，重者狂躁、昏迷	屠宰牲畜时去除甲状腺
有毒蜂蜜	有毒蜜源植物导致蜂蜜中含有雷公藤碱等毒性生物碱	口干舌麻、恶心、呕吐、心慌、腹痛、肝肿大、肾区痛	加强蜂蜜检查

【知识链接】

食物中毒的一般急救处理

食物中毒虽然常见，但如果处理不当，轻则会腹泻、腹痛、浑身无力，重则会因呕吐造成休克，甚至死亡。因此，一旦有人出现上吐、下泻、腹痛等食物中毒症状，应立即停止食用可疑食物，同时立即前往医院就诊或拨打120呼救。在救护车到来之前，可以采取以下急救措施。

一是采取催吐及导泻等方式，尽快排除胃肠道内未被吸收的毒物。

催吐：对中毒不久而无明显呕吐者，可大量饮用温开水并刺激咽部自行催吐，直到呕吐物中没有食物为止。若在呕吐物中发现血性液体，应暂时停止催吐。

导泻：如果吃下有毒食物的时间较长（超过2h），而且精神较好，可服用泻药，促使有毒食物排出体外。

二是使用拮抗剂减少毒物吸收并保护胃肠道黏膜。牛乳、豆浆、蛋清是常见的拮抗剂。

三是大量饮水稀释体内毒物，促进已吸收的毒物排泄。

送医后，可考虑采用洗胃和灌肠等方法进行排毒，并根据中毒者的临床症状，对症治疗。

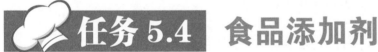

任务5.4　食品添加剂

【任务目标】

1. 了解食品添加剂的定义和分类。
2. 了解食品添加剂的使用原则。
3. 了解常见的食品添加剂品种。

【引例】

2015年9月1日，海口市查获问题青枣3.3 t，经检测含有糖精钠，含量为0.3 g/kg。海南省执法人员联合公安机关成立专案组，经过缜密调查，会同广东监管部门一举捣毁加工"糖精枣"的"黑窝点"，当场查获大量腐烂青枣及加工工具和设备。经查，2015年8月20日以来，涉案人从外地运来青枣，在焯过水的青枣中加入糖精钠、甜蜜素、苯甲酸钠等添加剂进行浸泡，制成"糖精枣"，然后运往南宁、北海、海口等地销售，总数超过30 t。

按照国家标准，糖精钠、甜蜜素、苯甲酸钠等添加剂严禁在青枣中使用。生产销售"糖精枣"的行为已涉嫌构成生产、销售伪劣产品罪。

5.4.1　食品添加剂的定义和分类

《食品安全国家标准 食品添加剂使用标准》（GB 2760—2014）对食品添加剂的定义是：为改善食品品质和色、香、味，以及为防腐、保鲜和加工工艺的需要而加入食品中的人工合成或者天然物质。食品用香料、胶基糖果中基础剂物质、食品工业用加工助剂也包括在内。

随着食品工业的发展，食品添加剂的种类和数量不断增加，我国允许使用的食品添加剂有 2 300 多种。

根据食品添加剂的制备方式，可分为生物技术法（如发酵法）、物理提取法、化学合成法。

根据食品添加剂的来源，可分为天然食品添加剂和人工合成食品添加剂两大类。天然食品添加剂是指利用动物、植物或微生物的代谢产物及一些矿物质为原料，经提取制得的物质，其品种少、价格较高。人工合成食品添加剂是指采用化学手段，使元素或化合物通过氧化、还原、缩合、聚合、成盐等反应制得的物质，其品种全、价格低、用量少，但安全性往往低于天然食品添加剂，特别是混有害杂质或用量过大时易对机体造成危害。

根据食品添加剂的功能用途，我国将食品添加剂分为 22 个功能类别，包括酸度调节剂、抗结剂、消泡剂、抗氧化剂、漂白剂、膨松剂、胶基糖果中基础剂物质、着色剂、护色剂、乳化剂、酶制剂、增味剂、面粉处理剂、被膜剂、水分保持剂、防腐剂、稳定和凝固剂、甜味剂、增稠剂、食品用香料、食品工业用加工助剂等。

5.4.2　食品添加剂的使用要求与卫生管理

1）食品添加剂使用时的基本要求

①不应对人体产生任何健康危害。

②不应掩盖食品腐败变质。

③不应掩盖食品本身或加工过程中的质量缺陷或以掺杂、掺假、伪造为目的而使用食品添加剂。

④不应降低食品本身的营养价值。

⑤在达到预期效果的前提下尽可能降低在食品中的使用量。

2）在下列情况下可使用食品添加剂

①保持或提高食品本身的营养价值。

②作为某些特殊膳食用食品的必要配料或成分。

③提高食品的质量和稳定性，改进其感官特性。

④便于食品的生产、加工、包装、运输或者贮藏。

3）食品添加剂质量标准

允许使用的食品添加剂应当符合相应的质量规格要求。

4）食品添加带入原则

在下列情况下，食品添加剂可以通过食品配料（含食品添加剂）带入食品中：

①根据《食品安全国家标准 食品添加剂使用标准》（GB 2760—2014），食品配料中允许

使用该食品添加剂。

②食品配料中该添加剂的用量不应超过允许的最大使用量。

③应在正常生产工艺条件下使用这些配料，并且食品中该添加剂的含量不应超过由配料带入的水平。

④由配料带入食品中的该添加剂的含量应明显低于直接将其添加到该食品中通常所需要的水平。

当某食品配料作为特定终产品的原料时，批准用于上述特定终产品的添加剂允许添加到这些食品配料中，同时该添加剂在终产品中的量应符合《食品安全国家标准 食品添加剂使用标准》（GB 2760—2014）的要求。在所述特定食品配料的标签上应明确标示该食品配料用于上述特定食品的生产。

5.4.3 常见的食品添加剂

1）防腐剂

防腐剂是指能抑制食品中微生物生长和繁殖，防止食品腐败变质，延长食品保存期的物质。我国允许使用的防腐剂有苯甲酸及其钠盐、山梨酸及其钾盐、对羟基苯甲酸酯类及其钠盐、双乙酸钠、二氧化碳、溶菌酶、亚硝酸钠、乙酸钠等 30 余种。

防腐剂大多是人工合成的，过量使用对人体健康可能有一定的危害。

苯甲酸及其钠盐：苯甲酸又名安息香酸，在 pH 值约为 3 时，抗菌效果最好。苯甲酸进入机体后，与甘氨酸结合生成马尿酸而从尿中排出，因此毒性较低。苯甲酸及其钠盐广泛用于腌制的蔬菜、果酱（罐头除外）、蜜饯糖果、调味糖浆、醋、酱油、复合调味料、蛋白饮料、碳酸饮料、果酒、配制酒等多种食品中。

山梨酸及其钾盐：山梨酸又名花楸酸，在 pH 值小于 5.5 时，对真菌、酵母和需氧细菌有较好的抑制效果，对厌氧细菌却几乎无效。山梨酸是一种不饱和脂肪酸，可参与机体的正常代谢过程，目前可以认为对人体无害。山梨酸及其钾盐广泛用于干酪类、氢化植物油、人造黄油类、腌制的蔬菜、果酱（罐头除外）、蜜饯糖果、豆制品、面包、糕点、肉制品、醋、酱油、复合调味料、乳酸菌饮料、配制酒、果酒、葡萄酒、果冻等多种食品中。此外，山梨酸及其钾盐还可以用作抗氧化剂、稳定剂。

2）抗氧化剂

抗氧化剂是指能防止食品成分氧化分解、变质，提高食品稳定性的物质。多用于延缓或防止油脂及富含脂肪食品的氧化酸败。我国允许使用的抗氧化剂有丁基羟基茴香醚、二丁基羟基甲苯、没食子酸丙酯（PG）、抗坏血酸（维生素 C）、维生素 E、二氧化硫等。一些天然香料也具有良好的抗氧化作用，如桂皮、迷迭香、花椒等。葡萄籽、樱桃、草莓等食物中的低聚原花青素，也是一种广泛使用的天然抗氧化剂。

3）着色剂

着色剂又称色素，是赋予和（或）改善食品色泽的物质。

天然色素主要来自动植物或微生物代谢产物，虽然大多数品种都比较安全，但存在稳定性差、着色效果不理想、难以任意调色以及成本高等缺点。我国允许使用的天然色素主要包括番茄红素、辣椒红、姜黄素、紫胶红、胭脂虫红、红曲红等 40 多种。

合成色素主要是指用人工方法从煤焦油中制取，或以苯、甲苯、萘等芳香烃化合物为原料合成的有机色素，故又称为煤焦油色素或苯胺色素。具有性质稳定、着色力强、可任意调色、成本低廉、使用方便等优点。我国允许使用的合成色素主要包括苋菜红、胭脂红、赤鲜红（樱桃红）、新红、诱惑红、柠檬黄、日落黄、亮蓝、靛蓝、叶绿素铜钠和二氧化钛等。

4）发色剂

发色剂又称护色剂，是指能与食品中某些物质发生反应，从而呈现出良好色泽的物质。我国允许使用的有硝酸钠（钾）、亚硝酸钠（钾）、D- 异抗坏血酸及其钠盐、葡萄糖酸亚铁等。

常用的肉类食品护色剂是硝酸盐、亚硝酸盐。硝酸盐在细菌作用下还原成亚硝酸盐，并在酸性条件下分解为亚硝酸，进而转变成一氧化氮，与肌红蛋白或高铁肌红蛋白发生反应后，生成鲜红的亚硝基肌红蛋白，经加热或烟熏处理，转变为稳定的一氧化氮亚铁血色原，从而使肉类食物呈现出良好的色泽。

当人体过量摄入亚硝酸盐时，正常的血红蛋白会变成高铁血红蛋白，失去携氧能力，导致组织缺氧，引起发绀症（皮肤和粘膜呈青紫色）。此外，亚硝酸盐还是强致癌物亚硝基化合物的前体。

5）甜味剂

甜味剂是指赋予食品甜味的物质。

我国允许使用的天然甜味剂包括糖醇类、甜叶菊苷、罗汉果甜苷等，人工合成甜味剂包括糖精钠、阿斯巴甜、安赛蜜等。

常见的糖醇类甜味剂有木糖醇、山梨糖醇、麦芽糖醇、甘露糖醇等，可由相应的糖加氢制得，甜味与蔗糖近似，其特点是能量低、黏度低，代谢途径与胰岛素无关，不会引起血糖升高，故常用作糖尿病、肥胖症病人的甜味剂，并具有防龋齿的作用。我国规定糖醇类甜味剂可按生产需要适量使用。

甜菊甙是从天然植物甜叶菊中提取出来的一种糖苷，属于天然无异味的高甜度甜味剂，甜度约为蔗糖的 300 倍，能量仅为蔗糖的 1/300，通常被视为是一种可替代蔗糖的理想甜味剂。在食用时间较长的国家，如巴拉圭、日本，均未见不良副作用报道。

糖精钠是世界各国广泛使用的甜味剂，味感不如蔗糖鲜美，甜度约为蔗糖的 300～500 倍，糖精钠在体内不被分解，不被利用，大部分随尿排出而不损伤肾功能，因此一般认为无害，但用量过大时有金属苦味。

阿斯巴甜是一种二肽衍生物，味感与蔗糖相似，甜度约为蔗糖的 100～200 倍，对血糖没有影响。市场上以低糖低热量为卖点的零度可乐，使用的就是阿斯巴甜。阿斯巴甜在体内代谢产物为天冬氨酸、苯丙氨酸和甲醇，故不能用于苯丙酮酸尿症病人，要求在食品标签上标明"苯丙酮尿患者不宜使用"。

【知识链接】

正视食品添加剂的安全性

食品添加剂有着悠久的使用历史。由于能改善食品品质和档次，产生较好的经济效益和社会效益，其种类日益增多，使用范围不断扩大，被誉为现代食品工业的灵魂。但苏丹红、三聚氰胺、瘦肉精等食品安全事件的曝光，引发了人们对食品添加剂安全性的质疑和误解。

人们越来越重视食品安全，各国均加强了对食品添加剂的管理。我国规定了食品添加剂的使用原则、允许使用的食品添加剂品种、使用范围及最大使用量或残留量。规范使用食品添加剂通常是安全的，并不会对人体健康造成损害。苏丹红、三聚氰胺、瘦肉精等并不存在于《食品安全国家标准 食品添加剂使用标准》（GB 2760—2014），它们根本不是食品添加剂，而是违禁添加物。

【项目5小结】

本项目主要介绍了食品污染的概念、分类，对人体健康的影响以及预防措施；食品腐败变质的原因、变化、危害、预防和控制措施；食物中毒的概念、特点和分类；食品添加剂的定义和分类，使用要求与卫生要求，常见的食品添加剂的名称及作用。

通过本项目的学习，学习者应掌握如何预防食品污染，能够判断食品污染的表现，说出营养素的变化，并能指出污染后的食品对人体的危害，能提出具体可行的措施控制食品污染，可以根据所学的知识判断常见的食物中毒，能根据不同地域的特点指出常见的食物中毒种类，能运用所学知识进行简单急救，学会用国家允许使用的食品添加剂合理保存食品和提升食品价值，能够把握用量要求。

【课后作业】

一、主要概念

食品安全　食品污染　食源性疾病　食物中毒

二、基本训练

（一）填空题

1. 食品污染分为_____性污染、_____性污染和_____性污染三大类。其中，食品添加剂污染属于_____性污染。

2. 食物中毒通常分为_____、_____、_____和_____四大类。

3. 食物中毒的特点是_____、_____、_____和_____。

（二）讨论题

1. 如何预防和控制食品污染？

2. 如何预防细菌性食物中毒？

3. 常见的有毒动植物有哪些？烹调加工过程中如何去除其毒性？

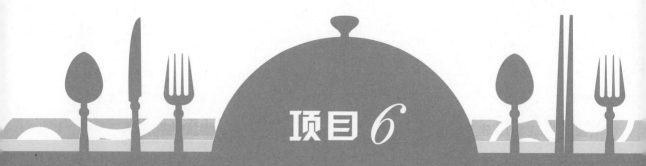

项目 6

常见食品的卫生

【项目概述】

本章主要阐述常见食品的保存要求，学习掌握各种烹饪食品原料在加工、贮存过程中可能会出现的卫生问题和预防措施；了解添加剂的种类、用量、使用原则及卫生要求，以便更好地对原料及加工进行管理。

【学习目标】

※ 知识目标

1. 了解常见食品的保存要求。

2. 熟悉各类食品可能存在的主要卫生问题。

3. 掌握食品原料及常用加工食品的卫生要求，预防污染。

※ 能力目标

1. 能够熟练阐述不同食品受污染的因素和途径。

2. 能够熟练阐述各类食品可能存在的主要卫生问题及对人体健康的影响。

3. 能够熟练阐述食品原料及常用加工食品的食品卫生要求，预防污染。

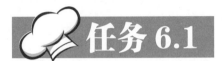 **任务6.1　植物性原料的卫生要求**

【任务目标】

1. 了解粮豆类食品受污染的因素和途径。

2. 了解蔬菜、水果类食品受污染的因素和途径。

3. 掌握粮豆类食品卫生要求，预防污染。

4. 掌握蔬菜、水果类食品卫生要求，预防污染。

【引例】

广东省"毒大米"事件

2000 年 12 月初，广东省江门市一户人家因食物中毒住进医院。一家五口人在饭后出现了不同程度的腹泻、头晕等中毒症状。经市卫生防疫部门检验，他们中毒的原因是吃了有毒大米。其后广东省各地相继发现有毒大米，一时间"毒大米"事件愈演愈烈，在全国多地也发现了类似的"毒大米"。

经质量技术监督部门鉴定，这些有毒大米掺入了工业基础油。工业基础油中含多种有害物质，食用后可导致急性中毒、严重腹泻、昏迷等症状，严重影响儿童发育，增加老年人患老年痴呆症的可能性。

"毒大米"引起了国家的高度重视，有关部门对"毒大米"的源头及售货去向进行了彻查，涉案嫌疑人均被抓获。

6.1.1 粮豆类食品卫生

作为我国人民的主食，粮豆类原料不仅是热量的主要来源，也是蛋白质、脂肪、维生素以及无机盐的重要来源。粮豆类原料经加工、烹调后又可制成各种各样的食品，供人们食用，所以预防、解决其卫生问题有着重要的意义。

1）粮豆类主要卫生问题

粮豆类原料的卫生问题主要是微生物污染、化学性有毒物质污染、仓储害虫污染、其他污染等。

（1）微生物污染

微生物污染主要指真菌和真菌毒素污染。粮豆类在农田生长期、收获及贮藏过程中的各个环节均可受到真菌污染。当环境湿度较大、温度增高时，真菌易在粮豆中生长繁殖并使粮豆发生霉变，不仅使粮豆的感官性状改变，降低和损害其营养价值，而且还可能产生相应的真菌毒素，对人体健康造成危害。常见的污染粮豆的真菌有曲霉、青霉、毛霉、根霉和镰刀菌等。

（2）化学性有毒物质污染

粮豆中农药残留来自防治病虫害和除草时直接施用的农药和通过水、空气、土壤等途径污染环境的农药残留物。我国目前使用的农药80%～90%为有机磷农药。有毒有害物质的污染主要是汞、镉、砷、铅、铬、酚和氰化物等，主要由未经处理或处理不彻底的工业废水和生活污水对农田、菜地的灌溉造成。一般情况下，污水中的有害有机成分经过生物、物理及化学方法处理后可减少甚至消除，但以金属毒物为主的无机有害成分或中间产物难以去除。

（3）仓储害虫污染

我国常见的仓储害虫有甲虫（大谷盗、米象、谷蠹和黑粉虫等）、螨虫（粉螨）及蛾类（螟蛾）等50余种。当仓库温度18～21℃、相对湿度在65%以上时，适于虫卵孵化及害虫繁殖；当仓库温度在10℃以下时，害虫活动减少。仓储害虫在原粮、半成品粮豆上都能生长，受污染的粮豆的食用价值将降低或失去。

（4）其他污染

其他污染包括无机夹杂物和有毒种子的污染，其中泥土、砂石和金属是粮豆中的主要无机夹杂物，来自田园、晒场、农具和加工机械等，这些夹杂物不但影响粮豆的感官性状，而且可能损伤牙齿和胃肠道组织。麦角、毒麦、麦仙翁籽、槐籽、毛果洋茉莉籽、曼陀罗籽、苍耳子等均是粮豆在农田生长期和收割时可能混杂的有毒植物种子。

（5）掺伪

粮食的掺伪有以下几种：

①为了掩盖霉变，将霉变米、陈米掺入正常大米中；将陈小米洗后染色冒充新小米。这类粮食煮食后有苦辣味或霉味。

②为了增白而掺入有毒物质。如在米粉和粉丝中加入有毒的荧光增白剂；在面粉中掺入滑石粉、太白粉、石膏；在面制品中掺入禁用的吊白块等。

③以次充好，如在粮食中掺入砂石；糯米中掺入大米；藕粉中掺入薯干淀粉等。以及从

面粉中抽出面筋后，将剩余部分冒充优质面粉或混入优质面粉中出售。

2）粮豆类卫生要求

（1）粮豆类卫生标准

不同品种的粮豆都具有固有的色泽及气味，有异味时应慎食，霉变的不能食用，尤其是成品粮。为了保证食用安全，我国对粮豆类食品已制定了许多卫生标准，如原粮有害物质容许量的规定见表 6.1。

表 6.1　每 1 kg 原粮中有害物质容许量

有害物质	容许量 /mg
马拉硫磷	≤ 8
氰化物（以 HCN 计）	≤ 5
氯化苦	≤ 2
二硫化碳	≤ 10
砷（以 As 计）	≤ 0.7
汞（粮食中，如加工粮）	≤ 0.02
汞（薯类中，如土豆、白薯）	≤ 0.01
六六六	≤ 0.3
DDT	≤ 0.2

豆制品含水量高，营养成分丰富，若有微生物污染，极易繁殖引起腐败变质。而目前不少豆制品生产以手工加工为主，卫生条件比较差。影响因素有生产器具、管道和操作等，只要其中有一环没有按项目卫生标准做好清洁工作，就会成为污染源头。另外，产品的保存方式也很重要，豆制品成品能够新鲜存放的时间很短，特别是夏季，如果豆制品成品不及时冷藏很快就会变质。因此，要注意做好豆腐、豆浆等豆制品的卫生管理。豆制品中使用的添加剂要按照有关规定，作为凝固剂的葡萄糖酸内酯的最大使用量为 3.0 mg/kg；消泡剂硅酮树脂使用量为 50 mg/kg。豆制品感官上的变化能反映出豆制品的新鲜程度，新鲜的豆腐块形整齐、软硬适宜、质地细嫩、有弹性，随着鲜度下降，颜色开始发暗，质地溃散，并有黄色液体析出，产品发粘、变酸并产生异味。

（2）粮豆类贮藏卫生

①控制水分。粮豆类食品的水分含量与其加工储存方式有很大的关系。合理控制水分可以有效抑制大部分微生物的生长繁殖并延长粮豆类的储存时间。

②加强库房管理。有效控制库房温度和湿度，加强防潮、防鼠、防虫和对有害有毒物品等因素的管理，做好库房的消毒和清洁工作。

6.1.2　蔬菜、水果类食品卫生

作为维生素和矿物质的主要来源，蔬菜、水果类食品，不仅含有较多的纤维素、果胶和有机酸，而且能刺激胃肠蠕动和消化液的分泌，同时还能促进人们的食欲和帮助消化，对机体有着不可估量的作用。这些蔬菜、水果类原料经加工、烹调后又可制成各种各样的食品，供人们食用，所以预防、解决其卫生问题有着重要的意义。

1）蔬菜、水果类食品的主要卫生问题

（1）微生物和寄生虫卵污染

蔬菜在栽培中会因利用人畜的粪、尿作肥料，而被肠道致病菌和寄生虫卵污染。国内外每年都有许多因生吃蔬菜而引起肠道传染病和肠寄生虫病的报道。蔬菜、水果在收获、运输和销售的过程中若卫生管理不当，也会被肠道致病菌和寄生虫卵污染。一般表皮破损严重的水果大肠杆菌检出率高，所以水果与肠道传染病的传播也有密切关系。

（2）工业废水和生活污水污染

用经处理过的工业废水和生活污水灌溉菜田可增加肥源和水源，提高蔬菜产量；还可使污水在灌溉循环中得到净化，减少对大自然水体的污染。但未经无害化处理的工业废水和生活污水灌溉，将使蔬菜受有害物质的污染。工业废水中的某些有害物质还会影响蔬菜的生长。

（3）农药残留

使用过农药的蔬菜和水果在收获后，常会有一定量的农药残留，如果残留量大将对人体产生一定危害。绿叶蔬菜尤其应该注意这个问题。我国常有生长期短的绿叶蔬菜在刚喷洒农药后就上市，结果造成多人农药中毒。

（4）腐败变质与亚硝酸盐含量

蔬菜和水果因为含有大量的水分，组织脆弱，储藏条件稍有不适，即可能腐败变质。蔬菜和水果的腐败变质，除了本身酵解的酶起作用外，主要与微生物大量生长繁殖有关。肥料和土壤中的氨氮，除大部分参与植物体内的蛋白质合成外，还有一小部分通过硝化及亚硝化作用形成硝酸盐及亚硝酸盐。正常生长情况下，蔬菜和水果中硝酸盐与亚硝酸盐的含量是很少的，但在生长时碰到干旱以及收获后环境存放或腌制方式等不恰当时，都会使硝酸盐与亚硝酸盐的含量增加。过量的硝酸盐与亚硝酸盐含量，一方面会引起作物的凋谢枯萎，另一方面被人畜食用后会引起中毒。减少蔬菜和水果中硝酸盐与亚硝酸盐含量的办法，主要是合理的田间管理和低温储藏。

2）蔬菜、水果类食品的卫生要求

（1）保持新鲜

为了避免腐败和亚硝酸盐含量过多，新鲜的蔬菜和水果最好不要长期储藏，采收后及时食用不但营养价值高，而且新鲜、适口。如果一定要贮藏的话，应剔除有外伤的蔬菜和水果并保持其外形完整，以小包装进行低温保藏。

（2）清洗消毒

为了安全食用蔬菜，既要杀灭肠道致病菌和寄生虫卵，又要防治营养素的流失，最好的方法是先在流水中清洗，然后在沸水中进行极短时间的热烫。食用水果前也应彻底洗净，最好用沸水烫或消毒水浸泡后削皮再吃。为了防止二次污染，严禁将水果削皮切开出售。

常用的药物消毒方式有：①漂白粉溶液浸泡；②高锰酸钾溶液浸泡法；③其他低毒高效消毒液等，均可按规定方法对蔬菜和水果进行消毒浸泡，应注意的是浸泡消毒后要及时用清水冲洗干净。

3）蔬菜、水果卫生标准

（1）蔬菜

优质蔬菜鲜嫩、无黄叶、无伤痕、无病虫害、无烂斑；次质蔬菜梗硬、枯黄，有少量病虫害、烂斑和空心，需挑选后才能食用；变质蔬菜严重霉变，有腐臭气味，有毒或严重虫伤、空心，不可食用。

（2）水果

优质水果表皮色泽光亮、肉质鲜嫩、清脆，有固有的清香；次质水果表皮较干，不够光泽丰满，肉质鲜嫩度差，清香味减退，略有小烂斑点，有少量的虫伤，去除腐烂、虫伤部分仍可食用；变质水果严重腐烂变味，有虫蛀，不可食用。

我国食品卫生标准规定：蔬菜、水果中汞的含量不得超过 0.01 mg/kg；六六六不得超过 0.2 mg/kg；DDT 不得超过 0.1 mg/kg。

4）蔬菜、水果的贮藏卫生

蔬菜、水果的贮藏条件对其保鲜程度有重要影响。如果贮藏时温度过高，果蔬的呼吸作用旺盛，散热多，容易产生大量的二氧化碳和水，可导致果蔬脱水、变黄甚至会使微生物繁殖加快，导致腐烂变质。当贮藏温度低于 0 ℃，果蔬细胞间液结冰，温度升高后，冰溶解流失，使果蔬易于腐烂。所以，果蔬类食品原料一般采用冷藏的存储方法。

【知识链接】

防止果蔬食用时农药摄入过多的方法

现代农业生产过程中，农药应用广泛。作为消费者，需要掌握一套本领，防止或减少农药的摄入。

下面是几种避开农药的方法。

①用清水冲洗，或用水果蔬菜专用清洗剂清洗。

②食用当季水果蔬菜。

③低价蔬果可能会增加农药用量，消费者应加强防范。

④了解经销商的信誉，选购信誉良好商家的产品。

⑤桑葚、草莓等一类水果，较易沾染农药，应首先用水果蔬菜清洗剂洗涤，再用清水冲洗。

⑥尽量选购去皮食用的水果或蔬菜，如土豆、冬瓜、苹果、梨等。

⑦如果水果、蔬菜上有农药结晶，或有浓烈刺鼻的气味，即可判断该农产品农药残留过多，尽量不要购买。

⑧部分农作物可连续多次采摘，有些生产者会反复喷药，消费者在买回家后，应仔细清洗。

为了去除果蔬上的农药残留，应根据不同食物作相应处理。

①清水浸泡法。此法常用于叶类蔬菜，如菠菜、小白菜等。将购买的叶菜先用流水冲洗，将污物及沾在菜叶上的农药冲掉，再将蔬菜浸入盆中，仍用自来水冲洗，逐步稀释农药，约半小时后，可将滞留在菜叶上的农药基本洗净。需要注意的是，不要将沾有农药的叶菜直接

浸在一盆清水中，农药结晶溶解入清水，因渗透作用会进入菜叶内，反而达不到清洗的目的。

②碱水浸泡清洗法。有机磷农药遇到碱性水便会失去毒性，葡萄、草莓均适用此法。可在每 500 mL 水中加 5~10 g 食用碱（也可用淘米水代替），将初步冲洗后的果蔬浸入盆中，15 min 后再用清水冲洗即可。

③清洗去皮法。如苹果，先用清水冲洗，再削皮后食用。蔬菜中的黄瓜、冬瓜等亦是如此。

④臭氧水浸泡法。用臭氧发生器处理过的水浸泡蔬菜和水果，不仅可以杀灭有害微生物，还可以去除残留农药。

任务 6.2　动物类原料食品的卫生要求

【任务目标】

1. 了解畜禽类食品受污染的因素和途径。
2. 了解水产类食品受污染的因素和途径。
3. 了解奶及奶制品受污染的因素和途径。
4. 掌握畜禽类食品的卫生要求，预防污染。
5. 掌握水产类食品的卫生要求，预防污染。
6. 掌握蛋类及蛋制品的卫生要求，预防污染。
7. 掌握奶及奶制品的卫生要求，预防污染。

【引例】

猪肉含有瘦肉精，网红店被判赔十倍

广州一家餐饮网红店，经监管部门抽检发现，店内冷冻猪肉中含有二代"瘦肉精"。

涉案餐饮公司因生产、销售不符合安全标准的食品，被黄埔区法院一审判处罚金 2 万元人民币，该公司两名企业负责人一审分别被判处 7 个月和 6 个月的有期徒刑，宣告缓刑。

同时，该餐饮公司还被判处支付销售价款十倍的赔偿金，共 15 872 元人民币，并在全国发行的报纸上登报向消费者赔礼道歉。此外，监管部门对该餐饮公司处以罚款约 74.8 万元人民币。

6.2.1　畜禽肉类食品的卫生

畜禽肉类食品包括牲畜、禽类的肌肉、内脏及其制品。它们是人体蛋白质、脂类、碳水化合物、无机盐和维生素等多种营养素的重要来源，且消化吸收率高，味道鲜美，营养价值

高。然而，这类食品容易受到微生物和寄生虫的污染，引起食品腐败变质，人体一旦摄入，会导致食物中毒，肠道疾病和寄生虫病等。因此，必须加强畜禽屠宰和加工卫生，才能保证广大群众的身体健康。

1）畜禽肉主要卫生问题

（1）腐败变质

肉类在加工和保藏过程中，如果卫生管理不当，往往会发生腐败变质。健康畜肉的 pH 值（5.6～6.2）较低，具有一定的抑菌能力；而病畜肉 pH 值（6.8～7.0）较高，且在宰杀前即有细菌侵入机体，而由于细菌的生长繁殖，宰杀后的病畜肉分解迅速，极易腐败变质。

（2）人畜共患传染病

对人有传染性的牲畜疾病，称为人畜共患传染病，如炭疽、布氏杆菌病和口蹄疫等。有些牲畜疾病如猪瘟、猪出血性败血症虽然不感染人，但牲畜患病后，可以继发沙门菌感染，同样可以引起人的食物中毒。

①炭疽是对人畜危害最大的传染病，病原体是炭疽杆菌。炭疽杆菌在未形成芽孢前，对外界环境的抵抗力很弱，在 550 ℃下 10～15 min 即可死亡；但形成芽孢以后，抵抗力增强，需在 140 ℃环境下经 3 min 干热或在 100 ℃环境下接触蒸气 5 min 才能杀灭。

炭疽主要是牛、羊和马等牲畜的传染病。病畜眼、耳、鼻及口腔出血，血液凝固不全，呈暗黑色沥青样。猪一般患局部炭疽，宰前一般无症状，主要病变为颌下淋巴结、咽喉淋巴结与肠系膜淋巴结剖面呈砖红色，肿胀变硬。炭疽杆菌在空气中经 6 h 即可形成芽孢，因此发现炭疽后，必须在 6 h 内立即采取措施，进行隔离消毒。发现炭疽的饲养及屠宰场所与相关设备必须用含 20% 有效氯的漂白粉澄清液进行消毒，亦可用 5% 浓度的甲醛溶液消毒。病畜死后立即就地用氢氧化钠或 5% 浓度的甲醛溶液消毒，不放血焚烧或在至少 2 m 的深坑中加生石灰掩埋。同群牲畜应立即预防注射炭疽杆菌芽孢菌苗和免疫血清，并进行隔离观察。炭疽经过病畜感染人的主要方式是皮肤接触或空气吸入，也可由被污染的食品使人感染胃肠型炭疽，屠宰人员应进行青霉素预防注射，并用 2% 浓度来苏尔液对手、衣服进行消毒，工具也应煮沸消毒。

②鼻疽是马、骡、驴比较多发的一种烈性传染病，病原体为鼻疽杆菌，可经消化道、呼吸道及损伤的皮肤和结膜感染。患鼻疽病的牲畜鼻腔、喉头和气管可见粟粒状大小结节及高低不平、边缘不齐的溃疡，肺、肝和脾有粟粒至豌豆大结节。病死牲畜的处理同炭疽病。

③口蹄疫的病原体为口蹄疫病毒。以牛、羊、猪等偶蹄兽最易感染，是高度接触性人畜共患传染病，病畜主要表现是口角流涎呈线状，口腔黏膜、齿龈、舌面和鼻翼边缘出现水泡，水泡破裂后形成烂斑；猪的蹄冠、蹄叉也会出现水泡。

凡患口蹄疫的牲畜，应立即屠宰，同群牲畜也应全部屠宰。体温升高的病畜肉、内脏应高温处理；体温正常的牲畜的去骨肉及内脏需经后熟处理才能食用。屠宰场所、工具和衣服应进行消毒。

④猪瘟、猪丹毒及猪出血性败血症是猪的常见传染病。猪丹毒可经皮肤接触传染给人；猪瘟和猪出血性败血症不感染人，但猪患病时，全身抵抗力下降，其肌肉和内脏往往伴有沙门菌继发感染，易引起人的食物中毒。

⑤囊虫病的病原体为无钩绦虫（牛）或有钩囊虫（猪）。牛、猪是绦虫的中间宿主，幼虫

在猪和牛的肌肉组织内形成囊尾蚴，多寄生在舌肌、咬肌、臀肌、深腰肌和膈肌中。受感染的猪肉一般称为"米猪肉"，肉眼可见白色、绿豆大小、半透明的水泡状包囊。人食入含有囊尾蚴的病畜肉后，会感染绦虫病，并成为绦虫的终末宿主。病畜肉凡是 40 cm 肌肉上囊尾蚴少于 3 个的，可用冷冻或盐腌法处理后再食用；4～5 个的，应采用高温处理；6 个及以上时，禁止食用，可销毁或用作工业原料。

⑥旋毛虫病的病原体是旋毛虫，多寄生在猪、狗、猫、鼠等动物体内，主要寄生在膈肌、舌肌和心肌，而以膈肌最为常见。旋毛虫包囊随病畜肉进入人体后，7 d 左右会在肠道内发育为成虫，并产生大量新幼虫钻入肠壁经血流向肌肉，移行到身体各部分，损害人体健康。患者逐渐出现恶心、呕吐、腹泻、高热、肌肉疼痛等症状。人患旋毛虫病在临床诊断和治疗上均比较困难，故必须加强肉类食品的卫生管理。取病畜两侧膈肌角各一块，重约 20 g，分剪成 24 个肉块，在低倍镜下观察，24 个检样中旋毛虫不超过 5 个时，肉可以经高温处理后食用，超过 5 个时则销毁或作工业原料，脂肪可炼食用油。

⑦结核由结核杆菌引起，牛、羊、猪和家禽等均可感染，牛型和禽型结核杆菌可传染给人。患畜全身消瘦，贫血、咳嗽、呼吸音粗糙，颌下、乳房及其他体表淋巴结肿大变硬，局部病灶有大小不一的结节，呈半透明或白色，也可呈干酪样钙化或化脓等。如结核杆菌侵犯淋巴结，可见肿大化脓，切面呈干酪样。患全身性结核时，脏器及表面淋巴结可同时呈现病变。病畜肉处理时，全身性结核且消瘦的病畜全部销毁，不消瘦者则切除销毁病变部分，其余部分经高温处理后食用。个别淋巴结或脏器有结核病变时，局部废弃，其他部位仍可食用。

（3）宰前死因不明

首先应检查畜肉是否放过血，放过血是活宰，未放过血则为死畜肉。死畜肉的特点是肉色暗红，肌肉间毛细血管淤血，切开肌肉用刀背按压，可见暗紫色淤血溢出。死畜肉来自病死、中毒或外伤死亡牲畜，如为一般疾病或外伤死亡，又未发生腐败变质的，可经高温处理后食用；如为人畜共患疾病，则不应轻易食用；死因不明的畜肉，一律不得食用。

（4）药物残留

动物用药包括抗生素、抗寄生虫药、激素及生长促进剂等。常见的抗生素类有内酰胺类（青霉素、头孢菌素）、氨基糖苷类（庆大霉素、卡那霉素、链霉素、新霉素）、四环素类（土霉素、金霉素、四环素、多西环素）、大环内酯类（红霉素、螺旋霉素）、多肽类（黏菌素、杆菌肽）以及氯霉素、新生霉素等；合成的抗生素有磺胺类、喹啉类、呋喃唑酮、抗原虫药；天然型激素有雌二醇、黄体酮；抗寄生虫药有苯异咪唑类等。

畜禽的治疗一般用药量大，持续时间短；而饲料中的添加用药则量少，但持续时间长。两者都可能会在畜禽肉体中残留，或致中毒，或使病菌耐药性增强，危害人体健康。世界卫生组织于 1969 年建议各国对动物性食品中抗生素残留量提出标准。我国已制定畜禽肉中土霉素、四环素、金霉素残留量标准和畜禽肉中己烯雌酚的测定方法。

（5）使用违禁饲料添加剂

常见的有给老牛注射番木瓜酶以促进肌纤维的软化，冒充小牛肉高价出售；给圈养的鸡投喂砷饲料，使鸡皮发黄冒充放养鸡高价出售；给畜肉注水以加大重量等。

2）肉类食品的卫生要求

在我国食品卫生标准中，鲜猪肉、鲜羊肉、鲜牛肉、鲜兔肉、鲜禽类以及各类肉制品均有卫生标准。鲜猪肉卫生标准（感官指标）见表 6.2，鲜禽肉卫生标准（感官指标）见表 6.3，鲜猪肉卫生指标（理化指标）见表 6.4。

表 6.2 鲜猪肉卫生标准（感官指标）

项目	新鲜肉	次鲜肉	变质肉(不能食用)
色泽	肌肉有光泽,红色均匀,脂肪洁白	肉色稍暗,脂肪缺乏光泽	肌肉无泽,脂肪灰绿色
黏度	外表微干或微湿润,不粘手	外表干燥或粘手,新切面湿润	外表极度干燥,新切面发黏
弹性	指压后的凹陷立即恢复	指压后的凹陷恢复慢或不能完全恢复	指压后的凹陷不能恢复,留有明显痕迹
气味	具有新鲜猪肉的正常气味	有氨味或酸味	有臭味
肉汤	透明澄清,脂肪团聚于表面,有香味	稍有浑浊,脂肪呈小滴浮于表面,无鲜味	浑浊,有黄色絮状物,脂肪极少浮于表面,有臭味

表 6.3 鲜禽肉卫生标准（感官指标）

项目	新鲜肉	次鲜肉	变质肉(不能食用)
眼球	眼球饱满	眼球皱缩凹陷,晶体稍浑浊	眼球干缩凹陷,晶体浑浊
色泽	皮肤有光泽,呈淡黄、淡红、灰白或灰黑色,肌肉切面有光泽	皮肤色泽转暗,肌肉切面有光泽	体表无光泽,头颈部常带暗褐色,肌肉松软,呈暗红色,光泽淡绿色或灰色
黏度	外表微干或湿润,不粘手	外表干燥或粘手,新切面湿润	外表干燥或粘手,新切面发黏
弹性	指压后凹陷立即恢复	指压后凹陷恢复慢且不能完全恢复	指压后凹陷不能恢复,留有明显压痕
气味	具有禽肉固有香味	腹腔内有轻度不快味	体表和腹腔均有不快味
肉汤	透明清澈,脂肪团浮于表面具有特有香味	稍有浑浊,脂肪小滴浮于表面,香味差	浑浊,有白色或黄色絮状物,并有腥臭味

表 6.4 鲜猪肉卫生指标（理化指标）

指　标		标　准
挥发性盐基氮／（mg/100 g）	新鲜肉	<15
	次鲜肉	15～30
	变质肉	>30
汞／（mg/kg）		<0.05
六六六／（mg/kg）	肥瘦肉(鲜重)	<0.5
	纯鲜肉(脂肪)	<4
DDT／（mg/kg）	肥瘦肉(鲜重)	<0.5
	纯肥肉(脂肪)	<2

6.2.2 水产类食品的卫生

水产品是鱼、虾、蟹和贝类等的统称，以鱼类为主。水产品营养丰富，味道鲜美，易于消化吸收，是良好的烹饪原料。水产品含水量高，肉质细嫩，适宜细菌的生长繁殖。水产品体内的酶活性强，不饱和脂肪酸含量高，因此更容易腐败变质。另外，水产品能传染某些人畜共患疾病，有些自身还含有毒素，所以必须注意水产品原料的卫生质量问题。

1）水产类食品主要卫生问题

（1）腐败变质

活鱼的肉一般是无菌的，但鱼的体表、鳃及肠道中均含有一定量的细菌。当鱼体开始腐败时，体表层的黏液蛋白被细菌酶分解，浑浊并有臭味；表皮结缔组织被分解，会致使鱼鳞易于脱落；眼球周围组织被分解，会使眼球下陷、浑浊无光；鳃部则在细菌的作用下由鲜红变成暗褐色并带有臭味；肠内细菌大量繁殖产气，使腹部膨胀，肛门膨出；最后肌肉与鱼骨脱离，发生严重的腐败变质。

（2）寄生虫病

食用被寄生虫感染的水产品会引起寄生虫病。在我国主要有华支睾吸虫（肝吸虫）及卫氏并殖吸虫（肺吸虫）两种。预防华支睾吸虫应当采取治疗病人、管理粪便、不用新鲜粪便喂鱼，不吃鱼生粥等综合措施；预防卫氏并殖吸虫病最好的方法是加强宣传不吃鱼生、生蟹、生泥螺，石蟹或蝲蛄要彻底煮熟方可食用。

（3）工业废水污染

工业废水中的有害物质未经处理排入江河、湖泊，污染水体进而污染水产品，食用后可引起中毒。选购时尽量避免来自严重污染地区的产品。近年来国外有鱼类等水产品受放射性污染的报告，亦应引起重视。

2）水产品的卫生标准

我国食品卫生标准对各类水产食品均有规定。鱼类、虾类、蟹类、贝类的卫生标准见表6.5 至表6.8。

表 6.5 鱼类卫生标准（感官指标）

部 位	新鲜鱼	次鲜鱼
体表	鳃色鲜红,鳃丝清晰;体表有透明黏液,有光泽,鱼鳞紧贴完整;腹部完整不膨胀	鳃呈褐色至灰白色,有浑浊黏液,体表黏液污秽,鳞无光泽易脱落;腹部不完整,膨胀破裂或凹下
眼球	眼球饱满,角膜透明	眼球塌陷,角膜混浊
弹性	肌肉有弹性,肌肉横断面有光泽	肌肉松软无弹性,易与骨刺分离
气味	无异味	有异味

表 6.6 虾类卫生标准（感官指标）

部 位	鲜 虾	不新鲜虾
体表	体形完整,外壳光亮,半透明弹性头胸节与腹节紧连甲壳紧密附着虾体	外壳浑浊,失去光泽,体表有黏液,触感滑腻,甲壳和虾体分离,从头部起逐渐发红,头脚易脱落

续表

部 位	鲜 虾	不新鲜虾
弹性	肉质精密,有弹性	肉质柔软,无弹性
气味	气味正常	有氨臭味

表 6.7 蟹类卫生标准（感官指标）

部 位	鲜 蟹	不新鲜蟹
体表	蟹壳纹理清楚用手指夹持背腹,两面平置,脚爪伸直不下垂	蟹壳纹理不清
弹性	肉质坚实	蟹脚下垂并易脱落
气味	气味正常	体轻有异味

表 6.8 贝类卫生标准（感官指标）

新鲜贝类	不新鲜贝类
体大质肥,颜色新鲜有光泽,受刺激时贝壳紧闭,两贝壳相撞时发出实响	色泽暗淡,贝壳易张开,两贝壳破缺或相撞时发出空响,壳揭开后水汁混浊而略带微黄色

我国水产品卫生管理办法还对供食用的其他水产品有如下规定。

①黄鳝、甲鱼、乌龟、河蟹、青蟹、小蟹、各种贝类等,已死亡者均不得鲜售和加工。

②含有自然毒素的水产品:鲨鱼、鲅鱼、旗鱼必须除去肝脏,鳇鱼应去除肝、卵,河豚鱼有剧毒,不得流入市场。

③凡青皮红肉的鱼类,如鲣鱼、参鱼、鲐鱼、金枪鱼、秋刀鱼、沙丁鱼等易分解产生大量组胺,出售时必须注意鲜度质量;凡因化学物质中毒致死的水产品均不得供食用。

④咸鱼和鱼松的卫生标准:咸鱼的原辅料应为良质鱼,食盐不得含嗜盐沙门菌,氯化钠含量应在 95% 以上。盐腌场所和咸鱼体内不得含有干酪蝇及鲣节甲虫的幼虫。制作鱼松的原料鱼质量必须得到保证,先经冲洗清洁并干蒸后,用溶剂抽去脂肪再进行加工,其水分含量为 12% ～ 16%,色泽正常、无异味。

3）水产品的储存

（1）鱼的保鲜

鱼的保鲜通常采用低温保藏或盐腌,抑制鱼体内酶的作用和微生物的生长繁殖,达到延缓僵直和自溶的目的。

①冷却:常见的有冰鲜法、冰盐混合法和海水冷却法。冰鲜法将鲜鱼放在包装容器或冰箱内,一层鱼一层冰,然后密封或包装起来,冰将新鲜鱼的体温降低到 -1 ℃左右,一般可保存 5~14 d。

②冷冻、冷藏:将鲜鱼洗涤后,装在 15 kg 或 20 kg 的铁盘内,在 -25 ℃以下速冻 18~24 h,然后贮存在 -20~-15 ℃的冷库中,湿度维持在 80% 左右,可保存半年以上。冻结前

应避免鱼体损伤，并用低于 20 ℃的水冲洗和漂洗，在 0~5 ℃预冷后低温快速冻结。

③盐腌：一般盐腌食盐用量在春季三四月份不应低于 15%，随着气温的升高，可逐步增大用盐量，但不应超过 25%。

（2）虾的保鲜

虾类冷藏要剪去虾须，冷藏时，容器里先放一层水，再撒一层盐，中心放一块冰块，然后将对虾围绕冰块直立摆 3 层，上面再盖一层冰，最后用麻袋或草袋封口。小虾直接与冰一起存放即可。

（3）蟹的保管

活蟹可放在篓或篮中，蟹腹朝下，紧密排好，宜用冰水镇静一次，以限制其活动，防止消瘦。一般不建议食用死蟹。

6.2.3 蛋类及蛋制品卫生

蛋类营养价值很高，价格相对便宜，是人们经常食用的食品。常食用的蛋类有鸡蛋、鸭蛋、鹅蛋、鸽蛋、鹌鹑蛋等，其中以鸡蛋、鸭蛋的食用最为普遍。

1）蛋类及蛋制品的主要卫生问题

（1）微生物污染

微生物可通过不健康的母禽及附着在蛋壳上而污染禽蛋。患病母禽生殖系统的杀菌能力减弱，食用含有病菌的饲料后，病原菌可通过血液循环侵入卵巢，在蛋黄形成过程中造成污染。常见的致病菌是沙门菌，如鸡白痢沙门菌、鸡伤寒沙门菌等。鸡、鸭、鹅都易受到病菌感染，特别是鸭、鹅等水禽的感染率更高。为了防止细菌感染引起的食物中毒，一般不允许用水禽蛋作为糕点原料。水禽蛋必须煮沸 10 min 以上方可食用。附着在蛋壳上的微生物主要来自禽类的生殖腔、不洁的产蛋场所及储放容器等。污染的微生物可从蛋壳上的气孔进入蛋体。常见细菌有假单胞菌属、无色杆菌属、变性杆菌属、沙门菌等 16 种之多。受污染蛋壳表面的细菌可达 400 万～ 500 万个，污染严重可达 1 亿个以上。真菌可经蛋壳的裂纹或气孔进入蛋内。常见的有分支孢霉、黄霉、曲霉、毛霉、青霉、白霉等。

微生物的污染可使禽蛋发生变质、腐败。新鲜蛋清中含有溶菌酶，有抑菌作用，一旦作用丧失，腐败菌将在适宜的条件下迅速繁殖。蛋白质在细菌蛋白水解酶的作用下，逐渐被分解，使蛋黄系带松弛和断裂，导致蛋黄移位，如果蛋黄贴在壳上称为"贴壳蛋"；随后蛋黄膜分解，使蛋黄散开，形成"散黄蛋"；如果条件继续恶化，则蛋清和蛋黄混为一体，称为"浑汤蛋"。这类变质、腐败蛋若进一步被细菌分解，蛋白质则变为蛋白胨、氨基酸、胺类和羧酸类等，某些氨基酸则分解形成硫化氢、氨和胺类化合物以及粪臭素等产物，而使禽蛋出现恶臭味。禽蛋受到真菌污染后，真菌在蛋壳内壁和蛋膜上生长繁殖，形成肉眼可见的大小不同暗色斑点，称为"黑斑蛋"。

（2）化学性污染

鲜蛋的化学性污染物主要是汞，可由空气、水和饲料等途径进入禽体内，致使蛋中汞含量超标。此外，农药、激素、抗生素以及其他化学污染物均可通过禽饲料及饮水进入母禽体内，残留于蛋中。

（3）其他卫生问题

鲜蛋可通过气孔进行内外气体交换，因此具有吸收异味的特性。如果在收购、运输、储存过程中与农药、化肥、煤油等化学物品以及蒜、葱、鱼、香烟等有异味或腐烂变质的动植物放在一起，就会使鲜蛋产生异味，影响食用。

受精的禽蛋在 25～28 ℃下开始发育，在 35 ℃时胚胎发育较快。首先在胚胎周围产生鲜红的小血圈形成血圈蛋，然后逐步发育成血筋蛋、血环蛋，若胚胎已形成则为孵化蛋，若在发育过程中胚胎死亡则形成死胚蛋。胚胎一旦发育，蛋的品质就会显著下降。

2）卫生要求

（1）蛋类感官指标

蛋壳清洁完整，灯光透视时，整个蛋呈橘黄色至橙红色，蛋黄不见或略见阴影。打开后蛋黄凸起、完整、有韧性，蛋白澄清、透明、稀稠分明，无异味。

（2）理化指标

汞含量（以 Hg 计）≤ 0.03 mg/kg。

3）鲜蛋的储存

鲜蛋的蛋壳表面有一层黏液，干燥后形成薄膜，能保护鲜蛋免受微生物侵袭，防止蛋内水分蒸发，因此取蛋时应轻拿轻放，暂时不食用的蛋不要水洗。

鲜蛋的适宜保存温度为 1～5 ℃，相对湿度为 85%～97%，可保存 5 个月。鲜蛋自冷库取出后，应先经预暖室预暖一段时间，以免蛋壳表面凝结水滴，滋生微生物。无冷藏条件可将蛋短期存放在木屑或谷糠中，并定期翻动，防止久藏引起霉变。

6.2.4　奶及奶制品的卫生

奶及奶制品营养丰富，蛋白质含量高，易于消化吸收，是人们日常生活中的重要食品。

1）奶及奶制品的主要卫生问题

奶及奶制品的主要卫生问题是微生物污染以及有毒有害物质污染。

（1）微生物污染

一般情况下，刚挤出的奶中存在的微生物可能有细球菌、八联球菌、萤光杆菌、酵母菌和真菌；如果卫生条件不好，还会有枯草杆菌、链球菌、大肠杆菌、产气杆菌等。这些微生物主要来源于乳房、空气和水，所以即使在较理想的条件下挤奶也不会是完全无菌的。但刚挤出的奶中含有溶菌酶，有抑制细菌生长的作用。保存时间与奶中存在的菌量和放置温度有关，当奶中细菌数量少，放置环境温度低，保存时间就长，反之就短。一般生奶的抑菌作用在 0 ℃下保持 48 h，5 ℃时可保持 36 h，10 ℃时可保持 24 h，25 ℃时可保持 6 h，而在 30 ℃下仅能保持 3 h。因此，奶挤出以后应及时冷却，以免微生物大量繁殖导致腐败变质。

（2）致病菌污染

①挤奶前的感染：动物感染的致病菌，主要通过乳腺进入奶中。常见的致病菌有牛型结核杆菌、布氏杆菌、口蹄疫病毒、炭疽杆菌和能引起牛乳房炎的葡萄球菌、放线菌等。

②挤奶后的污染：包括挤奶时和奶挤出后至食用前的各个环节中受到的污染。致病菌主

要来源于挤奶员的手、挤奶用具、容器、空气和水，以及畜体表面。致病菌有伤寒杆菌、副伤寒杆菌、痢疾杆菌、白喉杆菌及溶血性链球菌等。

③有毒有害物质残留：病牛使用过的抗生素，饲料中真菌的有毒代谢产物、农药残留、重金属和放射性核素等对奶的污染。

④掺伪：除掺水以外，牛奶中可能含有其他掺入物。

a. 电解质类：盐、明矾、石灰水等。这些掺伪物质，有的可以增加比重，有的可以中和牛奶的酸度以掩盖牛奶变质。

b. 非电解质类：以真溶液形式存在于水中的小分子物质，如尿素。

c. 胶体物质：一般为大分子液体，以胶体溶液、乳浊液形式存在，如米汤、豆浆等。

d. 防腐剂：如甲醛、硼酸、苯甲酸、水杨酸等，少数人为掺入的青霉素等抗生素等。

e. 其他杂质：掺水后为保持牛奶表面活性而掺入洗衣粉，也有掺入白硅粉、白陶土的，更严重的是掺入污水和病牛奶。

2) 卫生要求

（1）消毒奶

消毒牛奶的卫生质量应符合巴氏杀菌乳的国家标准。

①感官指标：色泽为均匀一致的乳白或微黄色，具有乳固有的滋味和气味，无异味，无沉淀，无凝块，无黏稠物的均匀液体。

②理化指标：脂肪含量≥3.1%，蛋白质含量≥2.9%，非脂固体含量≥8.1%，杂质度含量≤2 mg/kg，酸度（°T）≤18.0。

③卫生检验：硝酸盐含量（以 $NaNO_3$ 计）≤11.0 mg/kg，亚硝酸盐含量（以 $NaNO_2$ 计）≤0.2 mg/kg，黄曲霉毒素（Ml）含量≤0.5 g/kg，菌落总数≤30 000 CFU/mL，大肠菌群 MPn≤90 个/100 mL，致病菌不得检出。

（2）奶制品

奶制品包括炼乳、各种奶粉、酸奶、复合奶、奶酪和含奶饮料等。各种奶制品均应符合相应的卫生标准。如乳和乳制品管理办法规定，在乳汁中不得掺水和加入其他任何物质；乳制品使用的添加剂应符合国家标准，用作酸奶的菌种应纯良、无害；乳制品包装必须严密完整，乳品商标必须与内容相符，必须注明品名、厂名、生产日期、批量、保存期限及食用方法。

①全脂奶粉的感官性状应为浅黄色、具纯正乳香味、干燥均匀的粉末，经搅拌可迅速溶于水中不结块。全脂乳粉卫生质量应符合国家标准。凡有苦味、腐败味、霉味、化学药品和石油等气味时禁止食用，作废弃品处理。

②炼乳为乳白色或微黄色、有光泽、具有牛乳滋味、质地均匀、黏度适中的黏稠液体。酸度（°T）≤48，铅≤0.5 mg/kg、铜≤4 mg/kg、锡≤10 mg/kg。其他理化及微生物指标应符合国家标准。凡具有苦味、腐败味、霉味、化学药品和石油等气味或胀罐的炼乳应作废弃品处理。

③酸奶是以牛奶为原料添加适量砂糖，经巴氏杀菌和冷却后加入纯乳酸菌发酵剂，保温发酵而制成的产品。酸奶呈乳白色或略显微黄色，具有纯正的乳酸味，凝块均匀细腻，无气泡，允许少量乳清析出。制果味酸奶时允许加入各种果汁，加入的香料应符合食品添加剂使

用卫生标准的规定。酸牛奶在出售前应贮存在 2 ～ 8 ℃的仓库或冰箱内，贮存时间不应超过 72 h。当酸奶表面生霉、有气泡和有大量乳清析出时不得出售和食用。其他理化微生物等指标也应符合国家卫生标准。

④正常奶油为均匀一致的乳白色或浅黄色，组织状态柔软、细腻，无孔隙和无析水现象，具有奶油的纯香味。凡有霉斑、腐败、异味（苦味、金属味、鱼腥味等）的作废品处理。其他理化指标微生物等指标应符合奶油的国家卫生标准。

【知识链接】

土鸡蛋更健康更安全吗？

土鸡蛋和笼养鸡的鸡蛋相比，营养价值上没有很大差异，很难说孰优孰劣。不同饲养环境并不会显著影响鸡蛋中维生素 A 及维生素 E 的含量，这两种蛋的胆固醇含量也没有差异。

从安全性来说，土鸡蛋也并非更安全，由于土鸡散养环境存在不确定性，受环境污染和感染病菌的风险反而较大。

检测土鸡蛋中的沙门氏菌和大肠杆菌，结果显示，土鸡蛋的蛋黄、蛋清都有被污染的问题存在，这是因为土鸡饲养、土鸡蛋收集等环节都可能被致病菌污染。

测量两种鸡蛋中的二噁英含量，结果发现，散养鸡蛋中的二噁英含量是笼养鸡蛋的 5.7 倍。虽然绝对含量尚在可接受范围之内，不过"散养鸡蛋比笼养鸡蛋污染物高"的这个事实值得关注。

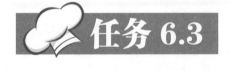
任务 6.3　调味品、食用油脂和其他食品的卫生要求

【任务目标】

1. 了解食用油脂的卫生要求
2. 了解其他食品的卫生要求

【引例】

调味品过期，福州炸鸡店被罚

2019 年 5 月 15 日，福建省福州市市场监管局通报了一起使用过期食品原料案，福州市长乐区某炸鸡店使用的 6 种炸鸡调味品全都是过期食品。

经查，这家炸鸡店在采购食品原料时，未查验供货者的许可证和食品出厂检验合格证或者其他合格证明，未建立食品进货查验记录制度。至案发之日，该店使用超过保质期的食品原料生产食品，货值金额共计人民币 1 388.97 元，违法所得共计人民币 1 047.80 元。鉴于该店系首次违法，改正及时，且危害后果轻微，长乐区市场监管局依据有关规定，责令该店改正上述行为，予以警告，没收上述被依法扣押的过期调味品及违法所得人民币 1 047.80 元，处以罚款 5 万元人民币。

6.3.1　调味品

调味品是指在烹饪过程中，加入后能起到调节食品的色、香、味作用的物品。调味品的品种很多，主要有天然调味品、粉末状调味品、油状调味品、酿造调味品等四大类。常用的调味品有盐、酱油、醋、糖、味精等。

调味品是盐的重要来源，钠是细胞间液的重要成分，对维持体内酸碱平衡、组织间的渗透及肌肉神经兴奋性等有重要作用，当人体缺盐时，会出现全身无力、头痛、目晕、肌肉痉挛疼痛等症状；若长期过多摄入钠盐会导致高血压及视网膜模糊等，一般认为正常成人食盐推荐摄入量为 4~7 g/d。

盐有 4 种来源，包括海盐、湖盐、井盐及矿盐。海盐又包括原盐、洗粉盐、精制盐。我国食用盐以原盐为主，大中城市食用精制盐和洗粉盐较多。海盐占我国食盐总产量的 75%~80%，我国河北、山东、江苏、浙江、广东、福建等地是海盐的主产区。湖盐是我国内蒙古、陕西、甘肃、宁夏、青海、新疆等地居民的主要食用盐，一般可不经加工直接食用。井盐、矿盐是我国湖北、云南、四川等地居民的主要食用盐。

1）食盐

（1）食盐的主要卫生问题

食盐的主要卫生问题是井盐、矿盐的杂质及精制盐、强化盐的添加剂问题。我国矿盐中硫酸钠含量较高，使食盐有苦涩味道，并影响食物的消化吸收，应经脱硝法去除；矿盐、井盐含有可溶性钡盐，钡盐是肌肉毒素，短时间大量摄入将引起急性中毒导致死亡，长期少量摄入将引起慢性中毒，临床表现为全身麻木刺痛、四肢乏力，严重者可出现弛缓性瘫痪；另外有些地区的矿盐、井盐中含氟较多。食盐卫生标准规定钡含量不超过 20 mg/kg，矿盐中氟含量不超过 5 mg/kg。另外应注意精制盐中抗结剂亚铁氰化钾的使用量及碘强化盐中碘化钾的纯度、用量问题。

（2）食盐的卫生学检验指标

①良好的食盐为干燥白色的结晶，无臭味，有纯咸味。

②食盐中水分和水不溶物应在规定的界限以内。

③食盐中应含有一定的碘、钙、镁及硫酸盐等不纯物，但含量不可多。

④食盐中不得检出有害重金属。

（3）食用粗盐更有益于健康

食盐的主要成分是氯化钠，氯化钠能促进渗透作用，如食物经过消化变为可溶液体后，必须有足够的浓度，才能通过各种细胞膜渗透到血液中，从而将其中的养分送往人体各部组织。粗盐含氯化钠 85%～90%，精盐含 90% 以上。粗盐氯化钠含量虽比精盐含少一些，但还含有钙、铁、钾、碘、镁的微量化合物。这些化合物都是人体必需的物质。日常饮食中使用粗盐，对身体健康是有好处的。

（4）食用农盐的害处

食盐是经过国家检查验收的，符合食用标准，而农盐因为是作肥料，杂质和污秽较多，故不符合食用标准。食盐氧化钠含量在 90% 以上，而农盐中氯化钠含量在 60% 以下，且含有很多杂质，人们食用这种盐会损害身体健康。

2）酱油

（1）酱油的主要卫生问题

酱油类可作为烹调的佐料或直接生食，酱油中的微生物污染直接关系到人体健康。酱油中常带有大量细菌，甚至条件致病菌或致病菌。微生物污染的酱油，含氮物质将被分解，糖被发酵成有机酸，产品质量下降。温度较高的夏秋季，产膜性酵母污染会使酱油表面生成一层白膜，使酱油失去食用价值；在细菌污染的同时可能引起相应的肠道传染病或食物中毒。

（2）酱油的卫生学评价

①酱油应该有习惯上认为良质的正常外观、色泽、气味和滋味。

②酱油不应该有微生物活动引起的败坏现象。

③制造化学酱油中被水解的含蛋白质原料应为在经验上、实践上认为可食用的无毒物质，并应保证新鲜，不发霉或腐败变质。

④酱油的密度、盐分、总固体、总氮及氨基酸态氮量应不低于标准中规定。

⑤酱油中酸度、胺盐及重金属含量应在标准规定的界限数以内。

⑥酱油中不得使用有害防腐剂，若加入苯甲酸或其钠盐，含量应不超过 0.1%。

⑦有大肠杆菌检出的酱油，如感官性状无改变，应经煮沸后再作调味用。

（3）酱的卫生

酱可经加热食用或作为烹调的佐料，有时可不经加热直接食用。因此酱中不得带有肠道致病菌。为防止酱被污染，对其发酵及存贮容器须进行严格的洗刷和消毒。专用的缸、桶、罐等容器和发酵簸、盘等均应及时洗刷。晒酱胚的场所和酱缸周围，应采取有效的灭蛹措施，如换土、盖土，加石灰或六六六等。生产车间必须备有防尘、防蝇、防鼠设备。酱的总酸含量以乳酸计不得超过 2%，黄酱的食盐含量不得低于 12%。酱中的铅、砷、黄曲霉毒素含量要求和酱油相同。

（4）选购优质酱油

具有正常酿造酱油的色泽、气味和滋味，无不良气味，不得有酸、苦、涩等异味和霉味，不混浊，无沉淀，无霉花浮膜。一般优质酱油的颜色应是红褐色或棕褐色，有光泽不发乌，体态澄清，无沉淀物和霉花浮膜，闻之有酱香和酯香气，无其他不良气味，尝时应甜咸适口，味鲜醇厚、柔和，不得有苦、酸、涩等异味。反之则是劣质酱油。鉴别酱油质量的优劣，以看酱油色浓不浓为标准是不准确的。因为酱色浓不浓是加糖色多少而定的。糖色加多了，对人体健康没有多大好处。

（5）防止酱油生霉花

酱油生霉花主要是酱油本身的营养丰富，容易滋长微生物。当室温超过了 15 ℃，不怕高盐环境的"产膜性酵母菌"落到酱油内，很快就会发芽生长，在酱油表明形成一层白膜，应用下列方法防止：

①容器消毒。用来盛装酱油的容器，必须用开水烫洗干净。较大的容器在里面点燃硫磺烟熏，密闭熏一天即可。

②加防腐剂。用于酱油的防腐剂有四氯对醌，水杨酰基，邻甲苯胺、苯甲酸钠等。前三种防腐剂每 100 kg 酱油中只需 1 g 就可收效；而苯甲酸钠每 50 kg 需 25 ～ 50 g。

③添加食盐。市场上出售的普通酱油，含盐量约为 8% ～ 20%。天气火热时可适当加盐，增加防腐能力。当酱油含盐量为 24% 时，可以长时间不生霉花。

④每天早晨用木棍在酱油缸里搅动一次，可以防止霉花产生。

⑤库房温度要低，并早晚通风。

⑥家庭存放酱油，瓶子必须先经沸水烫过再使用，并在酱油瓶中加少许芝麻油或烧熟的花生油，让油面连成一片，使酱油与空气隔离，并且存放在阴凉处，可以防止生霉花。

⑦在酱油里放上生姜、葱、蒜、花椒、辣椒或桂皮，可以起到防止生霉的作用。添加数量，如果生姜等是新鲜的，加 5% 左右；干料则加 1% 左右。一般 1 kg 酱油放 50 g 葱或蒜的细块。生姜等本身既是蔬菜又是调味料，所以用量不受严格限制，可以根据每个人的口味来选择品种和增减用量。生姜等放进酱油瓶以后，瓶盖要盖严，以防植物杀菌素挥发。

⑧酱油生了霉花，可用干净的纱布过滤，然后加热至 80 ℃，维持 20 ～ 30 min 后，经冷却再倒入瓶中。

3）醋

（1）食醋的卫生问题

食醋含有 3% ～ 5% 的醋酸，有芳香气味。食醋中不能含有游离矿酸（无机酸），食醋不应与金属容器接触。食醋中含铅量不得超过 1 mg/L，砷含量不得超过 0.5 mg/L，黄曲霉含量不得超过 5 ug/kg。人工合成醋是用食用冰醋酸稀释制成，但冰醋酸具有一定的腐蚀作用，故规定含成醋中醋酸含量为 3% ～ 4%，其他卫生要求与食醋相同。制造食醋时，应遵守卫生规定，所有用具应在使用前刷洗干净，保持清洁，防止生霉，避免醋鳗或醋虱产生。发酵中或发酵后的醋中，如发现醋鳗或醋虱，可将醋在 72 ℃下加热数分钟，然后过滤去除。

（2）对食醋的卫生学评价

①因醋鳗而混浊及生霉的醋均属不良，不宜食用。

②食醋中不可含有辛味物及游离矿酸。

③醋中不得加入除焦糖以外的任何色素。

④醋中不得检出有害防腐剂，如必须加入苯甲酸或其钠盐时，用量应不超过 0.1%。

⑤醋中重金属含量必须在标准规定的界限数以内。

⑥具有正常酿造食醋的色泽、气味和滋味，不涩，无其他不良气味和异味，不混浊，无悬浮物垢及沉淀物，无霉花浮膜，无醋鳗。

（3）食醋在烹调中的作用

质量好的醋，酸而味甜，带有香味，既是调味佳品，又是良好的酸性健胃剂，有增强食欲、帮助消化的作用。烧菜时加醋，可以促进钙、磷、铁等成分的溶解，从而被人体吸收利用。烧鱼时加醋可去除腥味，使鱼骨中的钙、磷溶解出来，提高食物的营养价值；烧牛羊肉等食物时加醋，肉质就容易软烂；炖肉或排骨时放醋，可使肉骨易炖易熟；煮甜粥时加醋，会使甜粥更甜；易于变质发馊的荤食品在烹调时加醋，会比较容易保存。

4）糖

（1）分类

食糖按颜色可分为白糖、红糖和黄砂糖。它们在外观上的明显区别是颜色不同。食糖颜色的深浅反映了制糖过程中除杂脱色的程度和产品质量的高低。

按经营习惯则可分为白砂糖、绵白糖、赤砂糖、红糖、方糖、冰糖及进口原糖等。各种糖的特点如下。

①白砂糖色泽洁白发亮，颗粒大如砂粒，晶粒均匀整齐，糖质坚硬，松散干燥，滋味纯正，无杂味，杂质、还原糖含量极少，是食糖中含蔗糖最多、纯度最高的品种，也是较易贮存的一种食糖。近年来由原糖再加工的精制白砂糖，色泽更加白净，灭菌程度高，包装严密，适宜直接食用。

②绵白糖简称绵糖。色泽雪白，颗粒细小，质地绵软、潮润，入口或入水溶化快，溶解于清洁的水中时为清晰透明的糖水溶液，不带杂质，在食用上比较方便，但在经营过程中，不易保管。

③赤砂糖也称红糖。这是机制糖生产中的三号糖。由于不经过洗蜜环节，表面附着糖蜜较多，不仅还原糖含量高，而且非糖的成分如色表、胶质等含量也较高。所以赤砂糖的色泽较深暗，并深浅不一，有红褐、黄褐、青褐、赤红等，晶粒较大，食用时有糖蜜味，有时还有焦苦味，水分、杂质和还原糖含量较多。干燥易结块，潮湿易溶化、流卤，不易保管。

④红糖是用手工制成的一种土糖，呈粉末状时称红糖粉。肉眼看不到红糖的蔗糖晶粒，颜色有金黄、淡黄、枣红、赤红等。口味纯正，具有甘蔗的清香味，颜色金黄，色泽鲜明呈粉末状，干燥松散，很少有结团现象的红糖质量最好。甜度与赤砂糖大体相仿，其质量并不低于赤砂糖。但因水分、杂质和还原糖含量较多，加上色泽深，晶粒细，易吸潮溶化，故不宜长期储存。

⑤方糖是以白砂糖为原料，经过磨细、潮湿、压制、干燥而成的砂糖再制品。形状呈正六面体，表面平整，没有裂纹、缺边、断角，没有突起砂粒，颜色洁白、美观，富有光泽，品质纯净，溶解速度快，糖液清晰透明无杂质，口味清甜无异味。主要用于饮料增甜，如饮用牛奶、咖啡、红茶时加入适量方糖，取用方便，便于携带。

⑥冰糖是白砂糖的再制品，以白砂糖为原料，经过加水溶解、除杂、清汁、蒸发浓缩慢冷却结晶而成，因晶形如冰，故称冰糖。它的色泽有白色、微黄、微红或深红之分，有透明的，也有半透明的。质量以纯净透明者为佳。冰糖少杂质，味清甜，除供应食品、医药工业需要外，一般消费者在冬令期间用作滋补性食品。近年来，市场上出现了一种单晶体冰糖，它是以冰糖的碎块作为原料，经过滤、除杂，在真空结晶缸中制成的单晶体冰糖，或称"机制冰糖"。这种冰糖块形完整，个粒均匀，结晶组织严密，不易破碎，杂质极少，甜味纯正，外表美观，便于保管。

⑦进口原糖也叫粗糖，是国外生产的未经洗蜜的一种半成品糖，可用于工业或复制生产。如供民用，可加工成精制白砂糖或改绵糖。目前，我国进口的原糖，主要来自古巴、巴西、澳大利亚等国。进口白砂糖，目前主要来自西欧国家生产的甜菜糖，晶粒较粗，颜色较白。

⑧果葡糖浆又称异构糖。这种糖是由淀粉通过微生物酶的水解生成葡萄糖，然后再由葡

萄糖异构酶转化成葡萄糖与果糖的混合体。它的甜度介于蔗糖（砂糖）与果糖之间。相对甜度，以砂糖为 100，则果糖为 150，而异构糖为 90～120。

（2）检验糖果的化学指标

①含水量。根据所在地区的气候特点和季节、产品的不同制定合理的含水量标准。以同一班次生产的同品种、同规格的产品为一批进行检验，测定水分用真空干燥法。

②总还原糖。根据标准以同一班次生产的同品种、同规格的产品为一批进行检验，总还原糖的测定用直接滴定法。

上述含水量及总还原糖的检查测定，一般情况下由生产工厂的检验部门在产品出厂前，按照规定的质量标准进行检测，合格产品才允许出厂。

（3）贮存糖果时应注意的卫生问题

①库房卫生。存放糖果的库房，应干燥、清洁、凉爽，地势较高，墙壁和库顶严密，使空气不易流入。库内应铺设垫板，有防风雨和阳光照射的设备。不能与有异味或含水量高及吸湿性较强的商品堆放在一起。

②检验工作。每批糖果入库前，必须检查糖果有无变质，包装是否严密、潮湿，如果有问题不得入库。此外对库内的糖果也要定时检查。

③堆码工作。由于糖果的形状、大小不一样，因此堆码方法也应多种多样。根据季节变化、品种特征、包装规格和坚固程度，采取不同的堆码方法。存放时，堆垛与墙壁之间应留有一定距离，垛与垛之间应留有走道，高度不宜过高，以利于通风、操作、检查和盘点。

④温湿度。根据库外温度的变化，做好库内的温湿度调节。如连阴雨天或黄梅季节，应使用氯化钙吸潮；如库内过于干燥，也不利于糖果的保管，可在库内地面洒水，以增加湿度。早晚关注外界空气温度，库内及时通风换气。硬糖保存的库内温度应在 20 ℃左右，软糖及巧克力糖应在 18 ℃左右。

⑤先进先出。糖果的储存有一定的期限，库内糖果的出厂、入库日期应有记录，严格执行先进先出，不易保管的先出的原则。

（4）糖分摄入过多的害处

蔗糖可以补充人体热量，比淀粉糖原更容易被消化吸收，因为蔗糖是由一分子果糖和一分子葡萄糖组成，不像淀粉要先转化为糊精，再由糊精转化为葡萄糖。人们在劳动之余，喝上一杯含糖的饮料，往往会感到疲劳消除。但糖摄入过多，会导致人体机能的障碍。它不仅会使血液里的中性脂肪增加，而且也会使人体内的胰岛素增加，从而将机体内更多的碳水化合物转化为脂肪，使人发胖。同时中性脂肪的增加还会引起血管硬化。糖是酸性物质，会损害牙齿，而且它与碱性物质钙结合后会被中和。因此儿童、婴儿糖分摄入过多不仅容易得龋齿病，而且会降低钙和维生素 B_1 的吸收率，影响生长发育。所以大人或小孩，都不宜过量摄入糖。

（5）不同糖的营养

红糖比白糖有营养，这是因为白糖的总糖分在 99.8% 以上，糖的纯度高了，其他营养成分就少了。红糖尽管总糖分没有白糖多，比不上白糖甜，且还夹有一些杂质，但其营养成分却比白糖丰富。1 kg 红糖含 900 mg 钙，40 mg 铁，人体需要的锰、锌等微量元素也比白糖多，特别是铬的含量为白糖的 6 倍，还含有胡萝卜素、核黄素和烟酸等。所以，中医主张产妇吃红糖是有科学道理的。

（6）白糖的焦糖反应

白砂糖在 170 ℃下即可熔化，超过 190 ℃时即变成焦糖。白砂糖在受热时羟基与氧原子结合变成水，水被蒸发后，剩下的则是黑色的碳。食品添加剂中的酱色或糖色就是这样制成的。由于白砂糖加热过度会变成焦糖，因此日常烹调菜肴用糖作调料时，应在菜肴成熟即将出锅时加入为宜。

（7）食糖受潮后的本质变化

食糖受潮溶化，除食糖本身具有强烈吸湿性以外，同自然界的温度变化影响有直接关系。低温条件下保管食糖，对食糖本身的品质没有不利影响，但当冷的食糖遇到热的空气时，空气中的水汽就会凝集在食糖的表面，使表层的食糖返潮溶化。水汽进入糖粒间的空隙，不仅使表层糖返潮，还会进一步造成内部食糖溶化。对已经返潮溶化的食糖，不能放在阳光下晒或土炕上烤，越晒烤返潮溶化越严重。对轻微返潮溶化的糖包，应采取储灰法吸湿，将石灰装入小布袋内平铺或覆盖于糖包溶化部位吸湿；对严重溶化流浆的糖包，需脱包去除流浆的糖后另换新包，以防潮迹蔓延发展，并将糖包单独存放，尽快出售或用于复制生产。

（8）食用糖精的注意事项

①用量不得超过 0.015%（按成品计算）。用量如果太多，不但不甜，反而发苦，且对人体有影响。

②糖精遇酸、碱或长时间加热，将被分解，甜度降低，只留下苦涩味。因此使用时，应待食品煮熟后再加入糖精。

③消化能力弱的病人、老年人，最好少吃糖精；婴儿不宜食用糖精。糖精片是用 25% 糖精、75% 砂糖粉压片而成，每片（约 7.7 g）甜度相当于 20 g 砂糖。饮料或糖食制品每 2.5 kg，用量以 8 片（约 61.6 g）为宜。糖精片使用比糖精方便。

（9）糖果的感官质量标准

①色泽。鲜明均匀，要符合该品种应具有的色泽，水果味的糖果应尽量少用或不用化学合成色素。

②香气。香气纯净准确，应符合该品种应有的天然香气的要求。

③口味。口味和顺，适中，要符合该口味应具有的滋味和风味，不得有其他异味。

④形态。块形均匀，边缘整齐，无大气泡、裂纹，无凹凸不平，无严重歪斜。

⑤包装。图案清晰端正，包裹严密、挺直，无破裂松散。盒装外包装整齐，注明品种、数量、生产日期，包装完整不破裂。

⑥杂质。无肉眼可见的机械杂物和油污。

⑦果粒。根据质量标准规定的规格，误差不超过规定颗粒数。50 粒以下误差 ±1 粒，50 ～ 100 粒误差 ±2 粒，100 粒以上误差 ±3 粒。

⑧组织结构。不同品种具有不同要求。

a. 硬糖。光亮，坚硬，有脆性，要符合该品种应具有的透明玻璃状的无定形固体，不粘牙、不粘纸。

b. 乳脂糖。表面光滑、油润。胶质乳脂糖口感细腻，有轻微弹性。砂质乳脂糖口嚼时，带有砂性，组织松软，不粘纸。

c. 软糖。透明或半透明，柔软而有弹性，不粘牙，不粘纸。

d. 蛋白糖、奶糖。表面光滑，口感细腻，软硬适中，组织疏松而有弹性，不粘牙、不粘纸。

e. 夹心糖。夹心鲜明，酥心夹心糖皮薄，酥松光亮细腻，不粘牙，不粘纸。

其他各类糖按其特性参照上述要求。

5）味精

（1）味精的卫生

味精也称味素，学名为谷氨酸钠或麸氨酸钠。因为它具有强烈的鲜味（稀释 300 倍后仍有鲜味），所以称为味精。适量摄入味精有益人体健康。人体大脑细胞消耗的氨基酸中以谷氨酸最多。味精中严禁掺杂乙酸钠或磷酸钠等物质。每人每公斤体重对应的味精摄入量以每日 $0 \sim 120$ mg 为宜，1 岁以下婴儿禁止食用。味精的卫生标准如下。

感官指标：具有正常味精色泽滋味，不得有异味及夹杂物。

理化指标：麸酸钠应符合规定要求，锌不得超过 5.0 mg/kg，铅指标同酱油。

（2）味精的卫生学评价

①味精应洁白，质地均匀，无杂质。

②味精中水分及氯化钠含量应在标准规定的界限数以内。

③味精中麸酸钠含量不低于标准规定。

④味精中除氯化钠以外不得掺入其他任何物质。

⑤味精中不得检出重金属。

⑥味精不应有微生物引起的败坏现象。

6.3.2 食用油脂的主要卫生问题

油脂是室温下液态的油和常温下固态的脂的统称，按其来源可分为动物性脂肪、植物性油脂。常用的动物性脂肪有猪油、牛油、羊油、奶油等；常用的植物性油脂有花生油、豆油、菜籽油、棉籽油等。油脂是烹饪和食品工业的重要原料。

1）油脂的卫生问题

油脂的卫生问题主要是污染和贮存过程中的酸败。

（1）霉菌毒素

油料种子被霉菌及其毒素污染后，榨出的油中就含有毒素。

（2）多环芳烃

浸出剂残留和油料种子烟熏时，都可造成多环芳烃的聚积。

（3）芥子苷

油菜籽中含量较多，在加热过程中大部分可挥发除去。

（4）棉酚

存在于不经蒸炒加热直接榨油的棉籽油中，我国规定棉籽油中游离棉酚含量不得超过 0.03%。

（5）高温加热产生的毒性作用

油脂经高温加热后，其中含有的不饱和脂肪酸经加热而产生各种聚合物，即两个或两个以上分子的不饱和脂肪酸聚合，形成大分子。三聚体不易被机体吸收，而二聚体可被机体吸收，毒性较强，可使动物生长停滞，肝脏肿大，生殖功能和肝功能发生障碍。

（6）酸败

油脂酸败的原因主要有两个方面：一是由动植物组织残渣和微生物酶引起的水解反应，此时油脂中游离脂肪酸增加，酸价升高；二为由光线、空气和水等因素作用下的水解反应和不饱和脂肪酸的自身氧化，这种变化在脂肪酸败中占主要地位。

为防止油脂的酸败，首先应保证油脂的纯度，尽量避免混入动植物组织残渣和微生物；其次应控制油脂中水分含量，我国规定油脂水分含量应在 0.2% 以下；再次，油脂应贮存在低温环境中，长期贮存宜用密封、避光容器密封保存；最后，应避免金属离子污染。为避免油脂氧化，还可在油脂中添加抗氧化剂，如维生素 E、BHT、BHA 等。

2）油脂的卫生质量要求

（1）感观指标

植物性油脂一般为橙黄色，清澈透明，无明显杂质，无焦臭味或酸败味；动物性油脂一般为白色或微黄色，液态时透明清澈，无异味。

（2）理化指标

棉籽油酸价 ≤ 1，而花生油、菜籽油、大豆油酸价 ≤ 4；浸出油溶剂残留量 ≤ 50 mg/kg；过氧化值 $\leq 0.15\%$，砷 ≤ 0.1 mg/kg；汞 ≤ 0.05 mg/kg；花生中黄曲霉毒素 ≤ 20 g/kg，其他食用油中黄曲霉毒素 ≤ 20 μg/kg。

3）食用油脂的储存

食用油脂应避光、避高温保存，存放在阴凉以及干燥的地方，防止紫外线的直接照射而导致食用油的氧化变质。

6.3.3 其他食品的卫生要求

1）冷饮食品

冷饮食品包括冰棍（冰糕）、冰淇淋、汽水、人工配制的果味水和果味露、果子汁、酸梅汤、食用冰、散装低糖饮料、盐汽水、矿泉水、发酵饮料、可乐型饮料及其他类似的冷饮和冷食。大多数冷饮食品的主要原料为水、糖、有机酸或各种果汁。另外加有少量的甜味剂、香料、色素等食品添加剂。因而除少量奶、蛋、糖和天然果汁外，一般考虑的重点不是它的营养价值，而是其卫生质量和安全性。

（1）冷饮食品的主要卫生问题

冷饮食品的主要卫生问题是微生物和有害化学物质污染。被细菌污染的原因主要是原辅料适于细菌的繁殖。因此，原辅料一般在加热前污染较严重，虽经熬料后细菌数量显著减少；但在制作过程中，随着操作工序的增多，污染又会增加。细菌污染可来自空气中杂菌的自然降落，使用不清洁的用具和容器，制作者个人卫生较差和手的消毒不彻底等。此外，销售过程也是极易被污染的一个环节。

有害化学物质污染主要来自使用的不合格食品添加剂，如食用色素、香料、食用酸味剂、人工甜味剂和防腐剂等。若这些添加剂质量不合格，就可能造成对冷饮食品的污染。另外，在含酸较高的冷饮食品中有从模具或容器上溶出有害金属而造成化学性污染的可能。

（2）冷饮食品的卫生要求

对冷饮食品的卫生管理，一是要管好原辅料，使用的原辅料必须符合《食品卫生标准》《食品添加剂使用卫生标准》《生活饮用水卫生标准》的要求；二是要管理好生产过程，这是减少细菌污染和保证产品卫生质量的关键；三是要管理好销售网点；四是严格执行产品的检验制度。

2）罐头食品

罐头食品是指密封包装、经严格热杀菌能在常温条件下长期保存的食品。罐头食品使用的容器种类很多，常用的有马口铁罐及玻璃罐两种。因为罐头食品长期保存在容器内，食品与容器内壁紧密地接触，故要求罐装容器严密坚固，使内容物与外界空气隔绝。容器内壁材料应不与食品起任何化学反应，不使食品感官性质发生改变。所有罐装容器材料不应含有对人体有毒的物质。

罐头食品的卫生要求如下：

马口铁罐头内常用化学性质不活泼的锡层作为保护层，但罐头内壁的锡层仍会受高酸性内容物的腐蚀而发生缓慢溶解，大量溶出锡会引起中毒。番茄酱、酸黄瓜、茄子等少数蔬菜和大部分水果罐头均有较强的侵蚀力，国外报道了多起由果汁罐锡含量过高引起的锡中毒事件。少量锡对人体无明显毒害，但会使食品中的天然色素变色；铁皮镀锡应该均匀完整，罐头底盖之间的橡皮圈必须是食品工业用橡胶。

玻璃罐头不易腐蚀，能保持食品风味。罐壁透明，可以看到内容物的色泽形状；其缺点是易碎，导热性和稳定性较差，内容物易变色和褪色，在杀菌和冷却过程中容易破裂。

罐头内容物中重金属的含量规定为锡≤200 mg/kg，铅<3 mg/kg，铜<10 mg/kg。

每批罐头食品出厂前先经保温试验，后通过敲击和观察，将胀罐、漏罐及有鼓音的罐头剔除。保温试验后出现的胀罐有3种情况：一种是微生物引起的变化，又称生物性气胀，是罐头在灭菌过程中不够彻底，以致微生物在罐内生长繁殖，产生气体，导致胀罐；另一种是化学性气胀，主要是马口铁受到食品的侵蚀，释放出氢，在氢的压力下，罐头发生膨胀，这种罐头重金属含量往往比较高；第三种胀气比较少见，叫作物理性气胀，是罐头放在低温下，发生冰冻而引起的膨胀，这种罐头食品质量一般没有什么变化。区分胀罐种类可用保温检测法：37 ℃下保温7天，若胀罐程度增大，可能是生物性气胀；若胀罐程度不变，可能是化学性膨胀；若胀罐消失，可能是物理性膨胀。

【知识链接】

甜食也含盐，当心食物中的"隐性盐"

我国每3个成年人就有1个患高血压。中国居民健康调查发现，我国人均食盐量为10.6 g/d，摄盐量超标是我国高血压人群增长的主要原因，高血压人群中60%是盐敏感高血压患者。很多人认为，要做到限盐，只要不吃太咸就可以了。专家透露，并不是只有咸的食物中才含盐，冰淇淋、蛋糕、面包、话梅等甜食也是含盐大户。

甜点中加盐，口感会更美味。盐减少20%～30%，人的味觉是感受不到变化的。食物中光有甜味根本"吸引"不了味觉，食物美味可口主要是盐在起作用。为了提升口感，给甜品加盐是必不可少的。奶酪、糕点成坯后，在发酵前表面要抹上一层盐，这是发酵和储存的必备工序。食用时，盐味已经被浓郁的甜味掩盖住了。每 100 g 的话梅中，含有近 8 g 盐，已经超过了推荐摄盐量。

甜味常常会让我们在不知不觉中摄入更多的盐分，在 1%~2% 的食盐溶液中添加 10% 的糖，几乎可以完全抵消咸味。在很多咸甜口味的菜里，如糖醋排骨、鱼香肉丝等，食盐的浓度其实要比味蕾尝到的含量更高。

很多调料如酱油、醋、味精中都含有盐，味精含盐量之大更是很多人不知道的。

每 100 g 味精中的含盐量为 20.7 g，远高于看起来很咸的豆瓣酱、辣酱、豆豉等调味品。大部分食物的配料表中，不会直接标注食盐含量，都是用钠含量来反映。

我国居民摄入的盐主要来源于烹饪，烹饪中减盐也有技巧。

在菜里放点辣椒、花椒、葱、姜、蒜等香辛料炝锅提味，适当使用一些蒜泥、芥末汁、番茄酱等也能增加食物的味道；鲜蘑菇、香菇、紫菜等本身带有鲜味，烹调时都可以不放盐。

炒菜出锅时再放盐。晚些放盐，盐分尚未深入到食品内部，舌头照样感觉到咸味。肉类稍微用酱油腌制一下，然后放在烤箱里面烤熟。食物表面有点咸味和香味，内部味道较淡，这样可以减少盐的摄入。

【项目6小结】

随着科技的进步和食品工业的发展，食品的种类越来越丰富，但食品安全风险因素却并未大幅降低，食源性疾病仍然威胁着消费者的健康。通过本项目的学习，学习者应做到重视食品卫生，掌握食品卫生相关知识，并应用于生活和工作实践中。

【课后作业】

一、主要概念
调味品　油脂　冷饮食品　罐头食品

二、主要观念
1. 蔬菜、水果的卫生标准。
2. 鲜猪肉的卫生标准。
3. 鲜禽类的卫生标准。
4. 鱼类的卫生标准。
5. 鲜蛋如何储存。

三、基本训练
（一）选择题
1. 畜肉最佳食用期为（　　）阶段。
　　A. 尸僵　　　　　　　　B. 成熟　　　　　　　　C. 自溶　　　　　　　　D. 腐败
2. 酱油的卫生问题主要是（　　）与生霉。
　　A. 工业"三废"污染　　　　　　　　B. 化学性污染

　　C. 微生物污染　　　　　　　　　D. 昆虫污染

3. 我国规定肉类罐头中亚硝酸盐的残留量不得超过（　　）g/kg。

　　A. 0.03　　　　　　B. 0.05　　　　　　C. 0.15　　　　　　D. 0.5

4. 蒸馏酒的主要卫生问题是（　　）。

　　A. 甲醇　　　　　　B. 细菌污染　　　　C. 黄曲霉毒素　　　D. 食品添加剂

（二）简述题

1. 简述粮豆类食品的主要卫生问题。

2. 简述蔬菜、水果类食品的主要卫生问题。

3. 简述畜禽肉类食品的主要卫生问题。

4. 简述水产类食品的主要卫生问题。

5. 简述蛋类及蛋制品的主要卫生问题。

6. 简述奶及奶制品的主要卫生问题。

7. 简述不同调味品的主要卫生问题。

8. 简述冷饮食品的主要卫生问题。

9. 简述罐头食品的主要卫生问题。

项目 7

食品安全管理

【项目概述】

本项目介绍《中华人民共和国食品安全法》的主要内容及适用范围，餐饮业的具体卫生要求，食品贮存、运输、销售过程中的卫生要求以及食品从业人员的职业道德等内容。通过学习本项目，学习者应熟悉烹饪操作中需注意的细节，懂得采用科学操作方式，保证烹饪中食品的品质；掌握餐饮业保证食品安全的相关法规，学习作为餐饮业的工作人员应具备的相关食品安全知识；掌握饮食卫生"五四"制的主要内容，了解我国的食品安全现状，产生原因并能根据区域情况进行分析，学会运用本章内容指导生活中的不利于食品安全的问题。本项目还介绍了食品、餐具、个人卫生及厨房环境卫生等知识。从业者要加强对食品卫生重要性的认识，并能用法律指导行动，严格把控烹饪中的食品安全，保护身体健康。

【学习目标】

※ 知识目标

1. 了解《中华人民共和国食品安全法》的主要内容。
2. 了解《中华人民共和国食品安全法》的适用范围及历史变革。
3. 掌握饮食卫生"五四"制的主要内容。

※ 能力目标

1. 能够将《中华人民共和国食品安全法》中的要求贯彻到实际的烹饪操作中，服务于实际操作。
2. 明确《中华人民共和国食品安全法》对不同职位的餐饮工作人员的具体要求。
3. 能够按照饮食卫生"五四"制的要求烹饪加工食物，提高食品品质。

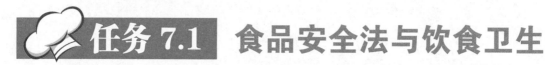

任务 7.1　食品安全法与饮食卫生"五四"制

【任务目标】

1. 掌握《中华人民共和国食品安全法》的适用范围及主要内容。
2. 了解《中华人民共和国食品安全法》的法律地位及法律效力。
3. 掌握食品卫生"五四"制的内容。
4. 能运用法律思维解释生活中遇到的违反食品安全的事例。

【引例】

　　小林初中毕业后，从事豆芽的生产销售工作。从业期间，小林按照老板李某的吩咐往豆芽里添加恩诺沙星、6-苄氨基腺嘌呤等添加剂。

　　小林发现李某很少吃自己生产的豆芽，后来才知道，豆芽里的添加剂对人体有害。小林有些害怕，李某却不以为意，认为不会吃死人。

　　于是，小林和李某继续生产毒豆芽。小林心想：李刚卖了很多豆芽，也没听说谁吃出病，应该没事的。后经群众举报，相关部门将李某的黑作坊查封了。李某和小林也因涉嫌生产销售伪劣产品罪而被公安机关刑事拘留。

7.1.1 食品安全管理

食品安全管理即管理食品的种植、养殖、加工、包装、贮藏、运输、销售、消费等活动，使其符合国家标准和要求，不存在可能损害或威胁人体健康的有毒、有害物质致消费者病亡或者危及消费者及其后代的隐患。

7.1.2 食品安全法

2021 年 4 月 29 日，中华人民共和国第十三届全国人民代表大会常务委员会第二十八次会议修订通过《中华人民共和国食品安全法》，本法自 2015 年 10 月 1 日起施行，在中华人民共和国境内从事食品生产和加工，食品销售和餐饮服务等活动，应当遵守《中华人民共和国食品安全法》。它的公布和实施是为保证食品安全，保障公众身体健康和生命安全。

国以民为本，民以食为天。食品安全关系国家和社会的稳定发展，关系公民的生命健康权利。如何解决食品安全问题，保护公众身体健康和生命安全，已提升到国家战略层面。

习近平总书记指出：加强食品安全监管，关系全国人民"舌尖上的安全"，关系广大人民群众身体健康和生命安全。要严字当头，严谨标准、严格监管、严厉处罚、严肃问责，各级党委和政府要作为一项重大政治任务来抓。要坚持源头严防、过程严管、风险严控，完善食品药品安全监管体制，加强统一性、权威性。要从满足普遍需求出发，促进餐饮业提高安全质量。

习近平总书记对食品安全工作的重要指示指出，民以食为天，加强食品安全工作，关系人民群众的身体健康和生命安全，必须抓得紧而又紧。这些年，党和政府下了很大气力抓食品安全，食品安全形势不断好转，但存在的问题仍然不少，老百姓仍然有很多期待，必须再接再厉，把工作做细做实，确保人民群众"舌尖上的安全"。

2017 年 1 月 3 日，习近平在国务院食品安全委员会第四次全体会议上强调，各级党委和政府及有关部门要全面做好食品安全工作，坚持最严谨的标准、最严格的监管、最严厉的处罚、最严肃的问责，增强食品安全监管统一性和专业性，切实提高食品安全监管水平和能力。要加强食品安全依法治理，加强基层基础工作，建设职业化检查员队伍，提高餐饮业质量安全水平，加强从"农田到餐桌"全过程食品安全工作，严防、严管、严控食品安全风险，保证广大人民群众吃得放心、安心。

1) 食品安全法调整

为保证食品卫生，防止食品污染和有害因素对人体的危害，保障人民身体健康，增强人民体质，2021 年 4 月 29 日，中华人民共和国第十三届全国人民代表大会常务委员会第二十八次会议修订通过《中华人民共和国食品安全法》。随着经济社会的发展，严重的食品安全事件时有发生，食品安全方面的相关法律法规亟待完善，从而保证食品安全，保障公众身体健康和生命安全。

2) 食品安全法适用范围的规定

《中华人民共和国食品安全法》第二条

在中华人民共和国境内从事下列活动，应当遵守本法：

（一）食品生产和加工（以下称食品生产），食品销售和餐饮服务（以下称食品经营）；

（二）食品添加剂的生产经营；

（三）用于食品的包装材料、容器、洗涤剂、消毒剂和用于食品生产经营的工具、设备（以下称食品相关产品）的生产经营；

（四）食品生产经营者使用食品添加剂、食品相关产品；

（五）食品的贮存和运输；

（六）对食品、食品添加剂、食品相关产品的安全管理。

供食用的源于农业的初级产品（以下称食用农产品）的质量安全管理，遵守《中华人民共和国农产品质量安全法》的规定。但是，食用农产品的市场销售、有关质量安全标准的制定、有关安全信息的公布和本法对农业投入品作出规定的，应当遵守本法的规定。

本条关于食品安全法适用范围的规定，与原来的食品卫生法的规定相比，适用范围明显扩大，而且增加了与农产品质量安全法相衔接的规定。体现在以下几方面：

第一，本法扩大适用于食品添加剂的生产、经营。食品添加剂是指为改善食品品质和色、香、味，以及为防腐、保鲜和加工工艺的需要而加入食品中的人工合成或者天然物质。原来的食品卫生法仅在第十一条对于食品添加剂提出了卫生要求，而现实中由于食品添加剂引发的食源性疾病多发，尤其是三聚氰胺引发的2008年三鹿婴幼儿奶粉事件，使得人们对于食品添加剂更加警惕，从而在立法上对于食品添加剂提出更加严格的要求。不仅仅是食品生产经营者使用食品添加剂要遵守本法，食品添加剂的生产经营者的生产经营行为也要严格遵守本法，例如遵守本法关于食品安全风险监测和评估的规定等。

第二，本法扩大适用于食品相关产品的生产、经营。食品相关产品是指用于食品的包装材料、容器、洗涤剂、消毒剂和用于食品生产经营的工具、设备。依据附则里的进一步说明，用于食品的包装材料和容器，是指包装、盛放食品或者食品添加剂用的纸、竹、木、金属、搪瓷、陶瓷、塑料、橡胶、天然纤维、化学纤维、玻璃等制品和直接接触食品或者食品添加剂的涂料。用于食品的洗涤剂、消毒剂，指直接用于洗涤或者消毒食品、餐饮具以及直接接触食品的工具、设备，或者食品包装材料和容器的物质。用于食品生产经营的工具、设备，指在食品或者食品添加剂生产、流通、使用过程中直接接触食品或者食品添加剂的机械、管道、传送带、容器、用具、餐具等。不仅仅是食品生产经营者使用食品相关产品的安全卫生要遵守本法，食品相关产品的生产经营者的生产经营活动也要严格遵守本法有关规定。

第三，本法增加了与农产品质量安全法相衔接的规定，避免了法律之间由于适用范围的交叉重复可能出现的打架现象，明确了食用农产品在食品安全法中的具体适用问题。即：供食用的源于农业的初级产品的质量安全管理，遵守农产品质量安全法的规定；制定有关食用农产品的质量安全标准、公布食用农产品安全有关信息，遵守食品安全法的有关规定。而且，这样的规定能够更好地保障食用农产品的质量安全，有利于实现"从农田到餐桌"的全程监管。

【知识链接】

《中华人民共和国食品安全法》新规解读

《中华人民共和国食品安全法》已由中华人民共和国第十三届全国人民代表大会常务委员会第二十八次会议于 2021 年 4 月 29 日修订通过，自 2015 年 10 月 1 日起实施，共十章一百五十条。

新规内容

谁生产谁负责，谁经营谁负责

第三条　食品安全工作实行预防为主、风险管理、全程控制、社会共治，建立科学、严格的监督管理制度。

第四条　食品生产经营者对其生产经营食品的安全负责。

食品生产经营者应当依照法律、法规和食品安全标准从事生产经营活动，保证食品安全，诚信自律，对社会和公众负责，接受社会监督，承担社会责任。

找对人，办对事

第五条　国务院设立食品安全委员会，其工作职责由国务院规定。国务院食品药品监督管理部门依照本法和国务院规定的职责，负责对食品生产经营活动实施监督管理。

国务院卫生行政部门依照本法和国务院规定的职责，组织开展食品安全风险监测与风险评估，制定并公布食品安全国家标准。

国务院其他有关部门依照本法和国务院规定的职责，承担有关食品安全工作。

评估不得收费，采样正常付费

第十八条　有下列情形之一的，应当进行食品安全风险评估：

（一）通过食品安全风险监测或者接到举报发现食品、食品添加剂、食品相关产品可能存在安全隐患的；

（二）为制定或者修订食品安全国家标准提供科学依据需要进行风险评估的；

（三）为确定监督管理的重点领域、重点品种需要进行风险评估的；

（四）发现新的可能危害食品安全因素的；

（五）需要判断某一因素是否构成食品安全隐患的；

（六）国务院卫生行政部门认为需要进行风险评估的其他情形。

食品安全标准为强制执行标准

第二十六条　食品安全标准应当包括下列内容：

（一）食品、食品添加剂、食品相关产品中的致病性微生物，农药残留、兽药残留、生物毒素、重金属等污染物质以及其他危害人体健康物质的限量规定；

（二）食品添加剂的品种、使用范围、用量；

（三）专供婴幼儿和其他特定人群的主辅食品的营养成分要求；

（四）对与卫生、营养等食品安全要求有关的标签、标志、说明书的要求；

（五）食品生产经营过程的卫生要求；

（六）与食品安全有关的质量要求；

（七）与食品安全有关的食品检验方法与规程；

（八）其他需要制定为食品安全标准的内容。

人人持证上岗，建立健康档案

第四十五条　食品生产经营者应当建立并执行从业人员健康管理制度。患有国务院卫生行政部门规定的有碍食品安全疾病的人员，不得从事接触直接入口食品的工作。

从事接触直接入口食品工作的食品生产经营人员应当每年进行健康检查，取得健康证明后方可上岗工作。

第五十条　食品生产者采购食品原料、食品添加剂、食品相关产品，应当查验供货者的许可证和产品合格证明；对无法提供合格证明的食品原料，应当按照食品安全标准进行检验；不得采购或者使用不符合食品安全标准的食品原料、食品添加剂、食品相关产品。

食品生产企业应当建立食品原料、食品添加剂、食品相关产品进货查验记录制度，如实记录食品原料、食品添加剂、食品相关产品的名称、规格、数量、生产日期或者生产批号、保质期、进货日期以及供货者名称、地址、联系方式等内容，并保存相关凭证。记录和凭证保存期限不得少于产品保质期满后六个月；没有明确保质期的，保存期限不得少于二年。

进出管理两手抓，两手都要硬

第五十一条　食品生产企业应当建立食品出厂检验记录制度，查验出厂食品的检验合格证和安全状况，如实记录食品的名称、规格、数量、生产日期或者生产批号、保质期、检验合格证号、销售日期以及购货者名称、地址、联系方式等内容，并保存相关凭证。记录和凭证保存期限应当符合本法第五十条第二款的规定。

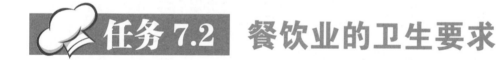

任务 7.2　餐饮业的卫生要求

【任务目标】

1. 了解餐饮业的环境卫生标准，餐厅卫生标准、食具卫生标准、个人卫生标准。

2. 熟悉餐饮业生产过程的卫生要求。

3. 在烹饪过程中具体执行餐饮业的卫生要求。

【引例】

违规销售不合格酱腌菜被罚

2018 年 7 月 14 日，有关部门对青岛市红岛经济区某生肉蔬菜配送中心进行抽检，发现该配送中心经营的琥珀金丝酱腌菜中苯甲酸项目不符合国家标准，属于不合格产品。

根据《中华人民共和国食品安全法》第三十四条、第一百二十四条，青岛市食品药品监督管理局最终对其作出处罚：没收违法收入并处以罚款 5 000 元人民币。

7.2.1　餐厅卫生

餐厅既是客人进行消费的场所，也是餐饮业进行销售的场所。清洁卫生的餐厅，除了能保证食物的卫生外，还能提高就餐者的食欲。与此相反，不卫生的餐厅则容易污染食物，不但会降低人们的食欲，还会使人染上疾病，危害人的健康和生命。因此，加强餐厅卫生管理是十分必要的。

1）餐厅的环境卫生要求

餐厅的卫生情况给就餐者直观感受，直接影响就餐者的饮食情绪。餐厅的环境包括两个方面。

（1）外环境

所谓餐厅外环境，是指餐厅的地理环境与餐厅周边环境。如一些餐厅坐落在湖边，一些餐厅坐落在市区，一些餐厅坐落在旅游景点等。这些外环境会给就餐者带来不同的就餐情绪。外环境的具体要求如下。

①周围绿化要求有四季常青的花草树木，要有吸尘的树木。

②餐厅周围空气卫生要求不存在大中型厂矿企业，没有无人管理的公厕，无垃圾站或垃圾堆及废品回收站等，无污水沟、污水池塘，室外地面应经常打扫干净。

③周边噪声要求汽车不在餐厅周围鸣笛，无机械加工厂或冷作坊等。

（2）内环境

内环境指餐厅内的环境，包括餐厅结构，餐厅内的温度、湿度、噪声等。其具体要求如下。

①餐厅结构的自然采光要好，空间宽敞，不给客人造成压抑感，台桌摆放合理，过道宽敞。

②餐厅的夏季温度应保持在 24 ～ 26 ℃，冬季温度应保持在 20 ～ 22 ℃。湿度要求夏季在 55% ～ 65%，冬季在 40% ～ 55%。

③餐厅的噪声白天应在 50 dB 以下，夜间在 40 dB 以下。

④餐厅换气次数为每小时 10 ～ 12 次，咖啡厅每小时 10 ～ 12 次，酒吧间每小时 12 ～ 15 次。

⑤餐厅美化要求厅内布置优雅美观，色调和谐，给进餐者创造一个舒适、清洁、愉快的环境。

2）餐厅基本卫生要求

（1）日常清洁卫生

①地面清洁无油污，定期打蜡磨光。

②餐桌台布和餐巾要求干净、平整、洁白，一餐一换，不能重复使用。

③餐具洗涤要求做到"一刷、二洗、三清、四消毒"，保持餐具洁净，无口纹、水纹、指纹。

④桌椅保持清洁整齐，玻璃光亮，设备规格整洁。

⑤随时清除餐厅垃圾、污水。

（2）经常性卫生要求

①定期擦洗门窗，保持清洁。

②定期灭杀鼠、蝇、蚊、虫等害虫。

③定期清洗餐厅餐具、消毒柜，抹洗餐厅设施等。

3）餐厅日常卫生管理

餐厅卫生应实行"四定制"（即定人、定物、定时、定质量），促使服务人员按时、按量、按要求进行分工，搞好餐厅的卫生工作。

（1）地面卫生

不同档次、不同星级的饭店餐厅地面不同，一般高星级饭店餐厅都铺有地毯，低星级或无星级的大多是水磨石或瓷砖地面，因而不同地面就有不同的卫生要求。

①地毯地面。每天营业前先将地毯上的残渣清除，用吸尘器吸干净。有油污的地毯，要及时换下进行清洗。

②水磨石、瓷砖地面。营业前清扫，除去残渣。用拖把蘸碱水拖洗干净。适量打上地板蜡，使地面清洁光亮。

（2）餐桌椅的卫生

①营业前的卫生工作。用碱水彻底擦拭桌椅，并经常换洗布套。清洗桌椅脚上的食物残渣。有转盘的桌面，先取掉转盘，打扫洁净后再放上，检查转盘是否转动自如。

②营业过程中的卫生工作。及时擦掉客人泼在桌上或椅上的汤水、油点。客人走后，及时清理桌上残渣，擦净油污。

（3）台布和餐巾的卫生

①台布和餐巾必须一次一换。

②每次换下的台布和餐巾要及时洗涤消毒，烫平待用。

（4）香巾卫生

香巾是在清洁的小方巾上洒上香水，供顾客抹脸擦手之用，起到提神、醒酒与清洁卫生的作用。

①冬天送热香巾（蒸热），夏天送湿冷香巾。

②一般一次筵席送 2～3 次，对出汗多的顾客或桌上有用手拿着吃的食物时可多送几次。

③用后的香巾要用洗涤剂洗干净，用开水浸泡消毒。

（5）工作台的卫生

工作台是服务人员工作和存放饮料、酒水及其他常用物品的地方。

①工作台要经常打扫和擦洗，使其内外和存放的物品及用具保持整洁卫生。

②做好防蟑、防鼠等工作，防止蟑螂滋生和防止蟑螂、老鼠污染食品及用具。

（6）冷藏设备

冷库应自成系统与其他房间隔绝。生熟食品冷藏应分开存放，设备要定期洗刷。

（7）洗涤设备

除了设置足够数量的洗涤池和洗手池外，还必须设置非接触式流水洗手池，专供备餐间员工操作前洗手消毒。擦手用的毛巾由于很快会被细菌污染，因此采用擦干手巾是必要的。例如，使用纸巾将手擦干，再将用过的纸巾放入非接触式垃圾箱内；使用经过消毒的毛巾；

使用热空气干燥机等。

（8）除油烟设备和通风设备

为了降低厨房的温度和湿度，以及排除烹饪时散发出来的气味、蒸汽和油烟等，应在厨房或炉灶上方安装排气扇和抽油烟机等设备。这些设备必须保持清洁，上面不得沾染油污，因为油污会影响设备的效能，还可能污染食物。通风面打开的窗户要装有纱窗，以防昆虫等飞入。

（9）照明设备

厨房内所有房间必须要有足够亮度的照明设备，防止加工食品时出现意外。灯光照明可使污物更易被发现从而便于打扫。

（10）工作面

工作面必须用结实耐用、容易清洗的材料制成。这类材料同样要求不吸水，不会被食物残渣腐蚀，不锈钢或硬质塑料是理想的材料。不要采用木制工作面，因为木质面很容易被污染，而且不便于清洗。硬木可以作切菜板，但使用硬质塑料板或压缩橡胶则更好。制备生食和熟食须使用不同的切菜板，避免交叉污染。任何工作面，如发生碎裂或出现很深的划痕时应及时更换，破损的工作面会藏纳食物残渣和细菌。

（11）废弃物处理装置

一些大型的食品企业或酒店装有由高速切削系统构成的废弃物处理装置，用以将废弃物切碎，再用水冲洗排出，这种方法比较卫生。

7.2.2　食具卫生

食具是用来盛装食物的器皿，直接与就餐者接触，并且是反复使用的，在存放、使用过程中难免受到污染，如带菌者污染、霉菌污染、灰尘的粘附等。为了防止疾病的传播，必须加强食具的卫生管理。食具的卫生主要包括包装材料、餐具和容器的卫生。

1）食具的卫生要求

①包装材料的基本卫生要求。包装材料通常采用塑料、金属材料制作。

②塑料容器与包装材料的卫生。塑料制品具有不透水、耐腐蚀、质软、有弹性、坚实耐用、易加工成形等优点，在食品加工业和餐饮业中用得比较广泛。用塑料包装食品，可起到防潮、防污染的作用，延长食品的保质期。作为食品容器包装材料的塑料，有聚乙烯塑料、聚丙烯塑料、聚苯乙烯塑料、聚氯乙烯塑料等。

聚乙烯塑料不耐高温，不能盛装高温食品，不能随食品在高温下加热。由于塑料易溶于油脂，使油脂带上气味，所以塑料容器与包装用具不能盛装油脂或重油脂的食物。聚氯乙烯塑料中的氯乙烯单体对人体有害，一般不盛装直接食用的食品。不使用回收塑料制的容器或包装袋盛装食品。

③金属容器及包装材料的卫生。餐饮业常用不锈钢、铝、铁、铜等做容器材料，它们的卫生要求是：

a. 不能长期盛装酸、碱、盐等有腐蚀性的食品。

b. 有害重金属应在规定的卫生范围内。

c. 金属作包装材料时，一定要镀膜。

d. 金属容器在用后应洗净擦干。

④涂料容器的卫生。在食品加工与餐饮业中，常用一些涂料容器，如装罐头、贮酒的槽罐的内壁涂上一层惰性涂料。这些涂料必须对人体无害。环氧树脂和不饱和聚酯树脂是应用比较广泛的涂料。沥青涂料和加催干剂的干性油渣涂膜则不宜做接触食品的涂料。

⑤橡胶材料容器具的卫生。橡胶有天然橡胶和合成橡胶两大类。天然橡胶是由橡胶树上流出的乳胶加工而成的，合成橡胶则是用石油或煤焦油合成的。餐饮业中常用的橡胶制品有奶嘴、水袋、瓶塞、高压锅圈等。橡胶制品中加入的抗老化剂、着色剂、填充剂及橡胶中的单体对人体有害，这些物质大多是脂溶性，因而应尽量减少与酒精饮料和含油脂食品的接触。

⑥陶瓷、玻璃容器具的卫生。陶瓷食具不宜盛装酸性食品；陶瓷食具不宜长期保存食品；防止玻璃食具破碎后碎渣混入食品；无色玻璃食具不宜贮藏食用油脂；使用玻璃食具加热时，应缓慢升温，防止破裂；陶瓷、玻璃容器洗涤后必须无指纹、口纹、水迹、污垢等。

⑦包装纸的卫生。不能用荧光增白剂处理过的纸作包装用纸；不能以废纸、油印纸或回收纸张包装食品；包装蜡纸所用的蜡必须无毒。

2）食具卫生指标

①在食具上不得检出致病菌。

②在每平方厘米食具上检出的总菌数不得超过 100 个。

③在每平方厘米食具上检出的大肠菌群不得超过 30 个。

金属食具用 4% 浓度醋酸浸泡后，锌含量 ≤ 1 mg/L，铅含量 ≤ 0.2 mg/L，镉含量 ≤ 0.02 mg/L，砷含量 ≤ 0.04 mg/L；陶瓷食具用 4% 浓度醋酸浸泡后，铅含量 ≤ 7 mg/L，镉含量 ≤ 0.5 mg/L；专用包装纸用 4% 浓度醋酸浸泡后，铅含量 ≤ 5 mg/L，砷含量 ≤ 1 mg/L。

3）食具洗涤

食具洗涤主要是指对初次使用或重复使用的食具进行清洗，去除食具上的污物、残渣与油污等。常用的洗涤方法有手工洗涤和机械洗涤两种。这两种方法都必须使用洗涤剂，因而洗涤剂必须具有去污能力强、无毒、无污染等特点。常用于食具（食品）洗涤的洗涤剂成分有烷基苯磺酸盐、高级醇磺酸脂、乙醇、食用碱等。

（1）手工洗涤

①对放置时间过久、食物残渣附着较牢固的食具，应先用水浸泡一段时间。

②洗涤时用温水（40 ~ 50 ℃），有利于提高洗涤剂的去污能力。

③清洗食具时，要用抹布将食具正反两面的污物、残渣、油污擦洗干净。

④用洗涤剂洗后，应反复用水冲洗干净。

（2）机械洗涤

机械洗涤主要是用洗涤机等设备对食具进行洗涤。洗涤剂浸泡食具后，洗涤机产生的机械力可以把食具洗涤干净。机械洗涤必须注意以下问题：

①洗涤液的温度与配比应符合使用说明书要求。

②洗涤后应用清水反复多次清洗，认真检查是否洗净。

③洗涤剂应常换。

4）食具消毒的方法

食具经过洗涤后只能去除表面可见的脏物和少量细菌，并不能起到杀死细菌、病毒的效果。洗涤后的食具仍可能有 30% 以上的大肠杆菌未被洗掉。因而食具消毒是食具卫生的必要环节，也是最主要、最关键的环节。消毒的方法有两大类，一是物理消毒法，二是化学消毒法。

（1）物理消毒法

物理消毒法主要是通过加热使菌体蛋白凝固而使细菌死亡。其主要方法如下：

①煮沸消毒法。将冲洗干净后的食具放在 100 ℃沸水中煮沸 0.5 h，可杀死绝大部分微生物。

②蒸汽消毒法。将洗净的食具放在密封的木箱里，用 100 ℃以上的蒸汽蒸 15～30 min。

③电子消毒法。最常见的是用消毒柜消毒，其主要原理是电流通过电子管产生的微波、红外线、紫外线穿透菌体，并产生大量的热，从而起到杀菌的作用。这种方法在各大饭店中最为常用。

（2）化学消毒法

化学消毒法是利用化学药剂来杀死微生物，并防止微生物生长繁殖的一种方法。常用的药剂有高锰酸钾、漂白粉、氯亚明、新洁尔灭、过氧乙酸、过氧水与消毒净等，这些消毒剂或其水解产物都具有强氧化性，能氧化微生物体内的有机成分，使蛋白失去活性，从而起到消毒的作用。

7.2.3 个人卫生

餐饮业工作人员从事食品的生产、运输与销售，每天都与食品打交道，工作人员的卫生情况直接关系到客人的健康。为了维护广大消费者的健康，餐饮工作人员必须严格搞好个人卫生。

1）个人卫生要求

①自觉遵守卫生制度和卫生公约。

②餐饮从业人员应身体健康，无传染病并定期进行体检。如果发现服务员患有结核、肝炎、伤寒、痢疾、霍乱或传染性皮肤病等传染病，应及时调离岗位，病愈后方能上岗。

③要求做到勤剪指甲、勤理发、勤洗澡、勤换衣服。

④工作时不随地吐痰，保持手的清洁，防止将细菌带入食物，并要重视工作间的卫生，食品制作者必须控制一切可能出现的污染源，在以下情况发生后必须立即洗手。

a. 上厕所，粪便中的细菌会通过手纸转移到手上，再转移到食物上。

b. 擤鼻涕，许多人的鼻孔藏有葡萄球菌。用手帕擦鼻子时，其中一些细菌会转移到手上，再转移到食物上。

c. 处理生肉、禽肉和蔬菜之后，许多生肉表面上都有食物中毒菌（如沙门氏菌），容易转移到食物上。

d. 其他处理过的废弃物、污染物、腐败物等，这类物体存在大量细菌，会转移到食物上。

2）操作卫生要求

①餐饮业人员上岗时必须穿戴好清洁的工作服、帽，洗净双手。工作服、帽要保持整洁，

只能在工作时穿戴，上厕所或不工作时应脱下，不要用工作服擦手、擦汗、擦碗盘等；工作完后应洗净、晒干，用紫外线消毒备用。

②严禁在操作时吸烟。

③切配和烹调实行双盘制。配菜用的盘碗，在原料下锅烹调时撤掉，换用消毒后的盘碗来盛装烹熟后的菜肴。

④在烹调操作时，试味应用小碗或汤匙，尝后的余汁一定不能倒入锅中。如果用手勺，必须用干净抹布揩拭干净后再用。

⑤工作人员在工作时不准戴耳环、戒指，不准染指甲、光脚臂。

⑥洗原料的水盆要定时换水；案板、菜橱每日刷洗一次，菜墩用后应立放；炉台上盛调味品的盆、碗、罐等要经常清洗，每日下班时要端离炉台并加盖放置；油盆要新油、老油分装，每日滤一次油脚；酱油、醋要每日过箩筛一次，夏秋季每日两次；汤锅每日洗刷一次。

⑦不准面对食品咳嗽、打喷嚏，更不准用口含水喷洒任何食物。

⑧冷餐原料切配、操作时应戴口罩，不能用手直接抓熟食。

⑨抹布要经常搓洗，要专布专用，不能一布多用，以免交叉污染。消毒后的餐具不要再用抹布揩抹。

3）注意仪表整洁

手指禁戴任何珠宝饰物，勤剪指甲，勤理发，勤洗澡，勤换衣服（包括工作服）。

4）食品从业人员要保证身体健康

食品从业人员要特别注意防止胃肠道和皮肤传染病的感染，定期检查身体，接受疫苗注射。

【知识链接】

GB 14934—2016《食品安全国家标准　消毒餐（饮）具》标准解读

一、标准名称改变

新标准名称为《食品安全国家标准　消毒餐（饮）具》，旧标准名称为《食（饮）具消毒卫生标准》。新标准采用了消毒餐（饮）具作为对象，更加明确。而旧标准中将食（饮）具消毒当作一个名词使用，显然并不恰当。

二、适用范围改变

1. 新标准规定

规定了消毒餐（饮）具的卫生要求，适用于餐饮服务提供者、集体用餐配送单位、餐（饮）具集中清洗消毒服务单位提供的消毒餐（饮）具，也适用于其他消毒食品容器和食品生产经营工具、设备。不经清洗直接使用的餐（饮）具可参照执行。

2. 旧标准规定

规定了食（饮）具消毒的感官指标、理化指标、细菌指标、采样方法及卫生管理规范。适用于宾馆、饭店、餐厅、食堂等饮食企业的食（饮）具，也适用于个体摊点的食（饮）具。

3. 新、旧标准适用范围的比较

①新标准中使用了微生物限量的名词，替代了旧标准中"细菌指标"，更显专业水准。

②新标准也适用于其他消毒食品容器和食品生产经营工具、设备。不经清洗直接使用的餐（饮）具可参照执行。旧标准没有这样的补充规定，显得不够完善，因为不少餐（饮）具相关产品标准都引用了本标准。

三、感官要求改变

①新标准感官要求餐（饮）具应表面光洁，不得有附着物，不得有油渍、泡沫、异味。而旧标准感官指标对物理消毒和化学（药物）消毒分别作了要求。在实际情况中，大多数食（饮）具集中清洗消毒企业普遍使用混合消毒方式，或当检验机构无法追溯被检测样品具体使用何种消毒方式时，就暴露了旧标准对于产品无法明确分类或者不适用的问题。新标准很好地解决了这一问题。

②新标准规定餐（饮）具表面不得有附着物，而旧标准要求化学消毒食（饮）具表面无不溶性附着物。毕竟可溶性的附着物也是不应被允许的，故新标准的规定更加全面。

③新标准删除了"无水渍""无洗消剂的味道"的要求，因为小型餐饮服务提供者可能使用煮沸方式消毒餐具，少量水渍不影响消毒和餐具使用效果，并且与现行的 GB 5749—2006《生活饮用水卫生标准》中规定生活饮用水必须含有余氯相冲突。

四、理化指标改变

新标准游离性余氯和阴离子合成洗涤剂（以十二烷基苯磺酸钠计）的单位都统一为"mg/100 cm^2"。旧标准游离性余氯单位为"mg/L"。而烷基（苯）磺酸钠的单位为"mg/100 cm^2"。统一之后更加规范。

五、微生物指标改变

①新标准大肠菌群发酵法和纸片法的限量值统一为不得检出，单位统一为 /50 cm^2。旧标准大肠菌群发酵法的限量值为 <3 个 /100 cm^2，纸片法限量值为不得检出，单位为个 /50 cm^2。

②新标准致病菌项目只规定了沙门氏菌的检测要求。旧标准对致病菌的规定为不得检出，但是全文所有章节都未明确应该检测何种致病菌，导致检测机构常常出现混淆。

③新标准中规定对于餐（饮）具的大肠菌群检验，采用发酵法和纸片法均可，以发酵法为仲裁方法。旧标准仲裁判定依据描述不明确，一旦出现法律纠纷需要仲裁时，难以解释。

六、标准附录改变

①新标准附录 A 改为餐（饮）具采样方法，其内容最大的改变是纸片贴于样品表面时间统一为 30 s，且纸片取完样后直接置相应的液体培养基内。旧标准的附录 A 为个体摊点食（饮）具消毒卫生要求，现已删除。

②新标准附录 B 改为大肠菌群检验方法，其中规定了大肠菌群培养温度为（36±1）℃。旧标准中大肠菌群的培养温度为 37 ℃，未规定允许偏差范围，与实际情况不相符。

③新标准增加了附录 C 沙门氏菌的检验方法，规定采样后的纸片直接置缓冲蛋白胨水中预增菌，实际上是增大了接种量，有利于沙门氏菌检出率的提高。而旧标准中规定采样后的纸片置入 50 mL 灭菌盐水试管中，充分震荡后，制成原液，这一操作使样品变稀释了。

任务7.3　食品贮存、运输、销售过程的卫生要求

【任务目标】

1. 了解食品贮存的适宜条件。
2. 掌握食品的贮存要求。
3. 了解食品运输环节和销售环节中的注意事项。

【引例】

家长投诉学校食堂食品质量问题

2019年3月12日下午，部分学生家长反映某学校小学部食堂向学生售卖过期发霉食品。3月13日，成都市温江区相关部门介入调查。

目前，温江区市场监管局已对食品原料封存并送检，并对学校及食堂相关责任人进行调查。今后，学校食堂用餐将由区教育局组织供应安全可靠的食材，区市场监管局全程监督。

7.3.1　食品的贮存

1)食品贮存的重要性

食品贮存的要求在于防止有毒有害物质污染，控制食品的腐败变质，消灭或控制有害微生物的繁殖，抑制组织酶的活动，保持食品固有的性状，延长食品营养素的可供食用期限，保证饮食食品原料供应安全。

贮存食品要注意食品存储环境的影响。贮存各类食品的仓库应做到食品与非食品不得混放，贮存杀虫剂和其他有毒有害物品的仓库，严禁贮存食品。贮存食品按原料、半成品、成品分开，要考虑各类食品间相互影响污染的情况，生食品与熟食品分开，有特异气味的食品（如海产品）与容易吸收气味的食品（如茶叶）不能贮存一起。

同时注意先进先出，易坏先用，加强周转，尽量缩短贮存时间。此外，仓库应有清洁卫生制度，要加强库存食品的卫生质量检查，发现问题及时处理。

2)食品贮存的要求

①要加强入库食品的验收工作。对库存食品应做好数量、质量、合格证明、检疫证明等登记。腐败变质、有毒有害、发霉生虫等食品不得入库。

②坚持"四分开"原则。原料、半成品、成品分开；考虑各类食品的污染程度，生熟食品要分开；有特异气味的食品与容易吸收气味的食品要分开；贮存杀虫剂和其他有毒物品的仓库，严禁存放食品。

③仓库应有清洁卫生制度。食品按类别、品种、存放要求，隔墙、离地整齐摆放，散装食品及原料存储容器应该加盖密封，经常检查。蔬菜水果可低温保存还可用臭氧保存。肉、鱼、禽、蛋等易腐烂食品应分别冷藏储存。肉类、水产类分柜存放。生食、熟食、半成品分柜存放，杜绝生熟混放。

④做好库存食品的卫生质量检查，发现问题及时处理。仓库配备温度湿度显示装置，温度和湿度应保持恒定，可装置空气调节器。定期检查设施，确保有效防鼠防蝇防蟑螂，可用培养基进行微生物数量监测，必要时消毒灭菌，多举措避免灰尘细菌和异物的污染。

⑤对库存的食品应"先进先出"，加强周转，尽量缩短贮存期。

7.3.2 食品的运输

食品运输过程中的卫生要求有以下几方面：

①车辆选择：应根据食品的类型、特性、运输季节、距离以及产品品质和储存要求选择运输工具。车辆卫生要求，食品装入前车辆应洗刷干净，必要时进行消毒灭菌，保证车厢卫生清洁、干燥，不得有对食品有影响的物体及气味，运输食品需要的铺垫物、遮盖物应清洁、无毒、无害。

②装车下车要求：不得与有异味的物品、化学物质、放射性物质、有毒有害物质等货物混装，堆码层数不得超过要求层数，装卸轻拿轻放。

③运输中卫生要求：运输中要注意采取防腐、防雨、防鼠、防蝇、防尘等措施，生熟食品、食品与非食品均应分别装运，对有冷藏需求的食品要采取控温措施，定期检查运输工具内温度以满足保持食品品质所需的适宜温度，对其他特殊要求的食品，还应当具备必要条件。运输中应提高运输效率，缩短运输时间避免拆包重装，防止运输中食品腐败变质。

7.3.3 食品销售卫生

①食品销售单位必须取得有效卫生许可并悬挂于明显处。

②食品销售单位需要做好从业人员健康管理并对从业人员（包括临时参加工作的人员）进行健康培训。身体健康并经过健康培训合格后方可参与营业。

③必须建立索证索票制度和进货台账，确保食品安全可追溯。

④销售食品时要保证个人清洁，穿戴整洁的工作衣帽。销售单位配置有效的防尘、防蝇、防鼠，消毒灭菌等设施。

⑤应设食品专区或专柜，食品不得与非食品混放。散装食品、直接食用食品必须有防尘材料覆盖，并设有禁止消费者触摸标志，顾客营业员都不能直接用手挑拣，冷冻冷藏食品必须使用冷冻冷藏设施。尽量做到销售过程密闭化，自动化，尽量避免食品暴露，出售食品时钱货分离减少污染机会。

【知识链接】

食品 GMP

食品良好生产工艺（Good Manufacture Practice，GMP），是为保障食品安全和质量而制定的贯穿于生产全过程的一系列措施、方法和技术要求。GMP 要求食品生产企业应具备良好的生产设备、合理的生产过程、完善的质量管理和严格的检测系统，确保终产品的质量符合标准。

GMP 是对食品生产过程的各个环节、各个方面实行全面质量控制的具体技术要求和为保证产品质量必须采取的监控措施。实施 GMP 的意义在于：①确保食品质量；②促进食品企业质量管理的科学化和规范化，推动食品加工行业整体质量管理水平的提高；③有利于产品进入国际市场；④提高卫生行政部门对食品企业进行监督检查的水平；⑤优胜劣汰，促进食品企业的公平竞争。

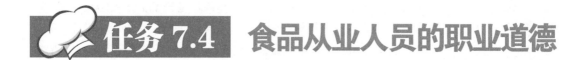

任务 7.4　食品从业人员的职业道德

【任务目标】

1. 了解食品从业人员素质要求。
2. 熟悉食品从业人员职业道德要求的内容。
3. 了解食品从业人员在执业过程中需要提升的地方。

【引例】

北京黑盒饭事件

富民服装厂位于京沪高速辅路上，距南四环不到一公里，隶属于朝阳区吕家营村。工厂早已停工歇业，周围是一片待拆迁的厂房区域。

时值上午 10 点，服装厂厨房内正是一派忙碌的炒菜做饭景象。灶台周围的地面上遍布污水，切好的西红柿装在一个个塑料箱子内，放在厨师脚边，没有盖子。已经炒好的菜肴则盛在一个个方形的金属容器内，同样敞开放着。厨房内的工作人员都没有佩戴口罩，一位掌勺的师傅将锅里炒菜的勺子放到嘴边，正在尝菜品的味道。

在与后厨相邻的另一间屋子，工作人员不戴口罩也没有手套，正将金属容器里的菜依次舀到一次性的塑料餐盒里。

在厨房的一面墙上，挂着许多红色大牌子，牌子下贴着一排打印好的字条，上面写着"亦庄""华威桥""广渠路"等字样，对应这些字条的地面上，则放置了多个大塑料箱，有的箱子里已经放满了盛好的盒饭。而这些黑盒饭，将会运送至学校等企事业单位进行出售。

接到举报后，朝阳区对藏身于废弃工厂的盒饭非法加工食堂进行了取缔查抄。

经查，富民服装厂加工点未取得食品经营许可证，从业人员无健康证，严重违反食品安全相关法律法规。

食品生产经营活动中，食品从业人员职业道德水准对保证食品卫生起着重要的作用。员工良好的职业道德非常重要。

7.4.1 食品从业人员职业道德规范

①遵纪守法、良心从业。
②爱岗敬业、精通业务。
③文明礼貌、公平诚信。
④重视学习，提升创新。
⑤尊师爱徒，团结协作。

7.4.2 提高员工卫生素质的途径

1)完善岗位责任制

食品卫生岗位要求规定具体的操作程序和个人卫生，要求有专职人员检查监督。对完成得好的员工要给予表扬奖励，推广先进经验；对做得不够的员工要给予教育批评，甚至予以处分，不能事故发生后才来抓卫生管理。

2)注重学习

（1）注重思想学习，不断提升道德水准

学习法律法规及规章制度，强化制度约束。重视企业文化塑造，树立正确的价值理念，通过思想认识的学习，形成正确的世界观、人生观、价值观，从而形成正确道德水准。

（2）编制多阶段、多范围实用的教材

根据从业人员经验，提升采购、运输、储存、厨房和餐厅各岗位的食品安全卫生要求，进行全面梳理，编制通俗易懂的文字图画和表格的教材，供教学和学习之用。根据岗位工作的特点，新员工先进行岗前培训，对老员工就相应岗位不断进行在职培训。

（3）注重岗位实务教学

针对不同岗位，结合其工作的特点，一边操作一边讲解，使学习者能看得明白、听得懂，有效掌握相关技能。

7.4.3 食品卫生领域的职业道德

1)树立责任意识,让卫生要求成为习惯

食品生产、加工、储存、运输、销售每一个环节都涉及食品安全，这些环节的从业人员工作中如果责任意识淡薄就可能出现食品安全问题，所以食品安全从业人员在工作中都应该

树立责任意识，对顾客健康负责。食品卫生从业人员应该有良好的个人习惯，卫生使用工具习惯，卫生操作等行为，良好的卫生行为和卫生习惯有利于防止食品污染，保证食品安全。

2）诚实信用，树立安全卫生宗旨

食品生产经营者应当诚信经营，为消费者提供营养丰富、卫生安全的食品，而不应当为了利益不管不顾消费者的健康。只有坚持诚信经营，树立安全卫生宗旨，才能推进食品卫生领域职业道德建设的完善。

3）严格遵纪守法，突出行业自律，接受社会监督

突出行业自律，加强食品安全道德教育；突出严格执法，加强食品安全专项整治；突出社会监督，加强食品安全综合监管。

4）加强理论学习，提升道德水平，精通专业技术

加强学习食品安全知识，学习食品安全法律法规及道德要求等，在学习中获得丰富的知识，形成过硬的技能，提升思想层次，使岗位职责逐步从业务的范畴上升到道德范畴。

【知识链接】

如何识别保健品

保健食品含有一定量的功效成分，能调节人体的机能，具有特定的功效，适用于特定人群。一般食品不具备特定功能，无特定的人群食用范围。

保健食品不能直接用于治疗疾病，它是人体机理调节剂、营养补充剂。而药品直接用于治疗疾病。

人体需要的营养素有很多，例如水、蛋白质、脂类、碳水化合物、维生素、矿物质、膳食纤维等，营养品一般都富含这些营养素，人人都适宜。例如牛奶富含蛋白质、脂肪和钙等物质，它的营养价值很高，人人都适宜喝。而保健食品是具有特定保健功能、只适宜特定人群的食品，它的营养价值并不一定很高。所以，人体需要的各种营养素还是要从一日三餐中获得。

当然保健品在一些方面比较好，保健品在固定的保健功能方面优于营养品，人体的矿物质并不平衡，所以在某些方面保健品具有一定价值。

保健品与药品不同。

①首先，生产及配方组成不同。药品的生产能力和技术条件，都要经过国家有关部门严格审查，并通过药理、病理、病毒方面的严格检查及多年的临床观察，经有关部门鉴定批准后，方可投入市场。而保健品根本无需经过医院临床试验，可直接投入市场。药品必然具有确切的疗效和适应症，不良反应明确；保健品则不然。

②其次，生产过程的质量控制不同。作为药品维生素类产品（药字号），必须在制药厂生产，生产过程中的质量控制要求很高，比如空气清洁度、无菌标准、原料质量等，要求所有的制药都要达到 GMP 标准（药品生产质量规范）；而作为食品的维生素类产品（食字号），则可以在食品厂生产，标准比药品生产标准低。

③再次，疗效方面的区别。作为药品，一定会经过大量临床验证，并通过国家药品食品监督管理局（SFDA）审查批准，有严格的适应症，治疗疾病有一定疗效；而作为食品的保健

品,则没有治疗作用,仅仅检验污染物、细菌等卫生指标,合格即可上市。

④最后,说明书和广告宣传方面的不同。作为药品,一定要有经过 SFDA 批准的详细的使用说明书,适应症、注意事项、不良反应,十分严谨;而作为食品的保健品,说明书不会这样详细、严格。为确保安全,最好选择 SFDA 批准的标有"OTC"(非处方药)字样的药品,购买时看看是否附有详细说明书。

【项目 7 小结】

餐饮业的卫生关系到顾客的身体健康,国家高度重视引导企业强化责任意识,提高服务质量,防止食物交叉感染。做好食品的安全卫生管理,在采购、入库、制作以及售卖等环节加强监控,确保食品质得到保障。食品品质和卫生关系到民族的命运,关系到国家的长久持续发展,我们要加强对"吃"的管理。要求企业严格执行食品安全法,严格遵循食品 GMP,在实际执行过程中,要求企业不断强化责任,改进与完善制度。

【课后作业】

一、主要概念

食品安全法　饮食卫生"五四"制　食品贮存的卫生要求　食品从业人员的素质要求

二、主要观念

1. 食品安全法与企业的日常生产管理的接轨。

2. 餐饮从业人员在执业过程中应强化责任意识,提高服务质量。

3. 企业在运营管理过程中,应不断改进和完善管理制度,提供符合标准的食品。

三、基本训练

（一）填空题

1. 食具消毒的方法主要有_____和_____两大类。

2. 食具的卫生指标,在每平方厘米食具上检出的总菌数不得超过_____个。

3. 由全国人民代表大会常务委员会颁布的旨在保障食品安全,保障公众身体健康和生命安全的法律是_____。

4. 成品存放的四隔离是指_____、_____、_____和_____。

（二）选择题

1. 我国现行的《中华人民共和国食品安全法》是哪年施行的?（　　）

A. 2008 年 5 月 4 日　　　　　　　　B. 2009 年 6 月 1 日

C. 1995 年 10 月 30 日　　　　　　　D. 2015 年 10 月 1 日

2. 常用于食具洗涤的洗涤剂有烷基苯磺酸盐、高级醇磺酸酯以及（　　）。

A. 甲醇　　　　　B. 乙醇　　　　　C. 硫酸　　　　　D. 漂白粉

3. 食具的消毒方法中,物理消毒法主要有煮沸消毒法、电子消毒法和（　　）。

A. 蒸汽消毒法　　B. 高锰酸钾消毒法　C. 过氧水消毒法　D. 新洁尔灭消毒法

4. 餐饮从业人员应身体健康,无传染病并定期进行体检。其中,体检合格后才能取得的必备上岗证件是（　　）。

A. 健康证　　　　B. 食品检验工证　　　C. 工作证　　　　D. 身份证

（三）简答题

1. 简述饮食卫生"五四"制的内容。

2. 食品的贮存要求有哪些？

References 参考文献

[1] 骆淑波, 李孔心. 烹饪营养与卫生 [M]. 3 版. 大连: 东北财经大学出版社, 2015.

[2] 张怀玉. 烹饪营养与卫生 [M]. 北京: 高等教育出版社, 2021.

[3] 杨月欣. 中国食物成分表: 标准版. 第 2 册 [M]. 6 版. 北京: 北京大学医学出版社, 2019.

[4] 赵福振. 烹饪营养与卫生 [M]. 重庆: 重庆大学出版社, 2015.

[5] 张怀玉. 烹饪营养与安全 [M]. 3 版. 北京: 高等教育出版社, 2019.